人人伽利略系列07

身體的科學知識 體質篇
與身體有關的常見問題及對策

人人出版

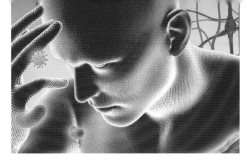

身體的科學知識 體質篇

與身體有關的常見問題及對策

1 解惑而豁然開朗！ 感覺的「？」

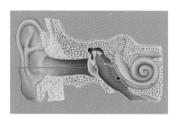

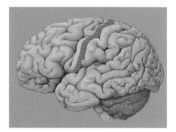

2 想與您分享！ 身體機制的「？」

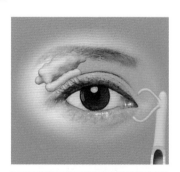

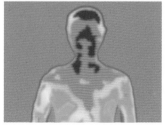

Contents

3 了解以獲得改善！ 體質的「？」

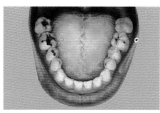

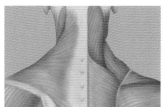

4 意外不為人知！ 人體的「？」

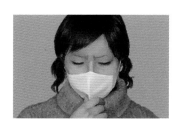

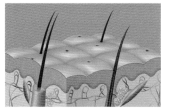

1 解惑而豁然

協助　大野京子／小畑千尋／井須尚紀／新垣紀子／箕輪良行／野坂和則／遠藤健司／柳原 大／柳澤正史／福田一彦／川野 仁／島田昌一／伏木 亨／山本 隆

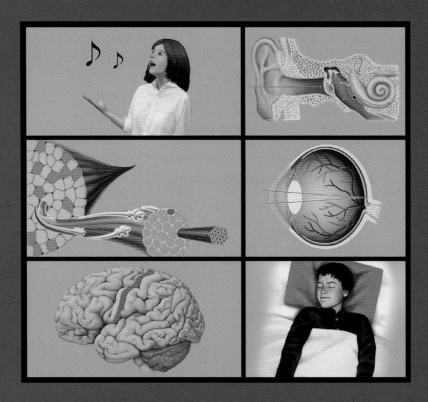

開朗！感覺的「？」

我們平常乃是透過「感覺」在生活。例如：我們可以用眼睛和耳朵這種感覺器官來感受光和聲音。所謂感覺就是一種人體捕捉來自體外訊息的功能。為了生存，我們需要經常捕捉來自體外的訊息，並且採取必要的對應行動，因此感覺是一項非常重要的機能。此外，除了所謂的五感之外，廣義的感覺也包含音感、方向感等。在Part1，將為大家介紹身體內不可思議的感覺機制。

近視

音痴

動暈症

路痴

暈眩

肌肉痠痛

閃到腰

運動神經

睡意

鬼壓床

飽腹與空腹

味覺

近視

為何隨著成長會近視？
有什麼治療及預防方法？

「近視」（myopia）是一種看近沒問題，看遠卻是模糊不清的眼部問題。為什麼看遠處的物體會變得吃力呢？國小到國中的階段是近視發病率較高的時期，但近視為什麼是在這個時期比較容易發生呢？而又有什麼方法可以預防近視呢？

協助

大野京子　日本東京醫科齒科大學醫齒學綜合研究科眼科學教授

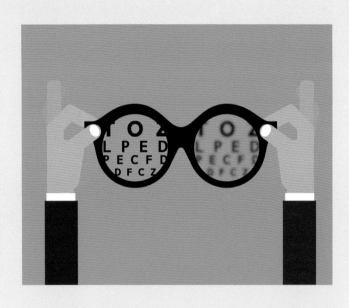

在國小到國中階段，您是否曾感覺周遭的同學和朋友配戴眼鏡的比率一直在增加？或許您本身也正是從那段時期開始配戴眼鏡的。

根據台灣國健署「兒童青少年視力監測調查計畫」結果顯示，2018年近視率小一為20％，到小六則達71％，國三更高達89％。在日本，裸眼視力不

到1.0的孩子比率在小學一年級（6歲）是約21％，但該比例隨著學年升級也逐漸增加，到了國中一年級（12歲）時已超過了51％（2017年度日本文部科學省學校保健統計調查）。

雖然視力減弱有時候是因為近視以外的眼部疾病所引起，但一般來說，大多數這個時期發生視力下降的主要原因就是「近視」。

近視的原因是眼軸太長

眼睛視物是因為光線照射到物體反射後（或光源所發出的光線）進入我們的眼睛，經過具有透鏡功能的「角膜」（cornea）和「水晶體」（lens）產生折射後，聚焦在眼球內壁的「視網膜」（retina）上。而視網膜就像底片，物體會在視網膜上成像。進入眼球的光線經過水晶體折射後，當焦點正確落在視網膜上時，我們就能把物體看得很清楚。

看遠處物體時，不需要利用眼鏡等透鏡來調節焦距，光線就能正確聚焦視網膜上的狀態稱為「正視眼」（emmetropia）。不過「近視」時，焦點會稍微落在視網膜的前方，結果造成遠處物體看起來模糊。反之，「遠視」（hyperpia）時的焦點則會落在

近視的原因 正視眼是指遠處來的光線（平行光線）不需經由眼鏡等透鏡的調節，焦點可以正確落在視網膜上。另一方面，近視則是因為眼軸過長（軸性近視）或折射過大（屈折性近視）等原因，使得平行光線聚焦在視網膜前。而近視患者能看清楚近物，是因為此時聚焦位置較平行光線為後。

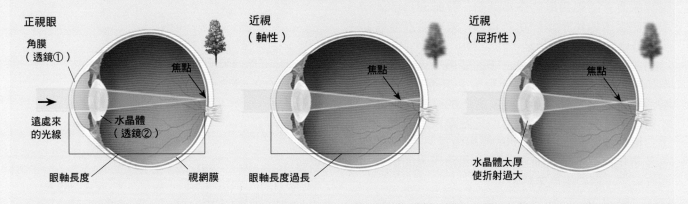

小時候大家都是遠視 剛出生嬰兒的眼軸長度約17毫米，而且是遠視。隨著眼球成長，眼軸長度會增加至24毫米左右，與折射程度配合恰當時就是正視眼。然而在成長過程中，若眼軸長度過長或水晶體太厚，就會變成近視。

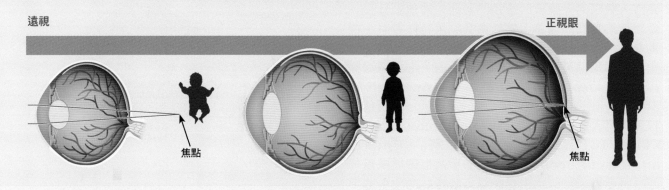

視網膜的後方。

　為什麼近視的人在看遠處物體時，焦點會落在視網膜的前方呢？研究近視的日本東京醫科齒科大學大野京子教授做了如下的說明：「大多數近視的人，眼球的直徑（眼軸長）比正常要長一些，因此造成焦點會落在視網膜的前方。」接近90％的輕度近視，以及幾乎100％的重度近視，其主要起因都是眼軸過長。

在眼球的成長階段，容易產生近視

　剛出生嬰兒的眼軸長度大約是17毫米。隨著身體成長，眼球（眼軸長）也會跟著變大，最後達到正常成人的眼軸長度——約24毫米。輕度近視患者的眼軸長度大多比標準長度長約1～2毫米；而高度近視者，眼軸的長度有時則可能比標準長度長10毫米以上。

　事實上，大部分的人在幼兒時期都是遠視。之後隨著眼球的發育成長，視力慢慢接近正視眼。但是在成長過程中，如果水晶體的折射程度與眼軸長度配合不當，就會變成近視。此時，與其說是折射程度的關係，還不如說眼軸長度變化程度較大，更容易成為兩者間協調失衡的原因。由於中小學生正處於眼球成長階段，所以一旦折射程度與眼軸長度無法良好配合，就容易產生近視。

近視的決定性因素是遺傳嗎？

　決定近視與否的眼軸長度又取決於什麼呢？大野教授表示：「眼軸長度就像人的身高一樣，深受遺傳的影響。」相較於其他地區，亞洲人的近視率較高；還有若雙親都患有近視，則子女近視比率也較高。這些統計資料都是近視受遺傳影響的根據。

　另一方面，在利用雛雞進行近視實驗的報告指

出，成長時的環境會影響到眼軸長度的變化。此即表示，不只是遺傳，環境也是影響近視的因素。

會引起近視的環境因素很多，包括使用電腦和閱讀等需要近距離用眼的作業活動。長時間近距離用眼會使眼睛的焦距調節功能減弱，有時會產生暫時性的近視狀態（假性近視）。

對於近視與近距離用眼之間的關係，大野教授說明如下：「雖然有說法認為，兒童少年期的近距離用眼活動可能是造成近視發生及惡化的原因；成年後才近視的『成人型近視』也與近距離用眼有關，但這二種說法目前都沒有確切的科學佐證。」近視的發生及惡化與許多因素有關，至於哪種原因的影響層面有多少，目前還尚未解明。

各種近視的矯正法

近視有幾種矯正方法（右下圖表），具代表性的是配戴一般眼鏡或隱形眼鏡。這二種矯正法都是將要進入眼睛的光線經凹透鏡的發散，將焦距延長，使聚焦的焦點向後移。其他還有利用特殊雷射，把具有透鏡功能的角膜削薄，讓角膜的折射力發生變化，使得焦點可以聚焦在視網膜上的「準分子雷射角膜層狀切除弧度重塑術」（Laser-Assisted in Situ Keratomileusis，LASIK）。最近，在眼球內植入「植入式隱形眼鏡」（Implantable Collamer Lens，ICL），或是「人工水晶體」（Phakic Intraocular Lens，PIOL）的手術也廣被採用，即是將不需摘除的隱形眼鏡植入眼球或角膜中的手術。不過，大野教授表示：「重度近視者的眼軸特別長，即使利用LASIK手術改變折射程度，有時也無法改善視力。建議在與專業眼科醫師諮詢後，再決定是否進行手術。」

學童近視會變成病理性近視嗎？

近視一旦變成病理性近視，即可能會引發各種併發症並造成失明。長久以來，一般認為學童近視持續惡化會變成重度近視，接著會演變成病理性近視。但是這個說法並沒有科學根據。大野教授說明：「目前已知，長時間觀察病理性近視患者的病情演變，會發現在幼兒時期便已出現與一般的學童近視不同的特徵了。」此即表示，因病理性近視而失明的患者，其中有很大的可能性是屬於與學童近視不同的族群。

對於許多時常擔心孩子近視惡化的父母而言，一

近視的發病與「遺傳」及「環境」有關嗎？

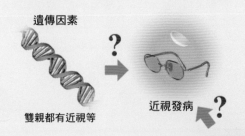

遺傳因素
雙親都有近視等

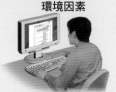

近視發病

環境因素

近視的發病與惡化，被認為與遺傳因素及環境因素兩者有關。至於它們所能影響的程度大小，目前仍未完全明瞭。

使用電腦或閱讀等

利用凹透鏡進行矯正

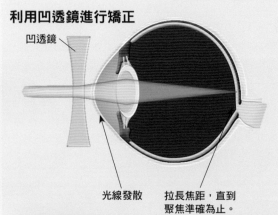

凹透鏡

光線發散　拉長焦距，直到聚焦準確為止。

近視的矯正法

矯 正 法	特 徵
一般眼鏡	利用放置在眼睛前方的凹透鏡，將焦點正確落在視網膜上。
隱形眼鏡	利用直接接觸角膜表面的凹透鏡，使焦點正確落在視網膜上。
準分子雷射角膜層狀切除弧度重塑術（LASIK）	利用雷射將部分角膜削薄，改變折射程度（折射率）。
角膜塑型術（orthokeratology）	在夜晚配戴特殊的隱形眼鏡，以調整角膜形狀，並改變折射程度。

般近視演變成病理性近視的可能性不高這點或許是個好消息。讓我們期待今後的研究不僅能消除病理性近視造成的失明，也能讓學童不再受近視及戴眼鏡的困擾。

音痴

為何會走音？
音痴是天生的嗎？

有時候朋友或公司同事提議一起去唱卡拉OK，這對擅長唱歌的人來說或許是一種令人享受的娛樂，但也有很多人擔心自己唱歌的音準，因而無法樂在其中。到底是什麼原因造成歌唱不好呢？音痴能藉由訓練而改善嗎？

協助

小畑千尋　日本宮城教育大學 教育學院音樂教育講座副教授

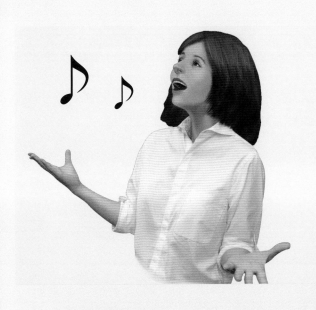

　　般我們會稱在音樂方面缺乏理解或無法以正確音程唱歌的人為「音痴」[※]。根據教育部國語辭典的解釋：「音痴是沒有能力分辨聲音高低的人」。而所謂音程（interval）是指二音並發或繼發，其振動數的比例（兩音間的音高差）。

有人說無法以正確音高或音程唱歌是一種生理上的缺陷，換言之就是從根本上欠缺這種能力。那麼，音痴是無法藉由訓練來改善的嗎？

研究音痴之克服治療法的日本宮城教育大學小畑千尋副教授指出：「一般被認為是音痴的人，聽覺或發聲器官幾乎都沒有問題。」其實，音痴大部分的情形都不是由生理缺陷所造成的。

小畑副教授表示：「例如1歲的幼兒便無法用正確的音程歌唱。因為以正確音程唱歌的技能並非與生俱來，而是後天學習而來的。」

利用耳中的螺旋狀結構感受音高

我們是如何聞聲歌唱的呢？耳朵內部（內耳）有一處如蝸牛殼般呈螺旋狀的器官——耳蝸（cochlea，次頁圖片），我們正是利用該器官聽取音高。

所謂聲音就是空氣的振動。進入耳朵的聲音（振動）會通過鼓膜傳達至耳蝸。在耳蝸內部，感受聲

※：無法以正確音高、音程唱歌的人，俗稱「音痴」。雖然有意見認為音痴一詞帶有歧視意味，應該改變稱呼，但是除了「音痴」之外，也有路痴、運動白痴等一般常用的詞彙，因此本文直接使用「音痴」一詞。

波振動的細胞是沿著螺旋狀結構排列。因為耳蝸的結構使然，高音的振動會傳遞到耳蝸入口的細胞，低音的振動則會傳遞到耳蝸深處的細胞。我們就是利用耳蝸中感受振動的部位之不同，來分辨不同的音高。

音高的訊息會傳遞至大腦的初級聽覺皮質（primary auditory cortex），並進行處理。在大腦開始處理後，我們才能感受到聲音。

我們在唱歌時，大腦會對與發聲有關的肌肉發出指令。發出聲音的源頭是位於喉嚨的「聲帶」，其功能有如控制空氣進出肺部的閥門，藉由調節聲帶的開合程度，可使肺部呼出的空氣振動，進而產生聲音的高低。此外，改變口部及舌頭的形狀則能使聲音產生變化。連續進行這些行為，便能唱出歌曲。

無法分辨自己的聲音高低！

那麼，在一連串唱歌的機制中，音痴的人到底是在哪個部分出了問題呢？小畑副教授表示：「音痴者最大的問題在於不知道自己聲音的音高與原本想發出的音高是否一致。」

我們以與聽取外部聲音一樣的方式，同樣是透過內耳聽取自己的聲音。若大腦在聽到自己的聲音之後，能夠意識其與原本想發出的音高不同時，就會對發聲器官的肌肉發出指令，而將聲音修正至正確的音高。

小畑副教授將檢查自己聲音音高及音程的行為稱為「內反饋」（internal feedback）。內反饋失靈的音痴者，由於無法得知自己的音高與其他人的音高是否相同，便無法修正出正確的音高，於是就會唱出走音的歌（右頁插圖）。

小畑副教授使用下述方法來確認內反饋是否正常運作。例如，使用鋼琴彈出，或唱出與「Do」同音高的聲音，接著令A先生發出相同音高的音。能夠發出「Do」的音，並且也知道自己唱出的音是相同音高的話，便可以判斷A先生的內反饋運作正常。若是無法發出相同音高，但是知道「音高不對」的

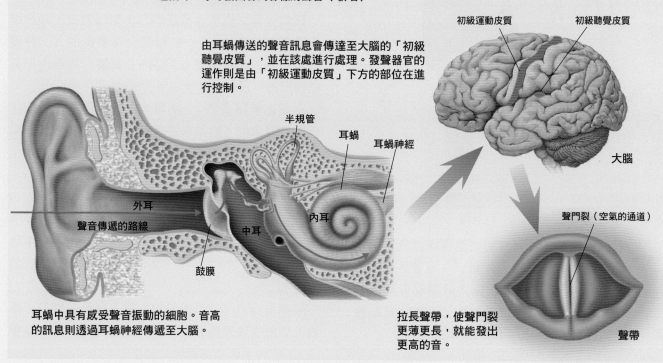

聞聲唱歌的一般機制　本圖表示從聽取由耳朵進入的聲音，到發出聲音（唱歌）的一般機制。耳朵為聲音的接收裝置，而大腦是形成我們聽到聲音感覺的器官。發出聲音的器官則是位於喉部的聲帶。透過大腦對發聲器官的肌肉下達指令，才可發出各式各樣的聲音（歌唱）。

由耳蝸傳送的聲音訊息會傳達至大腦的「初級聽覺皮質」，並在該處進行處理。發聲器官的運作則是由「初級運動皮質」下方的部位在進行控制。

初級運動皮質　　初級聽覺皮質

半規管

耳蝸

耳蝸神經

大腦

外耳

聲音傳遞的路線

中耳

內耳

鼓膜

聲門裂（空氣的通道）

聲帶

耳蝸中具有感受聲音振動的細胞。音高的訊息則透過耳蝸神經傳遞至大腦。

拉長聲帶，使聲門裂更薄更長，就能發出更高的音。

無法判斷自己聲音與他人聲音的音高是否相同！

圖左側的人物正在聽取右側人物發出的聲音，並且試圖發出相同音高的聲音。無法正確判斷自己發出的音高與他人是否相同者（內反饋失靈），在實際走調時也無法修正自己的聲音。

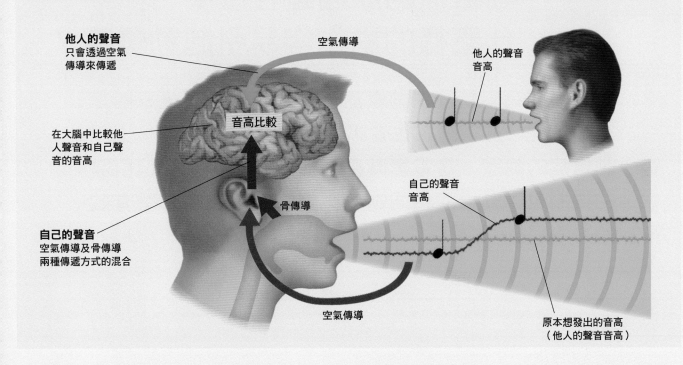

他人的聲音
只會透過空氣傳導來傳遞

空氣傳導

他人的聲音音高

音高比較

在大腦中比較他人聲音和自己聲音的音高

骨傳導

自己的聲音音高

自己的聲音
空氣傳導及骨傳導兩種傳遞方式的混合

空氣傳導

原本想發出的音高（他人的聲音音高）

話，則表示內反饋有一定程度是在運作的。

骨傳導導致辨音困難

使內反饋運作困難的要因之一是「骨傳導」（bone conduction，又稱骨傳聲）。我們所聽到的自己的聲音，實際上是透過耳朵從外部傳來的聲音（空氣振動）以及經由骨頭將發聲器官的振動直接傳導至內耳（骨傳導）之聲音的混合聲。

同樣的聲音，經由空氣傳導與經由骨傳導，傳達進耳朵時的頻率會稍有不同，也就是說音高聽起來會有些微不同。這就是為什麼自己聽到自己的聲音，與他人聽到的自己的聲音不會完全相同的原因。而這也正是導致我們難以正確判斷自己音高的原因。

音痴者的歌唱技能還在「發育階段」

要進行什麼樣的訓練才能矯正音痴呢？小畑副教授表示：「縱然內反饋能運作，但發出的音程還是走音的話，建議可以從發聲練習開始進行訓練。若是內反饋失靈者，則可以借助內反饋準確者的幫助，先改進對自己音高的辨識能力。」

對於內反饋失靈的音痴者，小畑副教授使用的指導方式如下：「使音痴者發出與負責指導者一樣的音高。然後由指導者隨時指正所發出的音高是否為相同音高，抑或太高或太低。藉此使音痴者逐漸改進對自己音高的辨識能力。若音痴者無法發出相同音高的聲音，則指導者就要反過來發出音痴者能容易唱出的音高。當發出的音高正確時，增加音量也是能讓音痴者實際感受以相同音高唱歌的有效方法。」

據表示，經由這樣的持續訓練，許多人的音痴狀況確實獲得了改善。小畑副教授說：「音痴並非意味著他們所欠缺的正確音程歌唱能力是永遠無法改善的，只是他們的歌唱技能還在發展階段而已。」

即使認為自己沒有歌唱的天分，還是有很大機會能透過訓練來克服音痴的。 🪐

動暈症

動暈症的原因是什麼？
什麼樣的動作容易引起動暈症？

有些人因為容易發生動暈症，因此會避免乘坐車船等交通工具。最近應該也有不少人在看3D電影時，出現動暈症的症狀。看電影時身體並沒有在晃動，但引發的機制也與動暈症相同嗎？應對動暈症又有什麼有效的方法呢？

協助

井須尚紀　日本三重大學工學研究科研究所教授

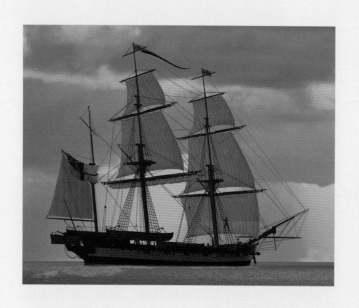

說 起動暈症（motion sickness，俗稱暈車／暈船／暈機），一般最為熟知的是發生在坐車或坐船時。不過，在古代騎乘駱駝移動時、或近代觀賞電影或虛擬實境影像時，也都有可能會發生動暈症。

輕微的動暈症症狀包括輕微打呵欠、想睡、倦怠感、疲勞感等。之後則會出現臉色發白、頭暈目眩、頭痛或反胃等症狀。這些症狀都有個體差異，並不是所有症狀都會發生，不過所有的症狀最終都會引發「嘔吐」。

原因是眼耳感受到的動作不一致

為何會發生這些症狀呢？研究動暈症的日本三重大學井須尚紀教授表示：「一般認為動暈症是因自律神經平衡被打破而產生的，而所有動暈症的症狀也是因此而發生。」

動暈症的機制可用「感覺衝突理論」（sensory conflict theory）來說明。當感受身體動作的數個器官對大腦傳遞衝突的訊息時，就會引發「暈眩」。

其中，與動暈症關係特別密切的是耳朵與眼睛。耳中具有感覺平衡的二個器官——半規管（semicircular canals）與耳石器官（otolith organs）。

前者是利用淋巴液的活動來感測身體的旋轉，後者是利用位於膠狀物質上的「耳石（平衡石）」

引發動暈症的兩種機制

雖然引起動暈症的神經機構尚未闡明，但其機制可用「感覺衝突理論」來說明。感覺衝突理論認為，當數個感覺器官傳遞的訊息衝突時，或與記憶中的感覺組合有差異時，就會發生動暈症。自律神經的平衡會因此而被打破，進而引發嘔吐等症狀。

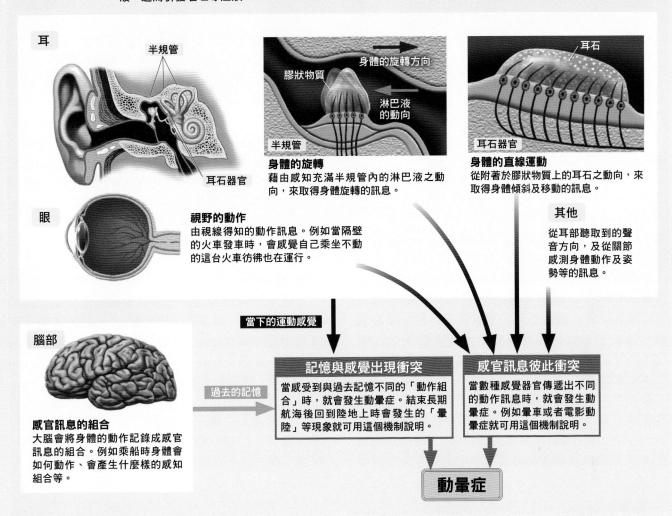

耳

半規管

膠狀物質

身體的旋轉方向

淋巴液的動向

半規管

耳石

耳石器官

身體的旋轉
藉由感知充滿半規管內的淋巴液之動向，來取得身體旋轉的訊息。

身體的直線運動
從附著於膠狀物質上的耳石之動向，來取得身體傾斜及移動的訊息。

眼

視野的動作
由視線得知的動作訊息。例如當隔壁的火車發車時，會感覺自己乘坐不動的這台火車彷彿也在運行。

其他
從耳部聽取到的聲音方向，及從關節感測身體動作及姿勢等的訊息。

當下的運動感覺

腦部

感官訊息的組合
大腦會將身體的動作記錄成感官訊息的組合。例如乘船時身體會如何動作、會產生什麼樣的感知組合等。

過去的記憶

記憶與感覺出現衝突
當感受到與過去記憶不同的「動作組合」時，就會發生動暈症。結束長期航海後回到陸地上時會發生的「暈陸」等現象就可用這個機制說明。

感官訊息彼此衝突
當數種感覺器官傳遞出不同的動作訊息時，就會發生動暈症。例如暈車或者電影動暈症就可用這個機制說明。

動暈症

（otolith）之動作，來感測傾斜及移動。

眼睛也會傳遞動作的訊息。例如，當我們在火車上而隔壁月台的火車發車時，就算自己乘坐的這列車是靜止的，也會覺得好像車開了。這就是以眼感受動作的例子。

當耳部感受到的「動作」與眼部感受到的「動作」出現衝突時，自律神經的平衡就會被打破，進而讓人出現動暈症狀。

具體的例子是，當乘坐的車輛轉彎時，耳部會向大腦傳遞「移動了」的訊息，但注視著車內的眼睛對大腦傳遞的卻是「沒有移動」的訊息。就是這種訊息的不一致間接造成動暈症。在觀賞電影時則是

相反的狀況。眼睛傳遞的是「移動了」的訊息，耳部傳遞的卻是「沒有移動」的訊息，因此才會引起暈眩。

太空人會經歷的「太空動暈症」（space motion sickness）也可用感覺衝突理論說明。在無重力狀態下，即使身體傾斜，耳石器官中的「耳石」也不會動，因此不會感受到姿勢的變化。但是，半規管及眼睛卻會向大腦傳遞姿勢改變的訊息，因此產生了衝突。

出現與經驗相左的感覺時就會「發暈」

此外，一般認為，當一直以來的經驗與感覺器官

接收到的數種感覺訊息組合出現衝突時也會引發動暈症。例如，長時間乘船時，在船上感受到的搖晃會記憶在腦中，慢慢地暈船症狀會消失。不過，當乘船結束回到陸地上後，由於與乘船時不同的動作感覺傳遞進腦中，就會造成發暈的情形。這是稱為「暈陸」的動暈症。

雖然感覺衝突理論受到許多學者支持，但其神經機構至今尚未明瞭。原本嘔吐症狀的發生並不限於動暈症，而是當腦中的「嘔吐中樞」（vomiting center）受到刺激時就會發生。但就連嘔吐中樞的真面目至今也尚未充分闡明。

上下方向改變容易引起動暈症

不過，什麼樣的動作容易引起動暈症已有解答。物體的運動分成直線運動與旋轉運動，各種運動又再分成上下、左右與前後 3 個方向。

井須教授表示，當直線運動與旋轉運動都以相同速度進行時，二種都是經過約30秒後就會習慣，變得沒有感覺。這就是為什麼以高速行駛、車程較長，並且不常轉彎的高速鐵路坐起來較不容易暈車。而不斷重複停止和加速、轉彎也多的汽車較容易發生暈車的緣故。

儘管我們能做出這類比較，但因實際上交通工具的運動十分複雜，所以究竟是哪種運動與動暈症有關，還難以得出結論。井須教授說明：「使用實驗裝置與3D影像進行調查的結果顯示，上下方向改變時最容易引起動暈症。」換句話說，像從飛行員視線拍攝飛機倒飛，這種畫面會上下旋轉的場景最容易讓觀眾出現動暈症。

坐雲霄飛車時不會發暈嗎？

運行動作激烈的雲霄飛車容易讓人發暈嗎？井須教授表示：「或許大家會感到意外，雲霄飛車『讓人發暈』的動作並不太多。」雲霄飛車雖然具有上下顛倒並使身體承受極大力量的環狀結構，但由於其旋轉的動作單純，因此不容易引起感覺衝突，也就不那麼容易讓人感覺暈眩。

另外，例如乘坐快艇時的上下劇烈震動，也不容易引起發暈。井須教授說明，週期在 1 秒 1 次以下的運動較容易引起動暈症。這也是為什麼乘坐在海上搖晃的漁船時容易暈船的緣故。

將來看電影可防止暈船？

近年來，車內裝設有螢幕的車輛十分普遍，因此井須教授認為「暈車的人應該變多了」。根據井須教授的研究，與什麼也不做的狀態相比，在車上看電影容易發生動暈症的機率是 2 倍，進行閱讀則是2.4倍。在船上看電影也是相同的情況。

井須教授目前正在對電影放映方式進行設計，希望開發出讓人在船上觀看電影時，能比不觀看時更不容易發生動暈症的劃時代系統。若此項研究成功的話，或許就能成為一種全新的「暈船藥」。

交通工具的進化與動暈症

本圖描繪了各種動暈症的例子。縱軸所標示之容易發生動暈症的程度僅是參考，實際發生與否會依當時狀況而有所差異。

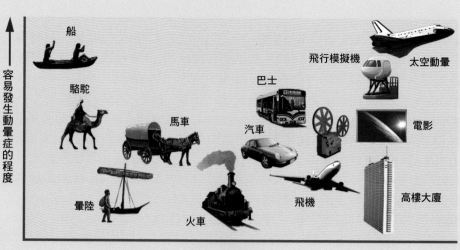

路痴

為什麼會迷路？
容易迷路的人具有什麼特徵？

與朋友相約見面時，若是約在從來沒有去過的新地點，您是否比其他人擅長認路呢？常有人認為自己是「路痴」。那麼，容易迷路的人與不容易迷路的人之間有什麼差別呢？

協助

新垣紀子　日本成城大學社會創新學院教授

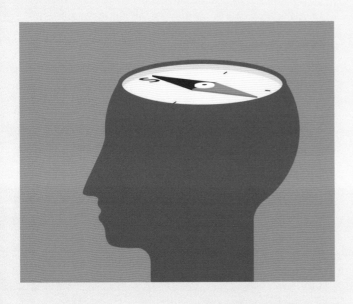

般而言，「路痴」是用來形容容易迷路的人。自1970年代起，以美國為中心，針對容易迷路者的研究便一直在進行。

想要確認自己是否屬於路痴，除了利用問卷來主觀評判自己是否容易迷路之外，也可以在黑暗中移動後再問自己的前來方向，藉此進行客觀評價。

比較這二種評價方式之後就會發現一個很有趣的現象，即自我評價與客觀評價未必一致。也就是說，一個人即使對自己的方向感很有自信，但實際上可能是個路痴。

路痴與非路痴，到底差別在哪裡呢？

腦中地圖的精確度不同

一個人是否是路痴，會與許多不同的因素相關。其中之一是自我腦中建構的地圖——認知地圖（cognitive map）精確度的差異。

人無法完全記住所有看過的事物。例如即便實際的角度稍微偏大，也大致是把十字路口的角度記憶成約90度。腦中的「認知地圖」會如此一點一滴地與實際地圖產生差異。而認知地圖的精確度是因人而異的。

此外，對於第一次去的地方，人們大多會以言語描述的方式來記憶路徑。例如，「從這間店旁

易迷路者與不易迷路者的差別

一個人是否容易迷路與許多因素有關。實驗結果顯示，不易迷路的人會記住能當作目標物的重點，容易迷路的人則不會記住目標物。

（參考資料：新垣紀子教授提供）

實驗結果1

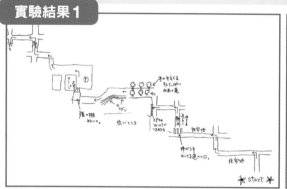
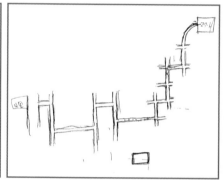

本實驗的內容是測試受試者（subject）如何記住第一次前往的住宅區路徑。實驗中，首先會帶領受試者走到目的地，然後請他們回想走過的路，並畫出地圖（左邊二張圖片）。之後，請受試者重新回到開始地點，並再一次走到目的地。此時沒有迷路的人，就是能夠巧妙記住目標物的人。

實驗結果2

不易迷路者	容易迷路者
「有房子」	「前面的車子停下來了」
「有行道樹」	「對向車道好塞喔」
「喔，後藤商店在這裡」	「啊，變黃燈了」
「在這裡右轉」	「好像沒有行人要過馬路」
「這裡有間烏龍麵攤呢」	「天氣好像不太好」

本實驗是讓受試者觀看和乘車移動時相同的影片，並讓受試者記憶路線。上方的描述則是受試者注意到的內容。由實驗可知，不易迷路的人能夠巧妙地記住目標物。

迷路原因與人的資訊處理

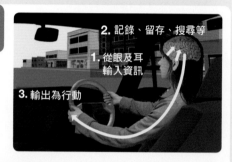

2. 記錄、留存、搜尋等
1. 從眼及耳輸入資訊
3. 輸出為行動

是否會迷路與許多因素有關。例如，漏看目標物這種資訊輸入上的失誤（1），沒有記住目標物這種腦部的失誤（2），或雖然記住了目標物卻無法採取行動的輸出失誤（3）等。

邊的那條路直走，到了有一排行道樹的路之後右轉……」。這麼一來，只要少說一個指示就會找不到路。不過，過了一段時間，當腦中的知識被整理過，或去過好幾次該地點之後，認知地圖的內容就會愈來愈詳細，形成彷彿從上空觀看的「鳥瞰圖」般的影像。

實驗顯示，受測者中有些人能迅速在腦中形成鳥瞰圖般的影像，有些人則無法做到。能形成鳥瞰圖般影像的人就不容易迷路，也知道如何抄捷徑到達目的地。

路痴的原因在於經驗上的差異？

不過，進行方向感實驗的日本成城大學新垣紀子教授表示：「並不是認知地圖與實際地圖有差異時就絕對會迷路。」

就算無法形成詳細的認知地圖，只要掌握到重點就不太容易迷路。新垣教授說明：「實際的實驗結果顯示，不會迷路的人會記憶交叉路口的資訊，而會迷路的人記憶的則是車輛停下了等移動上非必要的內容。」

為什麼會有這樣的差異呢？新垣教授認為是「經驗上的差異」。例如，在城市裡不會迷路的人，到了沙漠裡則會不知道該拿什麼來當作目標物。相反地，古代靠天上星星來辨別方向的航海員，到了現代的大城市或許也會迷路。會不會迷路，確實會受到一個人的經驗影響。

女性真的比較容易迷路嗎？

一般認為女性比較容易迷路，這是真的嗎？

經實驗證實，相較於女性，男性在空間掌握能力上有較優秀的傾向。例如在射飛鏢的實驗中，男性的成績也較好。一般認為，這是由於男性掌握自己

與目標物之間位置關係的能力較好之故。有學者以此實驗為根據，認為女性較容易迷路。但新垣教授認為：「是否真的會迷路更與能否應用資訊有關，無法單純以空間掌握能力來判斷」。是不是路痴，還是受經驗的影響較大。

例如，由於女性受男性護送回家或指引方向的情形較多，導致看地圖的機會減少，經驗也不足。我們也可以因此認為這就是造成較多女性不會認路的原因。

如何克服路痴？

要怎麼做才能克服路痴呢？

新垣教授建議可以進行閱讀地圖的訓練。留意河川或電車軌道等明顯的界線，思考能用什麼當作目標物。如此刻意進行閱讀地圖的訓練並累積經驗是很重要的。

此外，新垣教授也表示：「第一步是相當重要的。」例如，從地鐵站的出口出去後該往哪個方向前進，若是弄錯了這個第一步，之後不論是招牌或是路人能提供的資訊都會愈來愈少，就會漸漸失去到達目的地的線索。

並且，要找到路的方法就是努力閱讀地圖。新垣

教授建議：「一邊前進一邊確認到哪裡為止沒有走錯，若是迷路了就再回到原處。若能這樣子努力不懈，應該就不會迷路了！」

開發容易閱讀的地圖

近年來，隨著測定方法的進步，腦科學也在迅速發展。現在已能夠詳細調查進行某些特定活動時，是腦的哪個部位在運作。2006年，日本東京醫科齒科大學的泰羅雅登教授等人，對於空間移動與腦部的關係發表了新的研究成果。

對於「從家裡到學校」之類日常熟悉的路徑，幾乎不需意識哪個轉角處需要轉彎，就能正確前進。泰羅教授等人在利用猿猴進行的實驗中，發現如何前往特定地點的訊息（路徑知識）與猿猴大腦中的特定神經細胞有關。泰羅教授等人認為，從這個結果可推知腦中具有類似導航的系統，會以一串清單的方式，在腦中記錄欲到達某個目的地所須的路徑資料。

進一步研究，則可解明大腦是如何處理視覺訊息的。若能藉由這些新的發現開發出人腦容易理解的地圖，或許能做出任何人都能輕易閱讀的地圖。

難懂的地圖是造成迷路的原因？

（參考資料：新垣紀子教授提供）

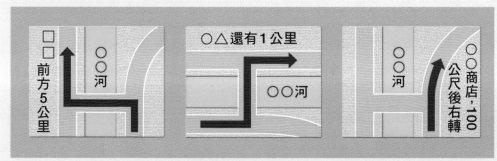

左邊三張地圖是按照實際立在同個場所的看板所繪製。事實上，左邊二張地圖的目的地幾乎是在同一個方向。但由於箭頭的方向不同，因此讓人難以理解兩者是相同方向。相反地，右邊二張地圖的目的地方向事實上不同，卻容易讓人誤解兩者是同個方向。

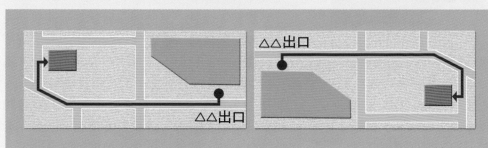

請比較左邊兩張地圖。左側是按照實際存在的地圖所繪製。許多人看了該張地圖，在出了地鐵出口後都會向左轉。若改成右邊地圖的表現方式，就能讓人直覺知道出了出口後應該向右轉。

暈眩

為何會突然發生？
有何應對方式？

您是否曾有過感到天旋地轉，隨即眼前突然發黑的經驗呢？一般我們會將這種感覺稱為「暈眩」。為什麼會發生暈眩的現象呢？此外，對於突然發生的暈眩，我們又該如何處理呢？

協助

箕輪良行　日本三鄉健和醫院急救綜合診療研修顧問

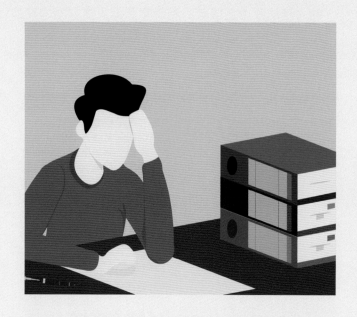

產生的呢？

許多原因都可能造成暈眩

　　日本三鄉健和醫院的箕輪良行醫師表示：「暈眩可能因各種原因而發生，因此要從暈眩的症狀找出發生問題的部位是十分困難的。」

　　例如，在運動時腳踝突然感覺疼痛。這時，我們知道問題的原因在於腳踝。不過暈眩並無法這麼輕易就判斷出原因。箕輪醫師說明：「暈眩的原因，在於從耳到腦，掌管平衡感系統中的某個部位發生了異常所致。」

　　在耳中具有感受平衡感覺的前庭（vestibule）及三半規管等器官。透過這些器官得到的頭部角度及移動方向等訊息，會通過前庭神經傳遞到腦部，並在經過腦部處理後，產生我們的平衡感覺。而在此過程中若出現任何異常，就會引發暈眩。

　　例如，若前庭或三半規管發生異常，就會將異常的訊息傳遞至腦部，因而引發暈眩。此外，當前庭神經發炎時，同樣地也會將異常的訊息傳遞至腦

相信許多人都曾有過在起立時感覺輕微頭暈的經驗。或許有些人還曾體驗過雙眼昏花的劇烈暈眩，或者地面明明是靜止的，卻有像微弱地震般在搖晃的感覺，這些情形全部稱為「暈眩」（dizziness）。然而，這些暈眩的感覺究竟是如何

暈眩的原因及種類

從耳部到大腦，產生平衡感覺的網絡上之任何部位若出現異常，就會引發暈眩。暈眩依症狀可區分成 3 種（下表）。症狀與發生問題的部位並不總是互相對照，要只從症狀中找出發生問題的部位是很困難的。

	症狀	主要原因部位
晃動性暈眩	感覺彷彿在搖晃	小腦、腦幹
旋轉性暈眩	感覺彷彿在旋轉	前庭、前庭神經
昏厥	眼前變黑	腦部整體

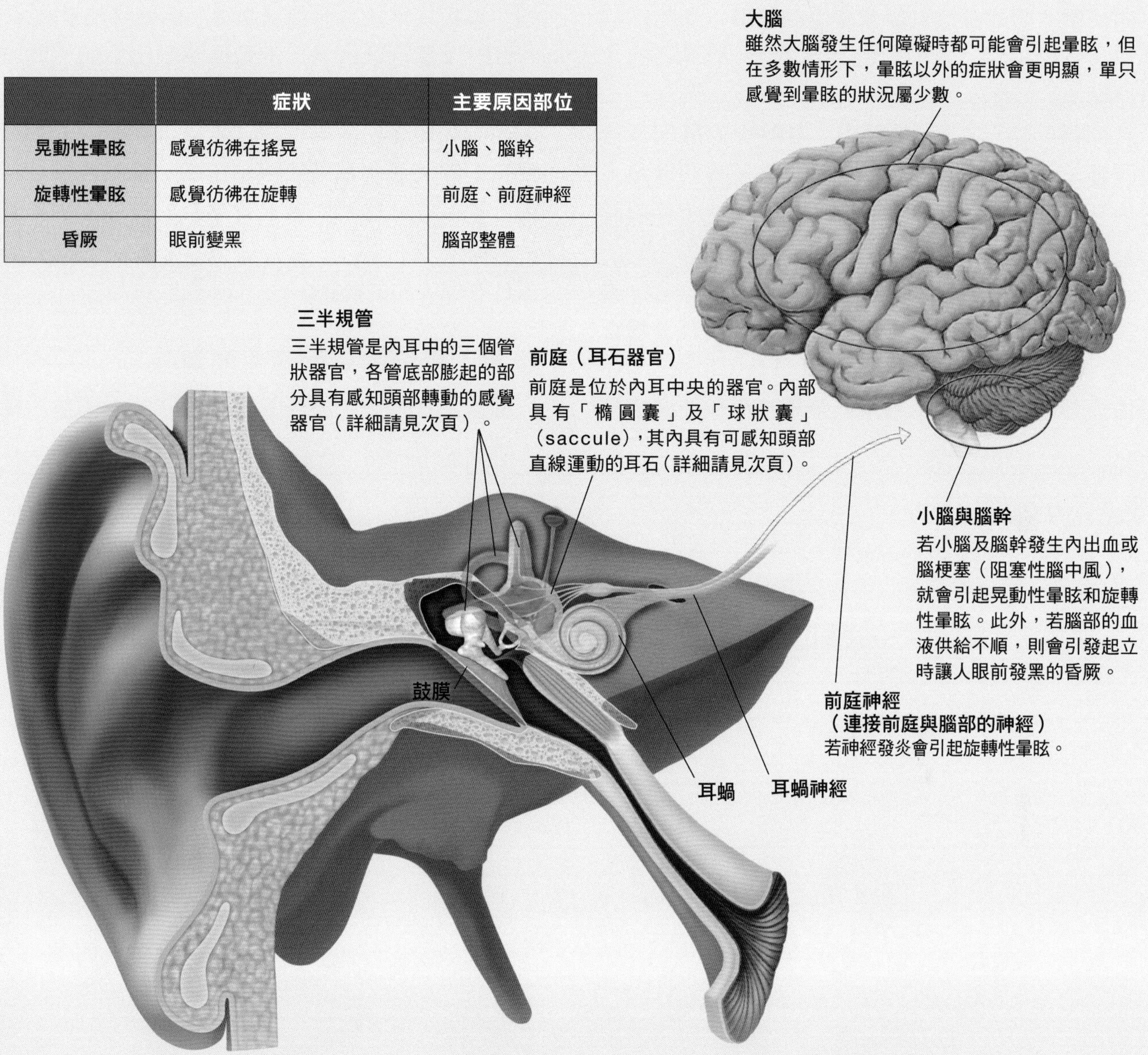

大腦
雖然大腦發生任何障礙時都可能會引起暈眩，但在多數情形下，暈眩以外的症狀會更明顯，單只感覺到暈眩的狀況屬少數。

三半規管
三半規管是內耳中的三個管狀器官，各管底部膨起的部分具有感知頭部轉動的感覺器官（詳細請見次頁）。

前庭（耳石器官）
前庭是位於內耳中央的器官。內部具有「橢圓囊」及「球狀囊」（saccule），其內具有可感知頭部直線運動的耳石（詳細請見次頁）。

小腦與腦幹
若小腦及腦幹發生內出血或腦梗塞（阻塞性腦中風），就會引起晃動性暈眩和旋轉性暈眩。此外，若腦部的血液供給不順，則會引發起立時讓人眼前發黑的昏厥。

前庭神經（連接前庭與腦部的神經）
若神經發炎會引起旋轉性暈眩。

鼓膜

耳蝸　耳蝸神經

部。再者，即使訊息的傳遞端沒有任何問題，但若接收端的腦部有異常，也會引發暈眩。例如，就像突然起立時會讓人眼前發黑的暈眩（昏厥），是因暫時血液供給不順，使腦部陷入缺氧狀態而產生的。此外，據說腦出血有時也會引起暈眩。

最常見的暈眩「BPPV」

雖然暈眩會因各種原因而發生，但大多數造成劇烈暈眩的原因都是「良性陣發姿勢性眩暈」（BPPV：Benign Paroxysmal Positional Vertigo）。箕輪醫師表示：「BPPV常發生於高齡者，會在將要起床時突然感到讓人無法起身的劇烈暈眩。」

為什麼會突然感到劇烈暈眩呢？前庭中有感知

頭部動作的器官──耳石器官，是由碳酸鈣形成的「耳石」黏附在膠狀物質上的結構。當頭部活動時，膠狀物質內部的感覺毛會往與頭部活動相反的方向傾倒。因此身體可從感覺毛的角度得知頭部的動作（正確來說，是頭部的加速度）。而耳石的作用是增加敏感度。

箕輪醫師表示：「一般認為，BPPV的原因是從橢圓囊（utricle）脫落的耳石浮游在三半規管中，或者是附著於半規管的頂帽（cupula）之上而引起的。」

三半規管是內部充滿淋巴液的3條管狀器官，具有感知頭部轉動的功能。半規管的內部與耳石器官相同，具有被膠狀物質包覆的感覺毛（頂帽），並藉由頭部轉動時感覺毛被淋巴液推擠而傾倒的現象來檢測出轉動。

若從耳石器官脫落的耳石掉入三半規管中，當頭部轉動時，半規管內淋巴液的流動就會與平時不同，導致異常訊息傳遞到腦部，因而引起暈眩。

BPPV是可以透過以下特徵診斷出來的。其特徵是當改變頭部角度使耳石移動時就會暈眩、以及會出現有如頭暈眼花時的眼球水平震顫等。此外，由於只要將耳石從半規管內移出後，暈眩症狀就會減輕，因此依序改變頭部角度使耳石重新回到橢圓囊的「耳石復位術」（epley maneuver）可有效治療BPPV（右頁插圖）。

也有因聽覺障礙而產生的暈眩

僅次於BPPV，亦時常造成暈眩的原因是「梅尼

最常見的暈眩「BPPV」

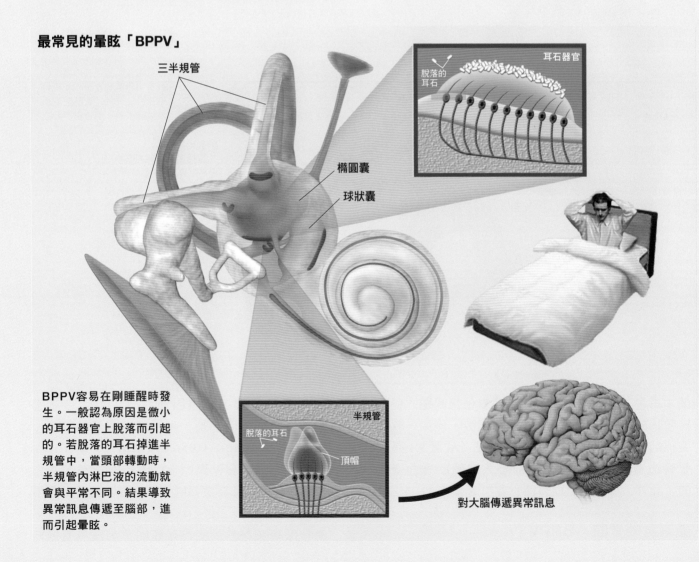

三半規管

橢圓囊

球狀囊

脫落的耳石

耳石器官

半規管

脫落的耳石

頂帽

BPPV容易在剛睡醒時發生。一般認為原因是微小的耳石器官上脫落而引起的。若脫落的耳石掉進半規管中，當頭部轉動時，半規管內淋巴液的流動就會與平常不同。結果導致異常訊息傳遞至腦部，進而引起暈眩。

對大腦傳遞異常訊息

BPPV的治療方法（耳石復位術）

※參考「良性陣發姿勢性眩暈治療指南」製作

從側面觀看時

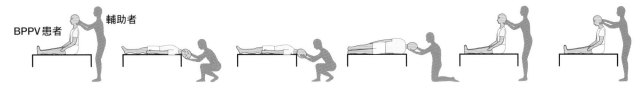

輔助者

BPPV患者

從患者頭頂方向觀看時

1. 患者坐在床上。

2. 患者頭部向左傾斜45度，上半身躺下。

3. 患者頭部向右旋轉90度。

4. 患者身體向右旋轉90度。

5. 患者頭部轉回正面，上半身坐起。

6. 患者頭部向前傾。

半規管內部圖

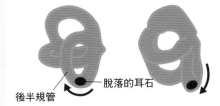 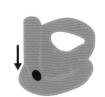 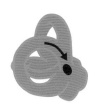 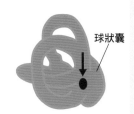

脫落的耳石

後半規管

球狀囊

上圖為治療BPPV的說明圖，以耳石進入左側半規管（後半規管）時的治療流程為例。如上圖般依序改變頭部角度，便可使耳石移動。一般來說，各個姿勢應維持約30秒～2分鐘左右。耳石復位術最好在醫師的指導下進行。

爾氏症」（Ménière's disease）。當梅尼爾氏症發作時，會發生持續30分鐘到數小時不等的旋轉性暈眩。並且與BPPV不同，梅尼爾氏症會伴隨著聽覺障礙。

雖然一般認為梅尼爾氏症是因充滿前庭及半規管內的淋巴液的壓力升高所導致，但發病原因尚未闡明。發生梅尼爾氏症時，會使用降低淋巴液壓力的藥劑來減輕症狀。

如何能不發生暈眩？

劇烈的暈眩有時甚至會讓人無法站立。是否有什麼有效的方法，能讓人不會發生暈眩呢？

很可惜地，例如BPPV及梅尼爾氏症等因耳部問題所引起的暈眩症，似乎並沒有有效的預防方法。不過，腦血管障礙所引起的暈眩因好發於「心血管疾病風險」高的人。因此，藉由消除肥胖、糖尿病或吸菸等與腦血管障礙有關的問題，是可能可以降低因心血管疾病引起的暈眩風險。據箕輪醫師表示：「雖然在暈眩中，因腦血管障礙而引起的暈眩比例不多，但很可能留下後遺症，是非常危險的暈眩症。」

如上所述，暈眩會因各種原因而發生，有時也可能會留下後遺症。有些醫院也設置有專門診治暈眩的門診。若發生異常的暈眩，建議前往醫院接受醫師的診斷會較為安心。

肌肉痠痛

痠痛的原因是什麼？
年齡增長與肌肉痠痛之間的關係為何？

很久沒有運動，突然心血來潮做個運動，不久後肌肉痠痛就隨之而來。部分讀者可能甚至有過痠痛會持續好幾天的經驗。據說，年紀愈大，肌肉痠痛發生得愈慢，這是真的嗎？有什麼方法能預防肌肉痠痛的發生呢？

協助

野坂和則　澳洲伊迪斯科文大學（Edith Cowan University）教授

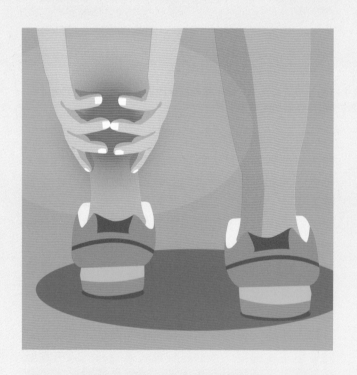

肌肉痠痛依其發生原因可分為數種。一般人時常經驗到的是久久才運動一次，不久會開始感到肌肉痠痛的「延遲性肌肉痠痛」（delayed onset muscle soreness，DOMS）。痠痛一般會在運動後24～72小時後達到最高峰。延遲性肌肉痠痛是因什麼樣的機制而發生的呢？

結合肌肉纖維的組織受損

運動中，肌肉會重複進行收縮與放鬆兩種活動，而肌肉在收縮時能產生力量。那麼，單只是用力讓肌肉收縮，再鬆開力量讓肌肉放鬆，重複進行這些動作就會引起肌肉痠痛嗎？事實上，只有這樣子是不會造成肌肉痠痛的。肌肉在運動收縮時被「負荷」拉長，是引起肌肉痠痛的必要條件（右頁插圖左邊）。在馬拉松中，跑者本身的體重就是負荷；在彎曲手肘舉放啞鈴的運動中，負荷則是啞鈴。

舉起啞鈴時，肌肉需要在收縮的同時用力，這稱為肌肉的「向心收縮」（concentric contraction）。另一方面，緩慢將啞鈴放下時，負荷會施加在與肌肉收縮方向相反的方向，即肌肉是在用力的狀態下被拉伸，這稱為肌肉的「離心收縮」（eccentric contraction）。

肌肉在進行這兩種運動時同樣都會用力，但肌肉

對肌肉作用的力

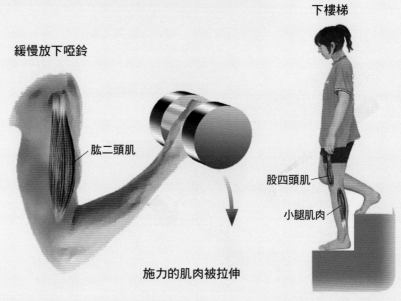

對想要收縮的肌肉施加
反方向的拉伸負荷。

肌力

負荷

肌力

負荷

容易引起肌肉痠痛的運動（離心收縮運動）

緩慢放下啞鈴

肱二頭肌

施力的肌肉被拉伸

下樓梯

股四頭肌

小腿肌肉

痠痛通常會在離心收縮運動下發生，在向心收縮運動下則幾乎不會發生。因此，下樓梯（離心收縮）會比上樓梯（向心收縮）更容易發生肌肉痠痛（上方插圖右）。此外，幾乎所有運動的動作都會包含離心收縮，因此運動時很難避免肌肉的伸縮變化。

那麼，為什麼離心收縮容易引起肌肉痠痛呢？熟知肌肉痠痛機制的澳洲伊迪斯科文大學野坂和則教授表示：「以往都認為痠痛的原因在於肌纖維損傷。但是近年的研究發現，比起肌纖維損傷，結締組織的損傷更是主要原因。」肌纖維是構成肌肉的細胞；結締組織則是包覆住肌纖維、肌束（muscle bundle，由多條肌纖維組合）以及肌肉整體的組織，分別稱為肌內膜（endomysium）、肌束膜（perimysium）及肌外膜（epimysium）。

重複進行離心收縮運動會讓結締組織出現微小的損傷。為了修復損傷，免疫細胞便會從血管遊走聚集而來。此外，結締組織中的血管也會釋放出稱為「緩激肽」（bradykinin）的物質。緩激肽會使肌束膜上的受體活化，促成稱為神經生長因子（nerve growth factor）以及神經營養因子（neurotrophin）的物質生成。這些因子會使痛覺受體亦即感覺神經的靈敏度增加，讓我們對平常不會感受疼痛的刺激（例如壓迫或肌肉收縮）在痛覺上變得敏感。這就是延遲性肌肉痠痛（次頁插圖）。由於這種反應需要時間，因此不會在運動後即刻發生，而是在數小時後才開始發生，並會在 1 到 3 天後達到巔峰。

肌肉痠痛與乳酸無關

您應該聽過「肌肉痠痛的原因在於乳酸堆積」的說法。事實上，目前研究已知乳酸與肌肉痠痛根本毫無關係。

肌肉在收縮時確實會產生乳酸。通常，產生的乳酸會進入血液運送到心臟及其他肌肉，作為能量來源被重新使用；或是被搬運到肝臟，重新結合成稱為肝醣（glycogen）的物質。當身體來不及進行這些處理，乳酸就會暫時堆積在肌纖維內。但是乳酸並不會引起肌肉痠痛。

如上所述，乳酸雖然會堆積在肌肉中，但不會引起肌肉痠痛。向心收縮運動所產生的乳酸量較多，卻不容易引起肌肉痠痛；對肌肉直接注射乳酸也幾乎不會引起肌肉痠痛，這些都是肌肉痠痛與乳酸並無關係的根據。

事前運動能有效預防肌肉痠痛

如何能預防或治療讓人痛苦不堪的延遲性肌肉痠

肌肉的機制與肌肉痠痛

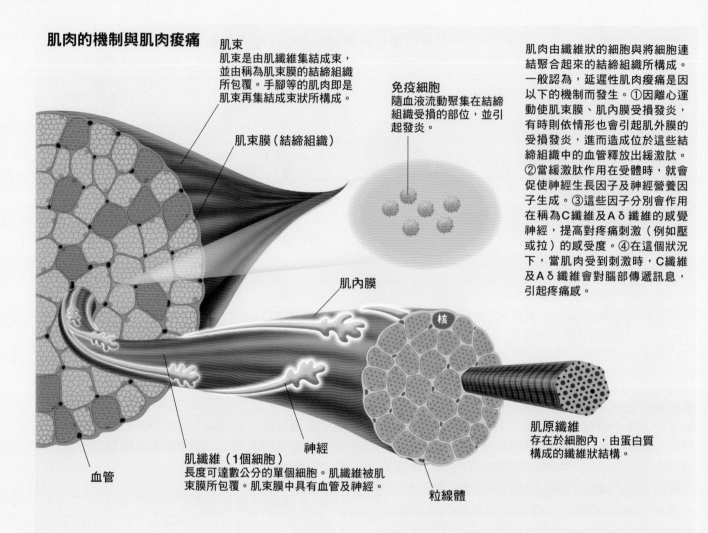

肌束
肌束是由肌纖維集結成束，並由稱為肌束膜的結締組織所包覆。手腳等的肌肉即是肌束再集結成束狀所構成。

免疫細胞
隨血液流動聚集在結締組織受損的部位，並引起發炎。

肌束膜（結締組織）

肌內膜

核

肌纖維（1個細胞）
長度可達數公分的單個細胞。肌纖維被肌束膜所包覆。肌束膜中具有血管及神經。

神經

血管

粒線體

肌原纖維
存在於細胞內，由蛋白質構成的纖維狀結構。

肌肉由纖維狀的細胞與將細胞連結聚合起來的結締組織所構成。一般認為，延遲性肌肉痠痛是因以下的機制而發生。①因離心運動使肌束膜、肌內膜受損發炎，有時則依情形也會引起肌外膜的受損發炎，進而造成位於這些結締組織中的血管釋放出緩激肽。②當緩激肽作用在受體時，就會促使神經生長因子及神經營養因子生成。③這些因子分別會作用在稱為C纖維及Aδ纖維的感覺神經，提高對疼痛刺激（例如壓或拉）的感受度。④在這個狀況下，當肌肉受到刺激時，C纖維及Aδ纖維會對腦部傳遞訊息，引起疼痛感。

痛呢？

　　野坂教授表示：「即使在運動前做伸展，也無法預防肌肉痠痛。」伸展雖然能有效預防運動時發生運動傷害，但對預防肌肉痠痛卻是一點效果也沒有。野坂教授說明：「目前，確定能有效預防肌肉痠痛的方法是在運動的1週～1天之前進行『預處理（事前訓練）』（preconditioning）。」

　　任何人都能簡單地進行預處理運動。具體方法是使肌肉在拉伸的狀態下進行數次大重量的等長性運動（關節不活動）即可。

　　例如，以預防大腿前側肌肉（股四頭肌）發生痠痛為例。這時應以彎曲膝蓋、雙足踩地的姿勢，用力做出想把膝蓋打直的動作。這樣就會使肌肉在拉伸的狀態下施力（右頁上方照片）。像這種等長運動只要在運動前一天進行2次以上（每次約5秒）

就有效果了。此外，等長運動再配合刻意進行離心收縮運動的輕度深蹲（緩慢蹲下），更能提高預防肌肉痠痛的效果。不過在運動開始前才做是沒有效果的。另外，對於已經發生的肌肉痠痛，只能等待肌肉自然痊癒嗎？雖然止痛藥的效果有限，但仍還是有方法的。野坂教授表示：「當疼痛劇烈時，活動肌肉能有效減輕疼痛感。即使只是輕度運動也好，這樣就能暫時減緩疼痛。」

幼兒不易發生肌肉痠痛

　　請您回想幼稚園及小學低年級時，是否有肌肉痠痛的回憶呢？野坂教授指出：「在小學低年級之前，即使做激烈運動似乎也不會肌肉痠痛」。

　　雖然原因尚不清楚，也是今後需要闡明的課題，但野坂教授做了以下的假設。肌肉痠痛是因肌肉的

有效的預處理運動（以股四頭肌為例）

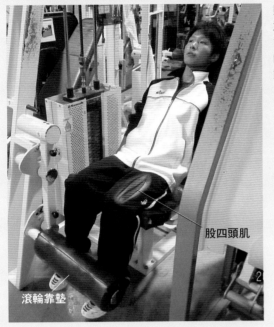

股四頭肌

滾輪靠墊

照片是能有效防止大腿前側的股四頭肌發生肌肉痠痛的運動例子。如同這個例子的運動一樣，滿足了①膝關節屈曲90度以上，②不改變膝蓋的角度（等長性運動），③使出全力等條件，就是能有效防止肌肉痠痛發生的運動。之後再加上一開始以較小負荷，幾天後逐漸加重負荷的深蹲運動，則效果能更上一層。

※將機器的重量設定在盡全力也舉不起滾輪靠墊的狀態下進行。

肌肉痠痛何時會發生？

選自（野坂，2002）

時機	機制	原因例
運動過後一陣子（延遲性肌肉痠痛）	肌纖維周圍的結締組織受損發炎。	進行包含離心收縮的運動、太久才運動一次或進行不習慣的運動。
運動中	血流不足、肌肉內部壓力升高、肌肉損傷、肌肉痙攣等。	爬上很長的樓梯、肌肉拉傷、撞傷、小腿抽筋等。
運動中～運動後	混合了上述二者狀況	進行長時間的運動等

伸縮運動造成周圍結締組織損傷而發生。此即表示，若肌肉的伸縮幅度較小，就不容易引起肌肉痠痛。而幼兒的肌肉、肌腱及韌帶的柔軟度都比成人好，因此離心收縮運動下的肌肉及周圍結締組織不易受到物理性壓力，或許這是幼兒不易發生肌肉痠痛的原因。

肌肉痠痛發生的時間與年齡無關

此外，是否有人對您說過「肌肉比較慢才開始痠痛，證明您年紀大了」呢？

有個實驗請20幾歲及70幾歲的受測者使用啞鈴進行離心收縮運動。結果不論哪一組都是隔天就發生肌肉痠痛，並且痠痛持續好幾天。實驗並未發現年紀大的人會比較晚才發生肌肉痠痛。

那麼，為什麼許多人會感到「年紀愈大肌肉痠痛出現得愈晚」呢？野坂教授表示：「或許是年輕時較常進行運動中或運動後即刻會發生肌肉痠痛的運動」。該種肌肉痠痛與延遲性肌肉痠痛不同，屬於另一種類型的肌肉痠痛。

例如，馬拉松及長時間的球技運動，就屬於這種運動。進行這些運動時，肌肉在運動中的血流會不足或內部壓力升高，致使感覺疼痛的神經受到刺激。此外，肌肉在進行這些運動時也容易發生痙攣。加上年輕人平時的活動量原本就較大，因此較難發生延遲性肌肉痠痛。

相較之下，隨著年紀增長，一般來說運動量及運動強度都會減少。年輕時不會引發肌肉痠痛的運動，現在對肌肉的刺激也變得較大，因此容易產生肌肉痠痛。再者，年紀較大後進行的運動種類與年輕時不同，會引發延遲性肌肉痠痛的運動比例會增加。野坂教授說明：「或許是綜合了以上幾個原因，因此會讓人感覺年紀愈大肌肉痠痛出現得愈晚。當然個體差異也是很大的。」

肌肉痠痛對身體無害。野坂教授表示：「我們也可將肌肉痠痛視為一種身體訊息，能夠告訴我們哪些肌肉是平時沒有被使用到的。但若疼痛持續一週以上，則可能不單只是延遲性肌肉痠痛，而有肌纖維及周圍血管神經受損，或肌腱韌帶受損的可能性，需要特別注意。」

肌肉痠痛只要幾天就會自然消退。若疼痛的時間太長，則最好要抱持懷疑是肌肉痠痛之外的其他原因了！

閃到腰

腰為什麼會突然劇痛？
發生的原因是什麼？

當閃到腰時，會感覺強烈劇痛襲來，以致於無法行動。那麼，腰部究竟發生什麼狀況？為什麼沒有任何前兆就突然發生了呢？是否身體有什麼特質才容易閃到腰？讓我們來了解閃到腰的發生機制，並且從日常生活中開始注意防範。

協助

遠藤健司　日本東京醫科大學醫院講師

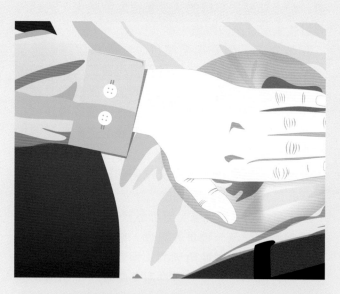

相信部分讀者有過這樣的經驗，就是在站起來的瞬間或者舉起重物的瞬間，腰部突然發生劇痛，當場只能半彎著腰，無法站立。所謂的閃到腰（或稱閃腰）就是指在腰痛中，會突然產生劇痛的「急性腰痛」。

在人的腰部，有5節縱向排列的骨頭（椎骨），稱為腰椎（右頁插圖）。每節椎骨之間，都有一個類似彈簧功能的軟骨，稱為「椎間盤」（intervertebral disk）。椎骨之間則是以「椎間關節」（intervertebral joint）連接。

透過這種結構，我們可以順利彎腰、轉動身體。急性腰痛就是因椎間關節和椎間盤、以及分布在腰椎周圍的肌肉（腰大肌等）活動不順而引起的。

長時間持續同一姿勢容易引發急性腰痛

長時間久坐不起、睡覺時一直保持同樣姿勢等這種「長時間連續同一姿勢」是造成急性腰痛（閃到腰）的主因。

姿勢如果沒有變化，會造成椎間盤長時間受到壓迫，或者讓在關節處具有連接骨頭作用的「關節囊」（articular capsule）組織發生變化，造成椎間關節活動處於受限制的狀態（攣縮）。此外，構成腰椎周邊肌肉的肌纖維間隙內也會有水分囤積（腫脹）。

像在這種狀態下，如果「突然站起來」或者「改

變姿勢」，就會使椎間盤無法正常變形，椎間關節和肌肉也無法正常動作，進而導致肌肉損傷，肌肉發炎，於是就會產生疼痛。例如久坐辦公桌的人容易發生椎間盤無法正常變形的急性腰痛；而彎腰工作者則容易發生肌肉動作不協調的急性腰痛。

大家印象中會認為老年人比較容易發生閃到腰的狀況。那是因為隨著年齡的增長，體內水分減少，導致椎間盤和椎間關節的形狀變形，因此容易發生閃腰的情況。但若是因腰部動作不協調而造成的閃腰，則是連年輕人都可能會發生，所以千萬不可大意。此外，不論體型胖瘦，都是有可能發生閃到腰的狀況。

疼痛擴散到周圍並引起劇烈疼痛

當閃到腰時，大多會有劇烈痛感襲擊整個腰部。但是實際上發炎的部位只是部分腰部而已。閃到腰時所感覺的疼痛會比一般受傷時的痛更劇烈的原因，是因為這種疼痛會擴散到周邊之故。

腰椎有多條神經（腰神經）通過（次頁插圖）。這些都是由「脊髓」分支出來的神經。脊髓是一條粗大的神經束，穿行在包含腰椎的脊椎骨中。從該處分支出來的神經，散布到各處，具有連接腦部和身體各部位的功能。

在腰椎，每節椎骨都有神經分支，該神經再與周邊肌肉以及其他椎骨等的數個部位相連。當閃到腰時，與發炎部位相連的神經會產生亢奮，而將疼痛訊息傳遞到大腦。

此時，與發炎部位以外的其他部位相連的神經，也會同時感到亢奮，導致原始發炎部位的周邊也會將疼痛訊息傳遞給大腦，造成整個腰部發生強烈疼痛的錯覺。這種疼痛稱為「放射痛」（radiating pain）。

腰部結構

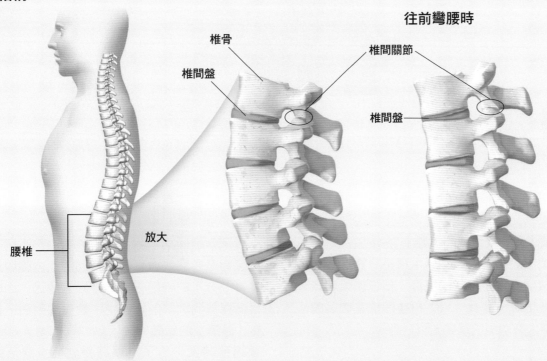

腰椎是 5 節椎骨並列的結構，椎骨之間夾著稱為「椎間盤」的軟骨。當往前彎腰時，椎間盤的正常變形，可以讓連接椎骨的「椎間關節」活動（右邊插圖）。所謂的閃到腰是因為椎間關節和椎間盤、以及分布在腰椎周圍的肌肉活動不順所引起的。

閃到腰所引發的「劇痛」機制

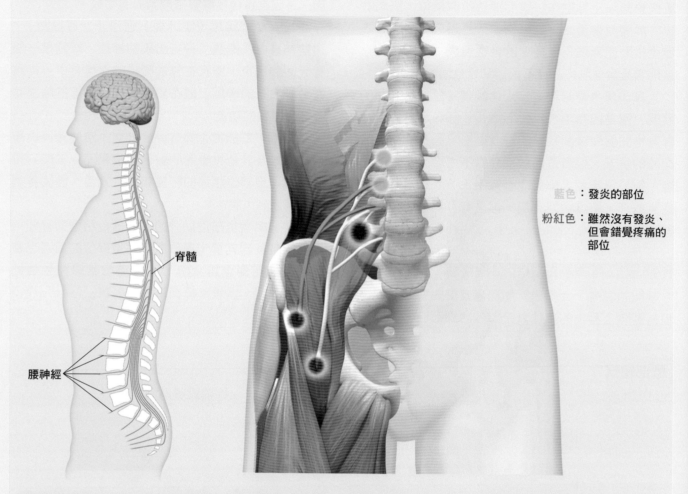

脊髓

腰神經

藍色：發炎的部位

粉紅色：雖然沒有發炎、
但會錯覺疼痛的
部位

腰神經通過椎骨，各別分支與周圍肌肉或其他椎骨等相連。當閃到腰引起發炎時，與發炎部位相連的腰神經、以及與發炎部位以外的其他部位相連的腰神經都會同時亢奮，導致實際上沒有發炎的部位也會產生「疼痛」的錯覺，因此整個腰部就會感覺疼痛。

　　一般的印象是一旦閃過腰，之後就容易頻繁發生。據日本東京醫科大學遠藤健司博士的說法，像這種慢性閃腰主要是受大腦的影響。

　　在第一次閃腰之後，如果生活中還是一直繼續採取容易引起腰部動作不協調的姿勢，便會使大腦感受疼痛的閾值下降。如此一來，日後即使是微弱的疼痛，也會讓人有劇痛的感覺。

勤快變換姿勢可以預防閃腰的發生

　　當閃到腰時，應找個不會感覺疼痛的姿勢充分休息，直到發炎部分自然恢復為止。另外，像「每30分鐘變換一次姿勢」、「平常利用平衡球鍛鍊骨盆」、

「強化腹肌等支撐腰部的肌肉」等方法，都可以有效預防閃腰的發生。

　　不過突然的腰痛，除了是因腰部動作不協調外，也有可能是內臟或血管問題引起的。內臟和血管都有從脊髓分支的神經（自律神經）通過，因此在傳遞疼痛訊息到大腦的過程中，會像放射痛一樣，讓人有「腰痛」的錯覺。

　　像這種時候，除了可以感受到與身體活動無關的慢性痛外，也常會伴隨發熱等症狀。如果疼痛持續，有可能不是單純的閃到腰，此時就要懷疑可能是其他疾病。

運動神經

好壞是天生的嗎？
有鍛鍊方法嗎？

在您身邊，應該有不論什麼運動都能掌握自如的人。反之，應該也有怎麼也無法進步的人。為什麼會產生這種「運動神經的差異」呢？職業運動選手可說是「運動神經佳」的代表例，他們與一般人又有什麼不同呢？

協助

柳原 大　日本東京大學綜合文化研究所教授

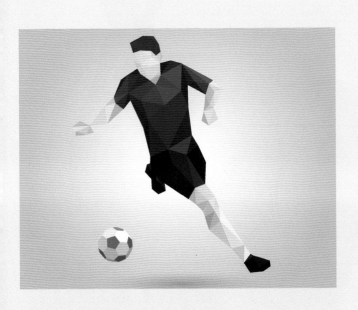

身體動作靈巧、在運動方面進步快速的人，一般都會被認為是「運動神經好」。但研究運動控制以及腦部學習、記憶機制的日本東京大學柳原大博士表示：「其實在解剖學或生理學的專業用語裡沒有『運動神經』一詞，但有『運動神經細胞』（運動神經元，motor neuron）的說法。」

被稱為運動神經元的細胞，確實看似與「運動神經」有所關聯，但其實運動神經元只是將腦部指令經由脊髓傳達給肌肉的通道而已，其機能與身體動作的靈巧度或運動進步的速度並無直接關係。一般認為與運動神經有關的部分為大腦的三個區域以及小腦（請參考次頁插圖）。

靈巧度來自小腦

在足球或籃球比賽中，必須靈巧地運球與對手交鋒。對於像這類需要高明調整姿勢、並且協調運用眼睛及手腳的複雜運動，就屬「小腦」的作用最為重要。

人類藉由腦部對身體各部位肌肉發出訊號，才能進行各式各樣的動作。對肌肉發送訊號的是大腦中稱為初級運動皮質（primary motor cortex）的區域。若把這裡比喻為「執行者」，則小腦就像是「參謀」，負責分類（安排）要傳送給複數肌肉的訊號。小腦除了與初級運動皮質互相聯絡之外，同時也與擔任「司令官」的額葉聯合區（frontal association area）以及擔任「偵察官」的運動前

區（premotor area）互相合作。柳原博士表示：「小腦中有許多內建好的程式。能配合狀況之變化發揮程式功能，以及能迅速精密調整程式的人，就是一般所說的『運動神經好』」。

沒有證據顯示「運動神經是與生俱來的」

一般人都傾向認為運動神經是與生俱來的。此外，也有不少親子皆為優秀運動選手的例子。但是柳原博士卻表示：「目前尚未發現能斷定運動神經是受遺傳因素影響的證據。」因此運動神經的好壞，其實「成長環境」會比「先天因素」具有更大

的影響。

雖然與運動相關的腦部結構及機能有個體上的差異，但那是從幼兒至國高中為止的發育期間，一點一滴緩慢成長變化的。換句話說，之所以會有這類「親子皆為運動好手」誕生的最大原因，是因為孩子在這段腦部成長期間，是處於能接觸運動環境的緣故。此外，至少在神經科學領域中，對於幾歲左右是提升運動神經之最佳年齡這一點並沒有定論。

可提高對「誤差」的意識

根據小腦的機制，也能夠說明「為何剛開始學習

掌握「運動神經好壞」關鍵的腦區

本圖顯示的是與運動神經好壞相關之三個大腦區域（額葉聯合區、運動前區、初級運動皮質）以及小腦的位置。小腦中建有某種程式，該程式為一種「為進行某項運動而對必要之肌肉傳遞訊號的分類方法」，小腦會與大腦中的三個區域共同合作執行上述程式。小腦機能的主角是「普金斯細胞」，它會分別透過平行纖維（parallel fiber）及攀爬纖維（climbing fiber）來接收與改變程式有關的訊號。

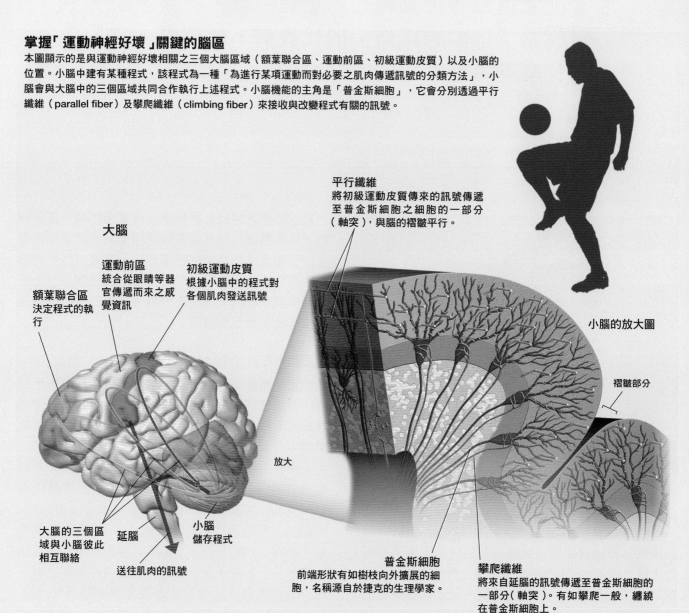

平行纖維
將初級運動皮質傳來的訊號傳遞至普金斯細胞之細胞的一部分（軸突），與腦的褶皺平行。

大腦

運動前區
統合從眼睛等器官傳遞而來之感覺資訊

初級運動皮質
根據小腦中的程式對各個肌肉發送訊號

額葉聯合區
決定程式的執行

小腦的放大圖

褶皺部分

放大

大腦的三個區域與小腦彼此相互聯絡

延腦

小腦
儲存程式

送往肌肉的訊號

普金斯細胞
前端形狀有如樹枝向外擴展的細胞，名稱源自於捷克的生理學家。

攀爬纖維
將來自延腦的訊號傳遞至普金斯細胞的一部分（軸突）。有如攀爬一般，纏繞在普金斯細胞上。

初學者的「多餘訊號」太多？

運動初學者（左圖）小腦中的普金斯細胞，具有許多傳遞來自大腦訊號的突觸（連接部位），而熟練者（右圖）傳遞訊號的突觸則只有最少所需量。據推測，這是因為通知「動作誤差」的訊號從延腦傳遞至普金斯細胞後，結果有部分突觸在之後變得難以傳遞訊號所致。

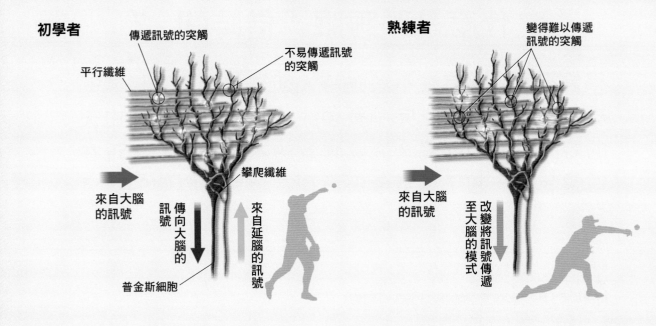

一項運動時，動作會顯得僵硬」的原因。

　　小腦中存在著大量前端形狀有如向外擴展之樹枝的「普金斯細胞」（Purkinje cell）（請參考上面插圖）。普金斯細胞利用位於展開的樹枝上，總數超過10萬個稱為「突觸」（synapse）的連接部位，來接收大腦初級運動皮質所發出的訊號。然後再重新將訊號發送至大腦及脊髓。

　　當普金斯細胞利用大量突觸接收訊號時，會使不必要的肌肉產生動作，這被認為是導致動作僵硬的原因（上面左圖），這個情形會在剛開始學習時發生。另一方面，一般推測隨著運動愈來愈得心應手，不輕易使訊號通過的突觸就會增加（上面右圖）。此即表示身體藉由嚴格地挑選突觸，以實現流暢的動作。

　　為了進行突觸的嚴格挑選，與預期目標產生誤差時被送往普金斯細胞的訊號被視為是不可或缺的。所謂誤差，以棒球投手來舉例，就好比「瞄準正中央投出的球卻偏高」這種狀況。這時若能察覺動作的誤差，一般認為就能促進突觸的嚴格挑選。柳原博士表示：「能否意識到即使只是毫米單位的動作

誤差，可能就是頂級運動員與普通人之間『運動神經』的差別。」

　　誤差產生時，對普金斯細胞傳送訊號之路線若不經常使用，就有退化的可能性。此即表示，勤於練習在神經科學上亦是具有意義的。此外，拍攝動作後讓本人觀看，使本人能客觀認識自己的動作誤差之指導，亦對提升運動能力有所助益。

在久違的運動前應進行腦部細微調整

　　您曾有過「曾經很熟練的運動，隔了數年再次進行時，身體卻無法跟上」的經驗嗎？引起這個現象的主要原因，是肌肉萎縮以及腦部與身體（肌肉）之間產生不協調的緣故。柳原博士說明：「這就好比使用F1賽車的程式（腦）來駕駛小型車（身體），是因為使用了不適合身體的程式之緣故。」

　　要在運動會上進行久違了的親子競技等運動之前，請事先利用使出全力的30%、70%及100%奔跑等方法，確認使出何種程度的力氣，能使身體運動到什麼程度。如此一來，腦中的程式應該會進行微調整，使得腦與身體之間的不協調性減少。　　✍

睡意

為什麼會想睡？
什麼是跟睡眠「借時間」？

相信不少人都有在不該睡時，卻被強烈睡意侵襲的經驗。為什麼在吃完午餐後或課堂上，連這種白天的時間也會想睡呢？究竟睡意的本質是什麼？現在就讓我們一起了解至今仍然存在著許多謎團的睡意祕密。

協助

柳澤正史　日本筑波大學國際統合睡眠醫科學研究機構教授

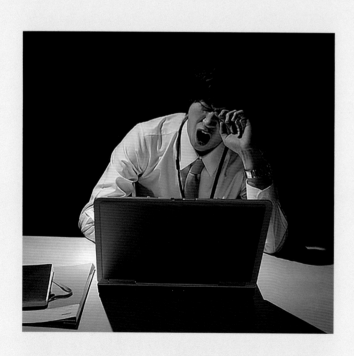

頭腦逐漸模糊，不知不覺中，意識也不知道飄蕩到哪裡去……，在開會時或課堂上，我們雖然明知道「現在絕對不能睡覺」，但卻常常無法抗拒睡意。睡意的本質究竟是什麼呢？

睡眠是不可或缺的，而睡意正是基本欲求

不論是貓、狗或人類都必須要睡覺。對動物而言，睡眠似乎是不可或缺的重要需求。在進入這麼重要的睡眠前，我們所感受到睡意，就像食慾、性慾一樣，對動物而言是不可缺少的「生理需求」。可以說當我們需要睡眠時，就會有某種機制發生作用，催促我們進入睡眠狀態。在這個時候，我們就會感覺「睡意」。

清醒和睡眠的切換開關

在攝取像咖啡等含有「咖啡因」的物質時，可以抑制睡意。這是因為咖啡因對切換清醒和睡眠的「蹺蹺板」造成了影響之故。

在大腦的「下視丘」（hypothalamus）等處存在著與睡眠有密切關係的神經細胞群（睡眠中樞）以及與覺醒有密切關係的神經細胞群（覺醒中樞）。睡眠中樞和清醒中樞就像蹺蹺板一樣，互相「角力」，切換我們的睡眠和清醒（右頁插圖）。

目前已知有數種物質可以讓這種蹺蹺板的傾斜度發生變化。例如體內各細胞所產生，稱為「腺苷」（adenosine）的物質就會具有使蹺蹺板向睡眠側傾斜（睡眠中樞占優勢）的作用。前面提到的咖啡因，則是會妨礙腺苷的作用，因此具有抑制睡意的效果。

此外，目前也了解由下視丘所分泌，稱為「食慾素（也稱下視丘泌素）」（orexin）的物質，則會讓蹺蹺板向清醒側傾斜（覺醒中樞占優勢）。而無法製造食慾素的人，即使是白天，也可能會受到突然的強烈睡意侵襲，而發生數秒內立即睡著的睡眠障礙疾病——猝睡症（narcolepsy）。

跟睡眠「借時間」是引起睡意的原因？

腺苷和食慾素對於睡眠和覺醒的切換確實具有重要的作用，但這只不過是睡眠和睡意整體面貌中的一部分而已。像「究竟是怎樣的機制讓人變得想睡呢？」這種本質的問題，事實上，至今仍然還是不

何謂睡眠中樞和覺醒中樞？

在大腦中存在著與睡眠有密切關係，稱為睡眠中樞，以及與清醒有密切關係，稱為覺醒中樞的區域（右圖）。再者，睡眠中樞和覺醒中樞因彼此抑制，所以有優劣勢交替的情形（下圖）。

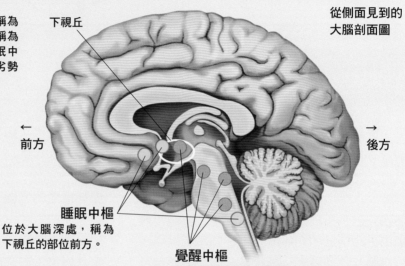

從側面見到的大腦剖面圖

下視丘
← 前方
→ 後方

睡眠中樞
位於大腦深處，稱為下視丘的部位前方。

覺醒中樞
位於下視丘後方和腦幹（brain stem）等處。

覺醒中樞占優勢的狀態
我們清醒時是覺醒中樞占優勢的狀態。覺醒中樞會受食慾素等物質的影響而活化起來。覺醒中樞在將清醒訊號傳到大腦各處的同時，也抑制了睡眠中樞的作用。

睡眠中樞占優勢的狀態
我們睡覺時就變成睡眠中樞占優勢。當睡眠中樞接收到腺苷等物質時，就會開始活躍。由於睡眠中樞抑制了覺醒中樞的作用，因此清醒訊號無法被送到大腦各處。

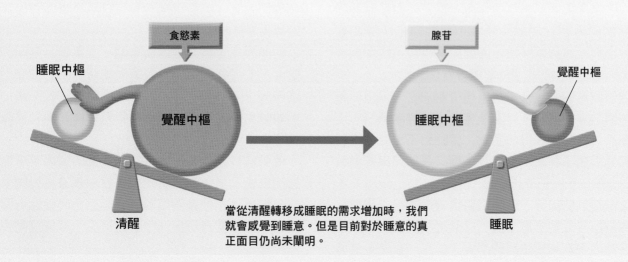

食慾素　睡眠中樞　覺醒中樞　清醒
腺苷　睡眠中樞　覺醒中樞　睡眠

當從清醒轉移成睡眠的需求增加時，我們就會感覺到睡意。但是目前對於睡意的真正面目仍尚未闡明。

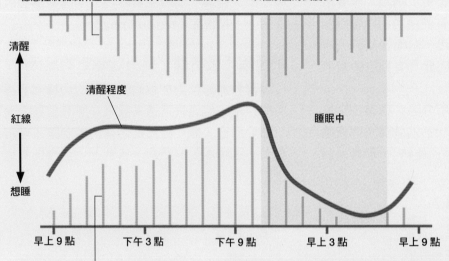

穩態控制機制所產生的睡眠欲求強度（睡眠負債）。以柱狀圖的長度表示。

左右睡意的兩個 調節機制

以橘色條柱的長度代表由穩態控制機制所產生的睡眠欲求強度。在清醒時，它的強度逐漸變強。以藍色條柱的長度代表畫夜節律控制機制所產生的覺醒訊號強度。從早上6點左右開始逐漸增強，到了下午9點左右是最強的時候，之後急速變弱而逐漸變得想睡。清醒的程度取決於兩者的調節效果（紅線）。

清醒

清醒程度

紅線

想睡

睡眠中

早上9點　　下午3點　　下午9點　　早上3點　　早上9點

畫夜節律控制機制所產生的覺醒訊號強度，以柱狀圖的長度表示。

太清楚。

基本上，睡意強度的調節（清醒和睡眠的切換）是靠「畫夜節律控制」（circadian control）和「穩態控制」（homeostatic control）這兩種調節機制的作用。

畫夜節律控制是指根據生理時鐘自動以約24小時的週期調節生命活動的功能。我們一到早上就會醒來，一到夜晚就會想睡覺，這也是受到畫夜節律控制的影響。而午後會想睡覺是因為受到畫夜節律控制的影響，使得從午後到傍晚4點左右，覺醒中樞的活動有稍微變弱的傾向。

另一方面，睡眠的穩態控制是指當睡眠不足時，會讓人產生要睡覺念頭的作用。熬夜時會感到強烈睡意的原因就在於此。睡眠不足的部分（睡眠負債）也只能靠睡眠解決，因此如果持續清醒狀態的話，則穩態控制的作用就會顯得越來越強。

雖然睡意的強度是由這兩種機制決定，但這並無法闡明睡意的本質。特別是有關穩態控制部分，還存在著許多謎團。換句話說，當睡眠不足時，在體內究竟發生了什麼？而具體上這又是如何與睡意發生關連的？至今仍尚未闡明。

之前提到的腺苷，是睡眠負債實體（經由穩態控制機制所產生的睡意本質）的候選物質之一。腺苷是在體內各細胞所生成的物質，如果一直處於清醒狀態中，則腦內的腺苷濃度也會逐漸增加。不過現在科學家也了解，並非只是腺苷就能調節睡意（請參考右頁專欄）。

另一方面，也有說法表示睡意的實質本體並非像腺苷這類的物質，而是大腦神經的變化。腦神經細胞彼此連結在一起，形成複雜的網路，而該連結點即稱為「突觸」。當一直處於清醒狀態時，會使突觸數量增加；而睡眠時，就會對不需要的突觸進行清理。換句話說，持續處於清醒狀態而造成不需要的突觸過量增加，或許就是睡眠負債的實體內容。

睡眠的調控非常複雜

關於睡意，有些現象也無法只用畫夜節律控制機制和穩態控制機制來說明。

例如睡意也與心理層面有關。在單調且無聊的課堂上、或者在高速公路長途開車時，因心理受到的刺激較少，所以會導致覺醒中樞的興奮性下降，而開始產生睡意。至於餐後的睡意可能是與食慾滿足後，食慾素的分泌減少有關。

此外據表示，像在人多空氣混濁的室內，會逐漸意識模糊，是因為二氧化碳濃度和氧濃度對睡意造成的影響。其他像體溫和氣溫等也是與睡意有關的因素。看來要真正揭開睡意的真相，可能還需要一段時間。

🪐 闡明睡意的本質！在小鼠的大腦裡發現會因睡意強度之不同而有所變化的80種物質

我們每天都需要睡覺，睡眠幾乎占人生３分之１的時間，然而關於睡眠卻有許多未解之謎，「睡意的本質」即是其中之一。最近，柳澤正史教授等人的研究團隊在小鼠體內發現會隨睡意強度而發生「磷酸化」（phosphorylation）的80種蛋白質群，並將其命名為「SNIPPs」（Sleep-Need-Index-Phospho Proteins）。該項研究成果已經發表在2018年６月13日的科學期刊《Nature》上。

當我們有睡眠欲求時，亦即「睡意」累積到某種程度時，就會開啟睡眠的「開關」，進入夢鄉。然而我們對睡意的本質卻一直不太清楚。此次，柳澤教授等人終於找到了揭開睡意本質的線索。

「嗜睡小鼠」的製作是成功關鍵所在

研究可以順利發展的關鍵在於「嗜睡小鼠」的成功製作。這種特別的小鼠，因為讓其與睡眠相關的基因發生突變，所以一直處於強烈睡意狀態。以往製造這種具有強烈睡意狀態的小鼠時，只能阻礙其睡眠（斷眠），讓其處於無法睡眠狀態。但這種方法，並無法判斷小鼠腦內產生的變化是想睡還是清醒，還是因斷眠實驗而產生壓力所致。但現在只要利用嗜睡小鼠，即可解決上述問題。

柳澤教授等人準備了一種儘管長時間在睡覺，但還是一直處於睡意強烈狀態的嗜睡小鼠以及２種實施６小時斷眠的正常小鼠，然後調查牠們腦內的變化。結果發現不管哪一種，牠們腦內神經細胞中的80種蛋白質都發生了「磷酸化」。所謂磷酸化是指「磷酸基團」（phosphate group）與蛋白質分子結合的化學反應。磷酸化具有「開啟」和「關閉」生物體內蛋白質以及切換蛋白質活性「強」、「弱」的功能。此外，也已闡明磷酸化程度會隨著清醒時間變長而增長，而睡眠則會去磷酸化。柳澤教授等人，將這些可說是睡意本質的80種磷酸化蛋白質命名為「SNIPPs」。

睡意本質的「SNIPPs」集中在大腦突觸

這裡值得注意的是在這80種SNIPPs中，有69種是存在於神經細胞間的結點「突觸」中（請參考插圖）。突觸具有神經細胞間訊息傳遞的功能，在記憶和學習上扮演著重要的角色。柳澤教授表示：「當睡意增強時，SNIPPs的磷酸化就會持續進行，造成突觸功能降低，因而可能導致記憶和學習效率變差。」睡眠的存在或許就是為了解決這種功能低下的問題。柳澤教授表示：「累積１天的睡意，某一瞬間，開啟了睡眠『開關』。那麼，這種累積睡意的訊息是如何傳遞給『開關』（腦內睡眠中樞）的呢？下次的挑戰就是要闡明這種機制」。 🪐

隨著睡意增加，SNIPPs磷酸化程度會增加

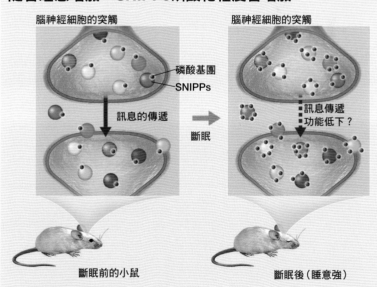

腦神經細胞的突觸　　　　　　腦神經細胞的突觸

磷酸基團
SNIPPs

訊息的傳遞　　→　　斷眠　　訊息傳遞功能低下？

斷眠前的小鼠　　　　　斷眠後（睡意強）

80種的SNIPPs，全部位於大腦神經細胞內，其中69種集中於神經細胞間的結點──突觸。柳澤教授等人推測：隨著SNIPPs磷酸化的進行，突觸傳遞訊息的功能也變得低下，以致於記憶和學習效率也變差。

鬼壓床

為什麼會動彈不得？
什麼樣的情況下會出現？

鬼壓床是一種奇妙的現象。有過鬼壓床經驗的人，大家的共通感就是身體動彈不得，感覺不應該存在的東西似乎就在自己身邊。這個現象在醫學用語上稱為「睡眠麻痺」（sleep paralysis），是睡眠中腦部的特殊作用所引起的。

協助

福田一彥　日本江戶川大學社會學院人類心理學系教授

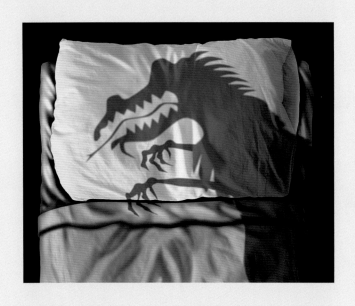

「夜裡睡覺的時候，突然身體動彈不得，雖然看得清楚房間狀況，但卻感覺有人從上面壓著自己，感覺快喘不過氣來。」

這是被視為心靈現象而常被拿來討論的「鬼壓床」體驗。這種奇妙的現象，事實上是可以用科學觀點來說明的。

約40%的人有過鬼壓床的經驗

然而到底有多少人有過鬼壓床的經驗呢？日本江戶川大學社會學院人類心理學系福田一彥教授對日本149名大學生與加拿大86名大學生進行了有關鬼壓床經驗的問卷調查，結果發現兩國都有約40%的學生有過鬼壓床的經驗。

福田教授表示：「鬼壓床其實是一種睡眠狀態。」

我們睡覺的時候都會經歷兩種睡眠階段。在開始入睡的時候，首先是腦與身體都進入深層休息狀態的「非快速動眼睡眠（NREM）」（non-rapid eye movement sleep），然後約90分鐘後，這回輪到身體仍在休息，但是大腦活動卻活躍作用的「快速動眼睡眠（REM）」（rapid eye movement sleep）。這兩種睡眠會每90分鐘交替一次。

當有睡眠方面疾病、壓力大時或者不規則睡眠週期反覆發生時，這兩種睡眠的順序就會混亂，造成例如一開始時就會進入快速動眼睡眠階段。這時在快速動眼睡眠階段經歷到的現象就稱為「睡眠麻痺」（或稱睡眠癱瘓）。鬼壓床的真相乃是睡眠麻痺。

鬼壓床體驗的症狀

- 身體不能動
- 無法發出聲音
- 恐懼感
- 感覺似乎有什麼壓在身上
- 總覺得有人或物的存在
- 幻覺、幻聽
- 感覺好像有誰在摸著自己

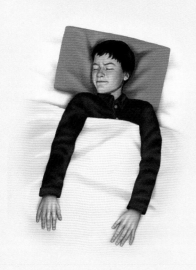

睡眠的節奏

※在圖的上方被塗成灰色的部分是快速動眼睡眠，縱軸刻度的1～4部分是非快速動眼睡眠。

普通的時候

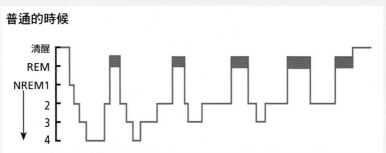

遇到鬼壓床的時候

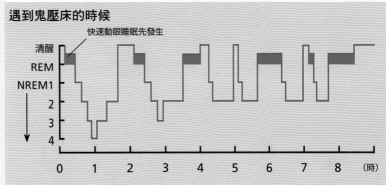

通常睡眠是從非快速動眼睡眠期開始，之後才是快速動眼睡眠期（上）。遇到鬼壓床的時候，因為睡眠節奏被打亂，所以在睡眠一開始時，就發生了快速動眼睡眠期（下）。

全部都是夢境裡發生的事情

如果鬼壓床是一種睡眠狀態，那為什麼能見到房間內的樣子呢？又會感覺不應該存在的東西似乎就在自己身邊呢？

事實上，鬼壓床體驗者所看到的東西都是自己大腦製造出的影像，換句話說就是夢的一種。像這樣可以說是鮮明夢境的經驗，在醫學用語上稱為「入睡前幻覺」（hypnagogic hallucination）。

快速動眼睡眠時，來自周圍環境的感覺訊息會被阻隔，同時位於大腦下方的「橋腦」會分泌出稱為「乙醯膽鹼」（acetylcholine）的物質，對大腦中各區域傳遞刺激訊號。這種刺激會強烈刺激到統合視覺資訊的「視覺皮質」（visual cortex）區域。由於該刺激導致憑空發生的視覺資訊形成，也就是製造出夢境（次頁插圖）。

但是在鬼壓床的時候，會比平常的快速動眼睡眠期的意識更為清楚，於是會發生許多幾乎無法被認為是夢境的鮮明體驗。

在鬼壓床時所經歷的幾乎都是令人恐懼的東西。分明就是自己製造出來的影像，但為何卻很少聽聞到鬼壓床的人有見到美麗的東西或可愛的東西等體驗呢？

事實上經過調查確認，這種傾向不只是鬼壓床的時候，整體的夢境也是如此。有關該理由，福田教授如下說明：「從快速動眼睡眠期間的大腦活動狀況來看，在杏仁核（amygdala）這個部位的血流量有增加的傾向。」杏仁核即是大腦中與恐懼情緒相關的區域。

福田教授表示：「在快速動眼睡眠期活動較為活躍的杏仁核，若與腦部其他區域合作，便會製造出恐怖的夢境。」

是誰跨乘在身上壓著你呢？

那麼，似乎有人壓在身上而讓人不能動彈的感覺又是從何而來的呢？

事實上，這種感覺是能以科學說明的。從橋腦下方的「延腦」（medulla oblongata）裡延伸出的細胞經由中間細胞，抑制了脊髓中的「前角細胞」

鬼壓床的機制 以插圖說明引發鬼壓床症狀的腦內機制。幻覺是因為包含視覺皮質在內的大腦皮質的活化作用所引起的。此外，身體無法動彈的症狀是因為脊髓的前角細胞被抑制，而使得肌肉無法動作所引起的。

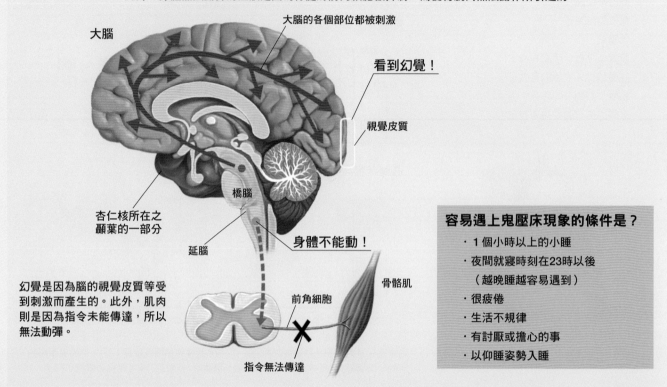

大腦的各個部位都被刺激

大腦

看到幻覺！

視覺皮質

橋腦

杏仁核所在之顳葉的一部分

延腦

身體不能動！

骨骼肌

幻覺是因為腦的視覺皮質等受到刺激而產生的。此外，肌肉則是因為指令未能傳達，所以無法動彈。

前角細胞

指令無法傳達

容易遇上鬼壓床現象的條件是？

‧1個小時以上的小睡
‧夜間就寢時刻在23時以後
　（越晚睡越容易遇到）
‧很疲倦
‧生活不規律
‧有討厭或擔心的事
‧以仰睡姿勢入睡

（anterior horn cell）的運作。前角細胞是從脊髓延伸至肌肉，負責發出動作指令的神經細胞。在鬼壓床時，身體無法動彈的原因就是因為大腦對該神經細胞發出的指令受到阻隔，而使得該神經細胞無法發出指揮肌肉的指令。

再者，在快速動眼睡眠時，呼吸會變得困難是因為使呼吸加速的交感神經和使呼吸變緩的副交感神經之間產生了小小的競爭所造成的結果。

福田教授表示：「由於鬼壓床的經歷者，在鬼壓床的時候意識很清晰，所以會想把身體不能動彈、呼吸困難等的不尋常事態找個理由。結果在說明事態時，就會出現似乎有什麼東西壓在身體上的這種鬼壓床感覺。」

注意小睡時間不要過長，也盡量不要仰睡

什麼條件容易引發鬼壓床的現象呢？福田教授舉了兩個容易引發鬼壓床的要素。

第一個是超過1小時的小睡。和一般睡眠時不同，鬼壓床的現象通常是在剛入睡，立即進入快速動眼睡眠階段時產生的。原本在快速動眼睡眠之前應該先發生非快速動眼睡眠，但這部分提早被小睡用掉了，所以到了夜晚真的要睡覺時，便會一開始就進入了快速動眼睡眠階段，於是容易出現鬼壓床的現象。

第二個是仰睡。快速動眼睡眠時，肌肉的運作會受到抑制，因此如果以側睡或坐睡的姿勢入睡，就算一開始時進入快速動眼睡眠階段，也會因無法維持姿勢而改變睡姿，這個衝擊就會妨礙快速動眼睡眠的繼續進行。

因此，如果一開始入睡即採取對肌肉負擔較少的仰睡姿勢，便無法感受到睡姿改變帶來的衝擊，於是就直接進入到快速動眼睡眠。

據福田教授的調查，第一次體驗到鬼壓床經驗的年齡，壓倒性的以10到19歲的年齡層居冠，之後則逐漸減少。這是因為生物學上的問題，還是因為每個年齡層的生活型態不同所引起的，至今仍不太清楚。

鬼壓床的這種奇妙現象可以解釋為睡眠中的大腦活動所引起的，絕對不是原因不明的現象，因此並不需要感到恐懼。

飽腹與空腹

什麼時候會感到肚子餓？
真的有另一個胃嗎？

您是否曾有在空腹時感覺焦躁不安，或在吃飽時感到昏昏欲睡的經驗呢？在空腹或飽腹時，我們的身體會發生什麼變化呢？為什麼不同食物帶來的飽足感會不同呢？本篇將介紹引發人體感到空腹及飽腹的機制。

協助

川野 仁　日本帝京平成大學健康醫學院健康營養學系教授

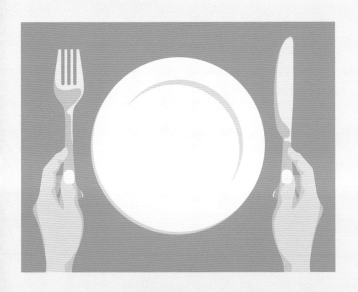

到了中午或傍晚就自然感到肚子餓，開始吃東西不久後就會感到飽足。腦部藉由神經與胃等各種器官相連，並隨時監視著各種器官的狀態。連接腦部與各種器官的神經稱為「自律神經系統」（autonomic nervous system）。空腹感及飽足感即是以藉由自律神經傳遞至腦部的資訊為基礎而產生的。

決定的關鍵在於胃部體積及血糖值

空腹感及飽足感主要是因二種機制而產生，首先重要的是胃的大小。胃會配合內部盛裝的食物量而伸縮，雖然有個體差異，但空腹時的胃部大小約是0.5公升，飽腹時則會增加到約4公升。胃的伸縮資訊會藉由連接腦部及胃部，屬於自律神經系統的「迷走神經」（vagus nerve）傳遞至腦部的「下視丘」。

產生空腹感及飽足感的另一個重要因素，是血糖值的變化。所謂血糖，乃指血液中所含的「葡萄糖」（glucose）。空腹時，每100毫升血液中會含有約100毫克的血糖。葡萄糖是因米飯及甜點等碳水化合物在體內被分解而形成。當葡萄糖在小腸被吸收後進入血液中，就會使血糖值上升。

飽足感是腦部的下視丘綜合評斷胃部大小及血糖值後產生的。不過，有時候在只有胃部裝滿，或胃部還很空，血糖值卻已上升時，也會得到飽足感。

例如，食用富含膳食纖維的食物，或喝水讓胃部膨脹的話，就會暫時感到飽腹。不過，胃部在將食物送出胃部後尺寸就會變小，飽足感也會隨之減退。

此外，若在飯前吃了一點甜食，以致於血糖值上升的話，便會難以產生食慾。血糖值在進食後15分鐘左右會開始上升，並維持2小時左右的高峰。因此就算是胃部沒有裝得很滿，飽足感還是會持續。

當胃部變空，血糖值也沒有上升時，人體應該是處於空腹狀態。不過，即使在空腹狀態下，也不是立即就會感到「肚子餓了」。各位讀者中，或許有人曾經有過經驗，因為專心娛樂或工作而忘記自己肚子餓了。事實上我們是在聞到食物味道，或看到時鐘發現是吃飯時間等，接受到與食物有關的刺激後才會開始感到空腹。

真的有另一個胃！

也有人在飯後應該已經吃飽的時候，一邊說「甜點是裝在另一個胃」，一邊又開始吃甜食。這種「另一個胃」，竟然是真的存在。

當看到甜點等讓我們覺得具有吸引力的食物時，大腦便會分泌與興奮感及快感相關的物質——多巴胺（dopamine）。多巴胺分泌時，下視丘便會透過迷走神經下達促進胃部消化的指令。這麼一來，胃部將食物送往十二指腸的運動便會變得活躍。食

空腹感及飽足感是因腦部運作而產生

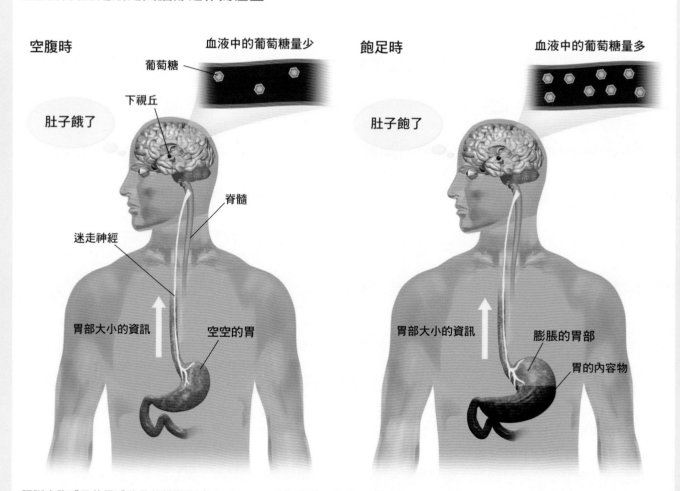

空腹時　　　　　　　　血液中的葡萄糖量少
葡萄糖
下視丘
肚子餓了
脊髓
迷走神經
胃部大小的資訊　　　空空的胃

飽足時　　　　　　　　血液中的葡萄糖量多
肚子飽了
胃部大小的資訊　　　膨脹的胃部
　　　　　　　　　　　胃的內容物

評斷空腹感及飽足感的是位於間腦（diencephalon）的「下視丘」。藉由迷走神經傳遞而來的胃部大小資訊以及血液中葡萄糖之濃度（血糖值），會在下視丘進行綜合評斷，然後產生空腹感或飽足感。

物被送出後，在胃部入口附近便會騰出相等於送出食物分量的空間（另一個胃）。

纖瘦的大胃王沒有飽足感嗎？

中午剛吃完蕎麥麵，之後又馬上想吃零食。您是否有過飽足程度因食物而不同的經驗呢？這是因為不同的食物在胃中停留的時間不同之故。一般來說食物在胃中停留的時間，米飯及麵包等碳水化合物約是 2 小時，瘦肉及魚肉等蛋白質約是 3 小時，肥肉及奶油等脂質約是 4 小時。

食物在胃中停留時間不同的原因，在於胃之後的十二指腸及小腸需要準備分解及消化食物所需的消化液之故。消化液會以胃部開始膨脹為訊號進行分泌。由於無法在短時間內大量分泌，為了讓送往各個器官的食物量不會超出消化液能負荷的量，因此胃部會調整食物的送出量。就是這個功能造成食物帶來的飽足程度不同。

偶爾有些人擁有不論怎麼吃都還是很纖瘦的體質。據研究攝食機制的日本帝京平成大學健康醫學院健康營養學系川野仁教授表示，這類型的人，胃部運送食物的功能十分活躍，食物可能沒有被充分消化吸收就排泄掉了。結果，不僅胃部立即就縮小，血糖值也沒有按照吃下肚的食物量而上升，因此難以感到飽足。

會影響情緒的飽足感及空腹感

此外，抑制飽足感及空腹感的自律神經，又分為在活動時運作的「交感神經」（sympathetic nerve）與在睡眠等放鬆時運作的「副交感神經」（parasympathetic nerve）。事實上，這種的不同，就是造成飽足感及空腹感會大大影響我們情緒的原因。

例如，您是否曾在肚子餓時不明究理地感到焦躁呢？缺乏食物是本能上會與死亡直接連結的嚴重問題。因此在空腹時，交感神經會為了促使身體亢奮以尋找食物而運作。交感神經運作時，會分泌「腎上腺素」（adrenaline），這種物質便會引發焦躁的情緒。

另一方面，在吃飽後也會突然感到睡意來襲，這是副交感神經的運作使然。副交感神經具有在進食後促使消化道活潑運作的功能。當大量血液被送往小腸等消化道時，送往大腦的血液便會不足。結果便造成腦部功能下降，進而引發睡意。　　🪐

關於空腹及飽腹的 Q & A

Q. 空腹時肚子為什麼會叫？

A. 當身體處於空腹狀態時，腸道為了迎接下一次食物的到來而將腸內清空。這時，在消化時產生的氣體也會被送出。於是肚子會因氣體的移動而發出聲音。

Q. 飯後馬上睡覺真的會容易變胖嗎？

A. 當飯後血糖值上升時，因胰島素（insulin）這種激素的運作，葡萄糖會被儲存在肌肉及脂肪細胞內。若在飯後起身活動便能夠消耗掉葡萄糖。但如果馬上就寢，葡萄糖就不會被消耗，被脂肪細胞攝取的量也會增加，因此可說結果是容易變胖。

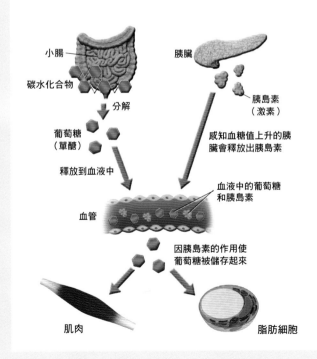

小腸
碳水化合物
胰臟
胰島素（激素）
分解
葡萄糖（單醣）
感知血糖值上升的胰臟會釋放出胰島素
釋放到血液中
血管
血液中的葡萄糖和胰島素
因胰島素的作用使葡萄糖被儲存起來
肌肉
脂肪細胞

味覺

感受甜味、苦味等
各種味道的機制是什麼？

即使已經很飽了，但最後還是忍不住吃了美味甜點。此外，各位應該也有入迷上癮的食物吧？近年來，隨著味覺機制的研究發展，也逐漸闡明了許多與味道和美味有關的問題。這裡要跟大家分享有關生活中的味覺現象外，同時也要介紹味覺研究的最新成果。

協助

島田昌一　日本大阪大學醫學研究所教授　/　伏木 亨　日本龍谷大學農學院食品營養學系教授　/

山本 隆　日本畿央大學健康科學院健康營養學系教授

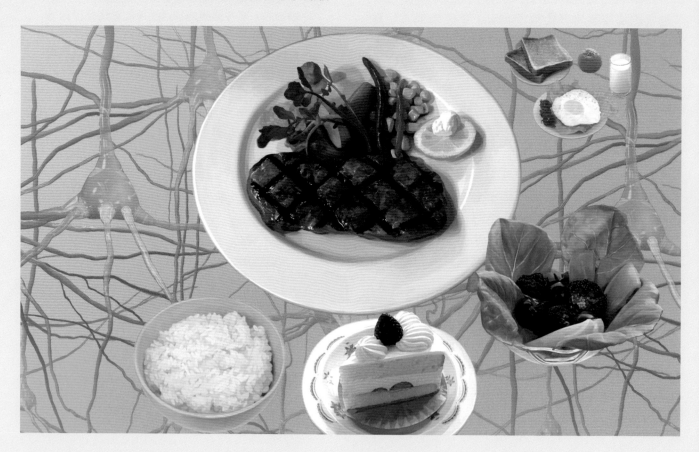

舌頭表面的味蕾位置

插圖顯示的是舌頭上可以感覺到風味物質的感測器「味蕾」的所在位置。

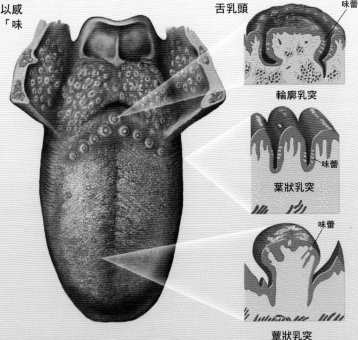

舌乳頭

味蕾

輪廓乳突

葉狀乳突

味蕾

味蕾

蕈狀乳突

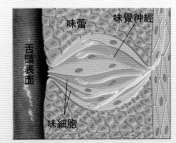

味蕾的截面圖

味蕾　　味覺神經

舌頭表面

味細胞

味覺感測器「味蕾」

舌頭表面有許多細小的突起，這就是舌乳頭。在舌乳頭中的輪廓乳突、葉狀乳突以及蕈狀乳突裡存在著味覺的感測器——味蕾。當味蕾中的味細胞末端接收到有味物質時，就會將該訊號傳送給味覺神經。此外，味蕾不只分布在舌頭，在口腔中部分的軟顎（口腔頂部的柔軟部分）和咽喉也有味蕾存在。

什麼樣的食物才是「好吃的食物」、「美味的食物」呢？大部分味覺研究者的共通認知是好吃或美味的食物基本上就是「有益身體的食物」、「身體所必需的食物」。

進食是動物生存所不可或缺的行為。判斷進入口中的食物對人體是有益、還是有害的第一道關卡就是舌頭上的味覺。可以說我們的身體演化到對於有益的食物會感覺美味可口，但對於有害的食物會感覺討厭難吃。

舌頭能感覺出五種「基本味」，亦即甜味、鮮味、鹹味、酸味以及苦味。

甜味是對應像砂糖、葡萄糖等生命能源的味道。鮮味是對應像麩胺酸（glutamic acid）和肌苷酸（inosinic acid）等與生命活動有關的重要胺基酸、核酸（nucleic acid）的味道。鹹味對應到的也是生命活動上不可或缺的礦物質「氯化鈉」（NaCl）的味道。酸味是像檸檬酸（含於柑橘類中的有機酸）等對身體有益的酸性味道，但同時也是食物腐敗的味道。至於苦味，基本上對應的是有害物質和毒物的味道。

舌頭表面長著稱為「味蕾」（taste bud）的小型味覺感測器（上面插圖），為約0.05～0.08毫米的微型組織，在顯微鏡下看起來就像是花蕾一樣，因此得名。

不只舌頭可以感知味覺

其實，除了舌頭表面有味蕾外，在部分的軟顎（口腔頂部的柔軟部分）和咽喉（喉嚨）等處也都有味蕾分布。我們常會說「喉嚨感到有XX味道」，確實，喉嚨是能感知味道的。

在味蕾的「味細胞（也稱味覺細胞）」（gustatory cell）末端，有對應基本味的「受體」，它們能夠接收對應著不同味道的物質，然後將該訊號傳遞至與味細胞相連的「味覺神經」（gustatory nerve）。該訊號最後會傳遞至大腦，於是我們就可以感覺到味道了。

只是食物的味道實際上不是僅有味細胞所能感受到的五種基本味，基本上像觸覺、咀嚼感、溫度，以及食物中的揮發性成分，在從口逸出到鼻腔時，我們所能聞到的氣味也都是非常重要的味道要素。

味覺受體分成兩種

味細胞（也稱味覺細胞）是以何種機制感受基本味的呢？從2000年前後開始，科學家陸續發現了基本味的受體，並且闡明了這些機制。

在基本味中，甜味、鮮味和苦味是由位於味細胞表面的「G蛋白耦合受體」（G protein-coupled receptor，GPCR）接收（右頁插圖）。G蛋白是細胞內重要的訊息傳導物質，當G蛋白耦合受體與特定分子（例如甜味的話，是葡萄糖分子等）結合後，會激活G蛋白，最後將該訊息傳遞至味覺神經。

研究味覺受體的島田昌一教授表示：「視覺的光線、嗅覺的分子也是由G蛋白偶合受體接收，這些受體都有共同的結構性。味覺、嗅覺、視覺等受體，應該是在演化過程中，從共同的「祖先」分支出來的。」

而鹹味和酸味則是由「離子通道型受體」（ion-channel-linked receptor）接收。所謂的離子通道就像是氫離子（H^+，酸味的來源）和鈉離子（Na^+，鹹味的來源）這些離子進出細胞的關卡。這些離子就是經由離子通道，最後將訊息傳遞到味覺神經。

不同動物對甜味的感覺也不一樣

從這裡開始，我們將介紹口感的味覺機制以及從中闡明蘊含在食物中的奧妙。

融化的冰淇淋會讓人覺得非常甜，這是因為比起冰凍時，味細胞的甜味感受性較高之故。

從透過G蛋白耦合受體接收甜味，到將訊息傳遞給神經為止，會產生各種化學反應。由於這些連鎖反應基本上是隨著溫度升高，反應性增強，因此一般認為隨著溫度的上升，甜味的感受性也會增強。

甜味受體是由「T1R2」和「T1R3」這兩種蛋白質共同組成的。不過據表示，應該還存在著其他種類的甜味受體。

即使是哺乳類，每種動物對甜味的感受度也有所差異。之所以會造成這種差異是因為甜味受體的結構不同。例如，人類會感覺人工甜味劑阿斯巴甜（aspartame）是甜的，但老鼠卻不覺得甜，這是因為老鼠的甜味受體對阿斯巴甜沒有反應。

在2005年有研究報告指出，貓不喜歡甜食的原因是因為T1R2基因發生變異所造成的結果。這或許是變成肉食性的貓科動物，在演化過程中，對甜味的需求逐漸降低之故。

綜合高湯的鮮味祕密是什麼呢？

鮮味受體是由「T1R1」和「T1R3」這兩種蛋白質結合形成的。其中「T1R3」是與甜味受體共通的蛋白質。不過除此之外，也有研究報告表示還有其他數種鮮味候選受體。

實際上，鮮味是到近期才被納入基本味的成員。直到近期前，歐美並不承認鮮味為一種基礎味道。與歐美各國相比，一般來說，包含日本在內的亞洲各國，認為鮮味的重要性很高，而日本從很早開始就已經在研究鮮味了。

從昆布或柴魚片萃取出的高湯精華就是鮮味的成分，這對日本人而言可說是不可或缺的味道。1908年，池田菊苗博士發現造成昆布高湯的美味成分，就是一種胺基酸「麩胺酸」的化合物（鹽），並將其命名為「鮮味」。接著在2000年，發現了鮮味受體。現在，鮮味已經成為國際上承認的一種基本味，英語則稱為「umami」。

在和食中，會使用從昆布和柴魚片萃取出的「綜合高湯」。這是因為經驗告訴大家，與其分別使用，兩者綜合的話，更會增添鮮味。昆布中的麩胺酸和柴魚中的肌苷酸都是代表性的鮮味物質，比起個別單獨存在，兩者混合後的鮮味明顯增強。雖然這種相乘效果的機制尚未完全闡明，但原因有可能是這種相乘讓鮮味受體感受性增強。

人對苦味的感受性可能會相差1萬倍

甜味和鮮味的受體種類只有數種，相對於此，苦味受體的種類，在人體上至少就有26種。苦味原本就是對應毒物的味道。毒物分子的結構比起甜味和鮮味的物質更是多種多樣。在演化過程中，苦味受體的多樣化有助於我們老祖先的生存。

對於苦味的感受性，每個人的差異很大。有項苦味調查實驗是請受測者舔含有苦味物質的紙片，並請他們感覺大概多少濃度開始，他們會覺得有苦味。結果對於苦味物質，感覺有苦味的最低濃度，每個人都不一樣，相差可達1000倍～1萬倍。

島田教授等人在2001年，對50名成人進行形成苦味受體的基因鹼基序列調查。結果在不同人身上的某些苦味受體中，發現了4個受體結構（胺基酸序列）改變的基因突變。島田教授表示：「與普通基因相比，這個突變比例非常高。」

島田教授認為像這種受體結構的個體差異，導致了每個人對苦味的感覺程度會有所不同。

「在討厭吃青菜的人中，應該有人是對苦味非常敏感。『為了營養』，於是強迫他們吃青菜，似乎有點殘酷。」（島田教授）

醋會特別酸是受體特性使然

鹹味是由鈉離子通過稱為「ENaC」的離子通道型受體而獲得的。除了鈉離子之外，ENaC離子通道型受體也會讓相同的鹼金屬（alkali metal）「鋰離子」（Li$^+$）通過。氯化鋰也有鹹味，一般認為這應該是與ENaC的參與有關。

另一方面，雖然鉀離子（K$^+$）也有鹹味，但它卻無法通過ENaC。所以有科學家認為，除了ENaC之外，應該也有其他鹹味受體存在。

酸味則是由氫離子通過離子通道型受體或是透過與氫離子的作用而獲得。目前為止已發現了數種酸味受體（ASIC2、HCN1/4、PKD2L1、PKD1L3、K2P等），其中「ASIC2」是由島田教授等人於1998年發現的。

醋的主要成分是醋酸（有機酸），與鹽酸這類無機酸相比，即使是在同樣的氫離子濃度（pH）下，醋酸的酸味要比鹽酸強。因此酸味的強弱，不能只單純的用pH值來說明。

經實驗證明，比起鹽酸，ASIC2、PKD2L1、PKD1L3離子通道對醋酸和檸檬酸的反應較強。科學家認為這些離子通道的特性是造成有機酸酸味較強的原因之一。

發生味覺障礙時，大多數情形是全部味覺都會同

味覺受體的機制

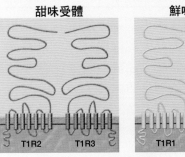

位於味細胞（味覺細胞）表面的味覺受體在接收味道分子或離子後，最後會釋放出神經傳遞物質。當味覺神經接收到神經傳遞物質後，便會向大腦傳送訊號。

基本味的受體結構

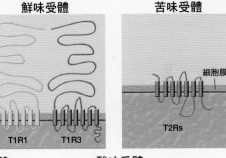

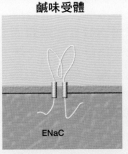
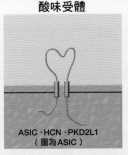

上面三種是G蛋白耦合受體，構成G蛋白耦合味覺受體的蛋白質具有共通的結構特色，就是穿越細胞膜（跨膜）7次。下面兩種是離子通道型受體。

時發生問題。例如像只有酸味功能下降，其他味覺正常的這種特殊味覺障礙情形是非常稀少的。正因如此，所以要確定出這些受體是不是真的就是酸味受體，其實是一件非常困難的事。近年來，在美國，就有出現僅酸味功能低下的味覺障礙報告。據報告指出，這些患者的味蕾上，ASIC1、ASIC2、ASIC3、PKD2L1、PKD1L3等酸味受體都已經消失了。

為什麼辣椒的辣味很難消除？

除了五種基本味外，還有被一般人視為「味感」的東西，例如辣味。嚴格來說，辣味本來不是指味道，而是疼痛或熱。辣味與基本味不同，是由「三叉神經」（trigeminal nerve）傳遞的。三叉神經是傳導痛覺和溫覺等的神經。

科學家在三叉神經末梢，發現了可與辣椒的辛辣物質「辣椒素」（capsaicin）結合的受體。這種受體原本是溫度感測器，但也會與辣椒素結合。而該訊息最終傳送到大腦後，大腦會把這個訊息辨識為辣味。在英語中的辣，是以代表「熱」的「hot」字來表現，這可以說是吻合科學的適當表現。

辣椒的辛辣味道，通常是在入口一下下之後才感受到。這是因為辣椒素是從舌頭表面向內部滲透到達三叉神經末梢的，所以需要些微時間。由於會感覺到辛辣味時，表示辣椒素已經滲透到舌頭內部，所以即使用水漱口也無法使這種辛辣味消除。

油脂利用腦內物質讓人感覺更美味

油脂，亦即脂肪的味道也不是基本味。鮪魚肚或霜降肉的美味就是油脂的美味。拉麵就是鮮味和油脂組合的代表性食物，而蛋糕則是甜味和油脂（乳脂肪）組合的代表性甜點。不論是哪一種，都因為油脂的存在而使得它們比單純的鮮味或甜味，更為美味可口，也讓人更容易上癮。

研究油脂美味的日本龍谷大學伏木亨教授表示：「純淨的油脂是既無味道又無氣味的，但含了油脂味的食物確實比較好吃。這是非常奇妙的！」據表示，食用油具有的風味（味道和氣味）是雜質和脂肪氧化之結果的風味。

目前為止，科學家認為是因為油脂可以影響我們

對食物的觸感，進而提升食物的美味程度。但是伏木教授認為僅是這樣，並無法說明油脂的美味，於是致力於研究舌上的油脂味覺。

在1996年，伏木教授等人於味蕾的味細胞末端發現了被認為是脂肪受體的「CD36」蛋白質。接著又於2007年，在味蕾的味細胞末端發現了之前於小腸等處所發現的「GRP120」蛋白質。不過，不論哪一個受體候選蛋白質都無法與食用油的主要成分「三酸甘油酯」（triacylglyceride，TAG）相結合，而是與三酸甘油酯在脂酶（lipase）這種消化酵素作用下分解生成的脂肪酸結合。伏木教授認為：「在人體口腔內脂酶的分泌並不多，因此人體所接受的少量脂肪酸是透過分解食物中的三酸甘油酯而來的。」

伏木教授利用實驗老鼠進行了數種動物實驗，結果闡明老鼠也會對油脂食物上癮。例如在實驗中，讓老鼠練習壓桿以取得食物，隨著反覆的實驗，老鼠為了取得食物就會增加壓桿的次數（老鼠壓桿實驗）。從老鼠為了這個食物，可以不放棄地一直壓桿的次數，即可以評斷出老鼠對該食物的「上癮程度」。

根據伏木教授的實驗，老鼠對含糖10％的糖水，大概壓桿到50次即放棄，但對於100％的玉米胚芽油，則是壓桿100次以上。這顯示老鼠對玉米胚芽油已經有強烈成癮的現象。

在之後的研究中，更發現在老鼠用舌頭舔食到油後，β腦內啡（beta-endorphin）的前驅物質（亦即最後會變成β腦內啡的物質）在腦內有增加的傾向。此外經證實，在β腦內啡之前，一種稱為多巴胺的物質也從神經末梢釋放出來。多巴胺與成癮有關，是一種會帶來「渴望」欲求的物質。

伏木教授表示：「油脂如果搭配其他食物一起食用會更美味。當油脂被舌頭接受時，會激發多巴胺產生想要更多的期待感，並且β腦內啡也會產生美味的這種幸福快感。以致於油脂與其他食物搭配在一起食用時會美味倍增。這也是即使油脂無味無臭，但卻會讓人覺得美味而上癮的原因。」

另一個胃的真相，就是胃部會騰出空間

我們從油脂的例子，就可以知道腦內物質對味覺而言具有重要的作用。

味覺與大腦的功能

這裡彙整了味覺傳往大腦的傳遞路徑與各部位的主要功能。

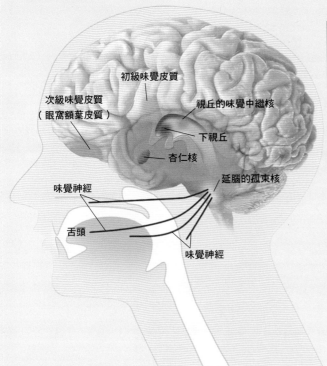

味覺的傳遞路徑

味覺神經 ─ 延腦的孤束核 ─ 視丘 ─ 初級味覺皮質 ─ 次級味覺皮質 ─ 杏仁核 ─ 下視丘

延腦的孤束核	接收來自舌頭、軟顎、咽喉等的味覺資訊。將該資訊送往上位腦，引發唾液分泌，對苦味的表情變化等反射性動作的發生。
視丘的味覺中繼核	接收來自孤束核的味覺資訊，並將該資訊送往初級味覺皮質。
初級味覺皮質	分析甜味、苦味等味道的性質。不論空腹或飽腹，都是呈現相同的活動性。
次級味覺皮質	除了味覺之外，也加入嗅覺、視覺等資訊，並統合這些資訊，然後對正在進食的食物，包含哪種食物、好吃還是難吃等進行判斷。飽腹時，活動性下降。
杏仁核	對食物進行快感、不快感等的價值判斷等。也與對食物的喜好或厭惡感受的學習有關。
下視丘	具有餓覺中樞（亦稱攝食中樞）和飽食中樞。

相信有很多人對於甜點都沒有抵抗力。即使已經吃很飽了，也認為自己「已經吃不下了」，但只要美味可口的蛋糕一出來，還是很有胃口地開始食用。這就是所謂的「另一個胃」（或稱裝甜點的胃）。腦內物質在這種現象中，也扮演著非常重要的角色。

日本畿央大學健康科學院的山本隆教授等人，在2002年經由實驗闡明了另一個胃的產生機制。關鍵就在腦內「下視丘」這個區域所分泌的食慾促進物質「食慾素」。喜歡吃甜食的人，只要看到甜點，腦內就會分泌食慾素。這是因為食慾素會促進吃甜點的慾望。

將食慾素注入大鼠的腦室內，數分鐘後，大鼠胃部十二指腸附近的部分，便會開始收縮，而接近胃部食道的部位則會鬆弛。換句話說，胃內的食物被推送到十二指腸，而透過讓胃部入口肌肉鬆弛，製造出能容納新食物的空間。這就是所謂另一個胃的真相。

山本教授還對食物的好惡進行了一項有趣的研究。據山本教授所進行的問卷調查結果顯示，不喜歡該食物的原因中，約有3分之1是「餐後的不快感」。即使在動物實驗中，也發現如果在攝取某種食物後，注入會造成消化道不舒服感覺的藥物時，則原本喜歡的食物也會一下子就變成不喜歡。這種現象稱為「味覺嫌惡學習」（taste aversion learning）。

山本教授表示：「在癌症放射線治療之後，會感覺噁心，這可能也會導致在治療前不喜歡進食。其實這也是一種味覺嫌惡學習現象。」像這種喜好及厭惡也與腦內物質有密切的關連。期待今後的研究發展。

雖然味覺的機制在近年急速闡明，但其實仍有許多未解之謎。期望今後與美味飲食和健康生活有關的味覺研究能有更進一步的進展。

2 想與您分享！

協助　北 一郎／坪田一男／川本 潔／飯田 誠／近藤健二／大植祥弘／榎本 裕／大毛宏喜／
田中 勝／川手浩史／中井誠一／永島 計／菅屋潤壹／橫關博雄

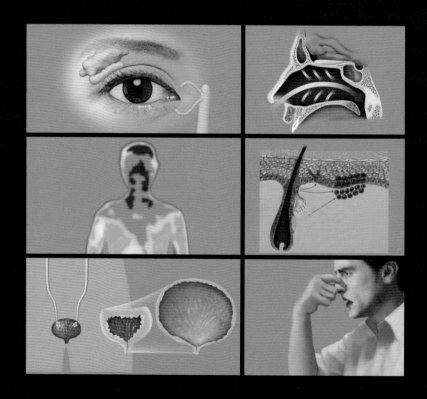

身體機制的「？」

每個人日常生活中都會發生排尿、放屁以及出汗等生理現象，並且有時也會突然出現暈眩、打嗝、中暑等症狀。這些現象究竟是因何種機制產生的呢？

　　即使大家很熟悉這些現象，但仍然有很多人無法清楚地說明與它們相關的身體機制。如果您能事先明瞭Part2所要介紹的身體機制，當大家討論到這個議題時，或許您就可以很快進入狀況，與大家熱烈交談。

打哈欠	放屁
眼淚	痣
眼瞼	燒燙傷
鼻水和鼻塞	中暑
鼻血	體溫
打嗝	出汗
尿	

打哈欠

打哈欠的作用是什麼？
為什麼會傳染？

在無趣的課堂和會議中，我們常會不自覺的「打哈欠」（也叫打呵欠）。引發打哈欠的「誘因」究竟是什麼呢？打哈欠對身體又有什麼好處呢？為什麼當看到別人打哈欠時，自己也會打起哈欠呢？

協助

北 一郎　日本東京都立大學人類健康科學研究所
　　　　健康促進科學領域教授

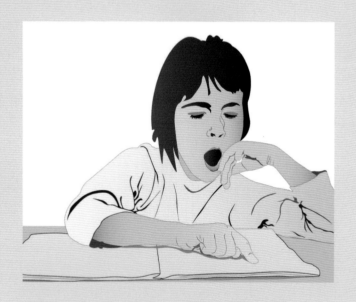

我們在打哈欠時，往往會張大嘴巴深吸一口氣後再將氣體呼出。而和單純深呼吸的不同之處，在於打哈欠沒有意識性。

在打哈欠時會流眼淚，臉部和全身肌肉也會產生反應，隨之伸展開來。當臉部肌肉拉張所產生的刺激，傳遞到大腦時，就會讓大腦變得清醒。

也就是說，打哈欠多少可以起到清醒頭腦的作用。這也是單純深呼吸所沒有的，而為打哈欠所特有的效果。

打哈欠的原因真的是「氧氣不足」？

引起打哈欠的誘因是什麼呢？有一種說法是「室內氧氣不足，空氣流通不好，所以才會導致打哈欠」。這種說法是正確的嗎？

在日本東京都立大學，專業領域為呼吸科學並研究哈欠機制的北一郎教授做了如下說明。

「腦溢血或貧血等，具有腦內血液循環問題的患者比較會常打哈欠。此外，經由動物實驗也證明當哈欠的中樞，亦即位於大腦下視丘的『室旁核』（paraventricular nucleus，也稱旁室核）處於缺氧狀態時，便會誘發打哈欠。由此證實，腦內氧氣不足，的確是打哈欠的誘因之一。」

不過，雖然「腦內氧氣不足」會引發打哈欠，但並不代表「室內氧氣不足」也是引發打哈欠的誘因。有報告顯示，不管是室內氧氣濃度下降或是二氧化碳濃度升高，並不會改變打哈欠的頻

打哈欠的誘因為何？

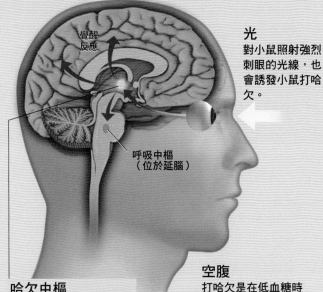

大腦缺氧、局部缺血
腦內氧氣不足或血液循環發生障礙時，便會誘發打哈欠。

覺醒反應

呼吸中樞
（位於延腦）

光
對小鼠照射強烈刺眼的光線，也會誘發小鼠打哈欠。

哈欠中樞
（下視丘的室旁核）
經由動物實驗得知，刺激下視丘的室旁核可以誘發打哈欠。這裡也是應對肉體疼痛和心理壓力的應答中樞。

空腹
打哈欠是在低血糖時可見到的症狀。

暈車、暈船等
誠如許多人所說的：「打哈欠是暈車、暈船的訊號。」打哈欠是在暈車、暈船時可見到的症狀。

打哈欠時，身體會產生什麼反應？

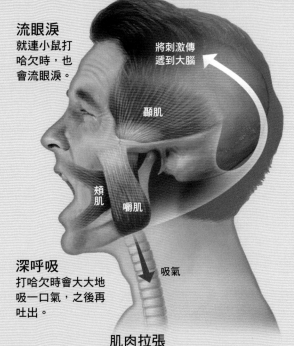

大腦覺醒
主要是顏面的肌肉運動刺激覺醒中樞（腦幹網狀系統），使大腦清醒。也可不經由肌肉運動，而由室旁核直接刺激覺醒中樞。

流眼淚
就連小鼠打哈欠時，也會流眼淚。

將刺激傳遞到大腦

顳肌

頰肌

嚼肌

深呼吸
打哈欠時會大大地吸一口氣，之後再吐出。

吸氣

肌肉拉張
打哈欠時，會強烈拉張位於臉頰的「嚼肌」（masseter muscle，或稱咬肌）等肌肉。打哈欠有時也會帶來全身肢體「伸展」。

（左）哈欠中樞——室旁核的位置和引發打哈欠的各種要因。本圖也表現出了從室旁核往大腦及呼吸中樞等的命令途徑。
（右）打哈欠時身體所產生的各種反應。除此，打哈欠會使自律神經功能活躍，有時也會造成小鼠等動物的陰莖產生勃起反應。

率。北教授表示，實際上打一次哈欠就要使血液中氧氣不足的情形完全改善是不太可能的。

「與其說打哈欠的作用是在吸取氧氣，還不如說是反應大腦的不適，刺激大腦清醒。」（北教授）

打哈欠的作用是「向大腦發出警訊」？

想必各位都有類似的經驗，就是當馬上要上場面對眾人發表演說等緊張狀態下，會不由自主的打哈欠。此外，像即將要上場比賽的運動選手或者快要進行演奏的音樂家等，多數也都會在「關鍵」場合前打哈欠。

實際上，身為哈欠中樞的室旁核也是應對心理壓力和肉體疼痛的應答中樞。在以小鼠為對象的實驗中，發現只要對小鼠照射強烈的刺眼光線或造成牠肉體的疼痛，都可以誘發小鼠打哈欠。

北教授表示：「從室旁核也是壓力的應答中樞來看，在緊張的情況下會打哈欠，也就不讓人覺得特別奇怪了！」暈車、暈船或者空腹時會打哈欠的現象也可以用室旁核的作用來解釋。

「就算再怎麼想睡，也不能在上課或開會中真的睡著，所以打哈欠或許是一種警報裝置，提醒

大腦要保持清醒狀態。」

只有人類會打哈欠嗎？

以進化論聞名於世的英國科學家達爾文（Charles Darwin，1809～1882），在1838年的筆記上留下了這樣的記載：「狗、馬和人都會打哈欠。當我看到這種現象時，讓我覺得所有的動物都是在同一基礎上構成的。」有飼養貓狗的人，平常應該也經常看到貓狗打哈欠吧！

實際上不只是哺乳動物，經過觀察，發現爬蟲類和鳥類也會打哈欠。再者，經由最近超音波的診斷，也已證實孕婦腹中的胎兒也會頻繁地打哈欠。

北教授說：「不論是爬蟲類、鳥類或人類的胎兒都具有哈欠中樞所在的下視丘。我認為這在思考大腦結構的演化與打哈欠之間的關係上，提供了一個有趣的事實。」

為什麼打哈欠會傳染？

相信大家都有相同的經驗，就是當我們看到別人在打哈欠，有時也會不由自主的打起哈欠來。

大家都知道打哈欠會傳染。有調查結果表示，發現打哈欠會傳染的現象主要是發生在大人身上，幼兒比較不會受到傳染。再者，也有報告顯示，具有自閉傾向的孩童和患有思覺失調症的患者也比較不容易受到打哈欠的傳染。據表示，多數學者認為打哈欠會傳染可能是與「共鳴」這種內心機制有關。

近年來也有報告指出，當人類頻打哈欠時，黑猩猩和狗也都會受到傳染。有飼養動物的讀者不妨可以實驗看看，是否飼主打哈欠時，寵物也會受到傳染而跟著打起哈欠來。

如果過於頻繁，最好還是赴醫就診

在人前打哈欠，有時會給人不好的印象。那麼又有什麼方法可以預防打哈欠呢？

北教授表示：「利用其他方法取代打哈欠帶給腦部的刺激，或許就可以減少打哈欠的次數。例如有種說法是『用舌頭舔上唇，就可以馬上不打哈欠』，這個方法可能有它一定的效果存在。」

打哈欠也可能是腦部疾病或睡眠呼吸中止症（sleep apnea syndrome）等某些疾病的症狀。如果打哈欠過於頻繁，為了安心起見，建議最好去胸腔內科等就診。

正在打哈欠的動物們

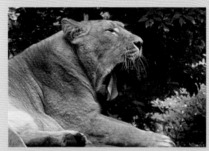

獅子

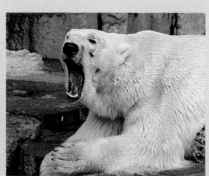

北極熊

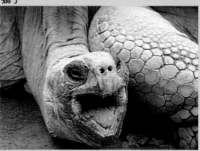

象龜

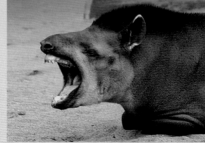

美洲貘

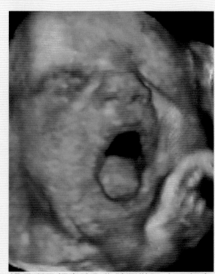

腹中的胎兒也會打哈欠！

這是利用超音波影像診斷裝置（4D超音波）拍攝到的人體胎兒打哈欠影像。

眼淚

為什麼會流眼淚？
「眼睛疲勞」是因為淚液不足？

人在傷心、高興、切洋蔥等各種不同時候都會流眼淚。人為什麼會流眼淚呢？是否流淚的原因不同，淚液所含的成分也會不同？再者，為什麼哭過後，心情會變得比較舒坦呢？而眼睛疲勞似乎也與淚液有關。

協助

坪田一男　日本慶應義塾大學醫學院教授

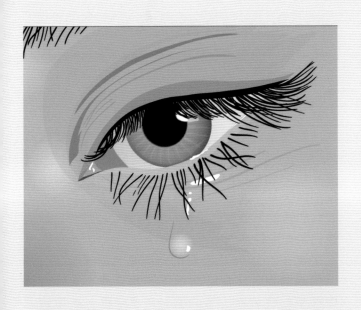

提到眼淚時，一般的印象大多認為這是在哭泣時才會產生的。其實我們的眼睛經常被淚液覆蓋著。眼淚存在於眼睛表面，由「油脂層」（lipid layer）、「水液層」（aqueous layer）、「黏液層」（mucus layer）等三層結構組成。

中間的水液層占眼淚成分的90%。哭泣時之所以流出眼淚，正是因為水液層的淚液大量分泌之故；而外側的油脂層係一層油狀薄膜，可防止淚液中的水分蒸發；至於內側的黏液層則是由一種稱為「黏蛋白」（mucin）的蛋白質構成，由於黏性大，因此具有將淚液融合在眼睛表面的作用。這三層的成分分別由不同的部位分泌。

每次眨眼時，這些淚液就會分布在眼睛表面，然後被內眼角的淚點（lacrimal punctum）回收，流向鼻子。我們起床時，眼角黏黏的眼屎，就是黏蛋白沒有被排出所殘餘的物質。

眼睛疲勞的原因是淚液不足？

眼淚的存在對於眼睛的健康極為重要。患有淚液不足的乾眼症時，會造成眼球表面受傷或出現視力模糊等情形。

淚液（水液層）不像食鹽水般單純，而是含有各種物質，例如防止細菌感染的蛋白質（免疫球蛋白A、乳鐵蛋白）以及控制細胞分裂、成長的物質（EGA、維生素A）等。實際上，乾眼症的患者即使點生理食鹽水，眼球表面的傷仍然存在。因此治

眼淚從何而來？

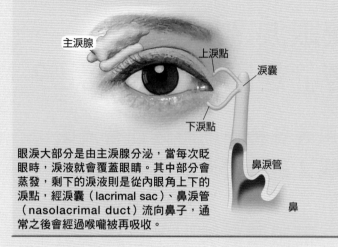

主淚腺
上淚點
淚囊
下淚點
鼻淚管
鼻

眼淚大部分是由主淚腺分泌，當每次眨眼時，淚液就會覆蓋眼睛。其中部分會蒸發，剩下的淚液則是從內眼角上下的淚點，經淚囊（lacrimal sac）、鼻淚管（nasolacrimal duct）流向鼻子，通常之後會經過喉嚨被再吸收。

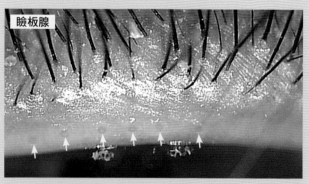

瞼板腺

位在上下眼瞼邊緣，分泌淚液脂質之瞼板腺的出口（箭頭）。順帶一提的是「麥粒腫」大多是瞼板腺阻塞引起的發炎所致。

療上，可使用血清（去除血液中紅血球等細胞成分和凝固成分後的液體）點眼睛。眼淚的功能並非只有防止乾燥而已。

據表示，眼睛疲勞也是淚液不足造成的結果。專門研究乾眼症的日本慶應義塾大學坪田一男教授表示：「感覺自己眼睛疲勞的患者約有 6 成是乾眼症，也就是說處於淚液不足的狀態。」剩下的 4 成是折射或調節力異常，亦即是用眼鏡等矯正即可解決的問題。

據坪田教授表示，專注電腦螢幕造成的眼睛疲勞也是與淚液不足有關。仰視螢幕時，因眼瞼上提，從而導致眼球暴露面積增加，淚液容易蒸發，因而會造成乾澀疲勞。而看書大多為俯視，因此眼球面積會縮小，淚液也較不易蒸發，所以眼睛會比較不容易疲勞。因此使用電腦時，所處位置最好是俯視電腦螢幕，可使眼睛不容易疲勞。

哭可以消除壓力？

悲傷時為何會流淚呢？關於這點，有各種不同的答案，其中一個說法是「為了排泄出壓力物質」。據科學家實驗結果顯示，看悲傷電影時所流下的眼淚（感情的眼淚）和受洋蔥刺激所流出的眼淚（刺激的眼淚），兩者所含成分不同。

帶感情的眼淚會在短時間內大量流出，並且比刺激的眼淚所含的蛋白質濃度還高。這是因為感情的眼淚中，含有因受壓力形成的物質（腎上腺皮質激素和泌乳素等）。據表示，哭泣是為了將這些物質排出體外。

坪田教授表示：「確實許多人有哭過後感到心情舒坦的經驗。一般來說，排泄掉不要的物質大多會令人感到舒適。這項說法雖然可以支持這種哭過後舒暢的感覺，但是並不表示已經具體闡明了該項機制。」

為了與異性間的溝通交流？

近幾年來，淚液的成分乃與直接溝通交流有關的說法備受矚目。這是因為淚液中所含的物質（費洛蒙）可對異性產生作用之故。

據表示，產生水液層淚液的主淚腺也存有男性大、女性小的性別差異。在2005年，有項研究成果顯示：「雄鼠淚液中的成分（ESP-1，exocrine gland-secreting peptide 1）含有向雌鼠散播性別的訊號。」這是首次發現到眼淚與直接交流溝通有關的證據。而在此之後，也證實了ESP-1可以促進雌鼠交配的意願。

接著在2011年所發表的一項研究數據顯示，當男性嗅聞女性悲傷時所流下的眼淚時，會使男性血液中的性激素（睪固酮）濃度降低。該項研究結果已經發表在2011年1月14日的美國科學期刊《Science》上。

主導該項研究的是以色列魏茲曼科學研究院（Weizmann Institute of Science）的研究團隊。研究團隊準備了女性看傷感電影時所流下的眼淚和流在同一女性臉上的生理食鹽水後，給參加測

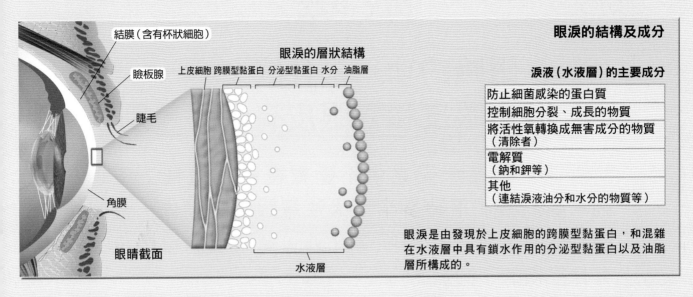

眼淚的結構及成分

眼淚的層狀結構

結膜（含有杯狀細胞）
瞼板腺
睫毛
角膜
眼睛截面

上皮細胞 跨膜型黏蛋白 分泌型黏蛋白 水分 油脂層

水液層

淚液（水液層）的主要成分

防止細菌感染的蛋白質
控制細胞分裂、成長的物質
將活性氧轉換成無害成分的物質（清除者）
電解質（鈉和鉀等）
其他（連結淚液油分和水分的物質等）

眼淚是由發現於上皮細胞的跨膜型黏蛋白，和混雜在水液層中具有鎖水作用的分泌型黏蛋白以及油脂層所構成的。

試的男性嗅聞，試探他們能否分辨出是眼淚或是生理食鹽水。結果這些男性受試者無法分辨出兩者的差異，並且在嗅聞時的情緒也沒有任何不同。

接著研究團隊將含有該淚水或生理食鹽水的棉布貼在男性受試者的鼻下，並讓他們看各種女人的臉部照片，並請他們對照片中女人的性感程度進行評分。結果發現24人中有17人，對於女性性感程度的評價，在貼了淚水棉布時比貼生理食鹽水時有偏低的現象。

此外，在實驗中也發現嗅聞淚水時，心跳、呼吸以及唾液中男性激素的「睪固酮」（testosterone）濃度等有降低現象。這些都是性慾低下的表現。

再者，從實驗中也了解該鎮靜效果在受試者腦部活動中的表現。據表示，在嗅聞淚水氣味後，會因性慾而活化的「下視丘」和「左梭狀回」（left fusiform gyrus）的活動都有降低的趨勢。

研究團隊認為通常安慰緊抱哭泣的人時，鼻子都會靠近臉頰，因此在現實中，是有可能會嗅聞到女性傷心淚水的氣味。

只是該現象對於人類性行為究竟有多大的影響，目前仍未得知。此外，目前也無法指出會對人體造成影響的物質。坪田教授表示：「大家常說男人都敵不過女人的眼淚，而這是否能成為支持該說法的證據呢？至今沒有定論。」

為什麼不論冷、熱時都會流淚？

在眼球表面發現溫度感應器是另一項與眼淚有關而受到注目的最新研究成果。

相信有些人曾經有如下經驗，例如前往滑雪場等寒冷之處，或到三溫暖等較熱的場所都會流出眼淚。目前科學家已經闡明了該項機制，這是因為該溫度感應器不論在冷熱之時，都會發生反應之故。「它具有在熱時防止乾燥，冷時則避免眼球結凍的作用。」（坪田教授）

再者，有趣的是在眼球發現的溫度感應器，對於薄荷腦（menthol，產生清涼感的物質）也會有所反應。當點含有薄荷腦的眼藥水時，眼睛會流淚，就是眼睛感到「冷」時所產生的反應結果。

有關眼淚的簡單疑問

Q. 切洋蔥時為什麼會流眼淚？

A. 洋蔥含有的揮發性「硫化丙烯」（allyl sulfide）會刺激眼睛的角膜引起流淚。據表示，這是利用淚液沖走刺激物質，以保護眼睛的防禦性反應。

Q. 哭泣時為何會流鼻水？

A. 從內眼角的淚點（淚孔）回收而流向鼻子的淚液、和受該淚液刺激，從鼻黏膜分泌出的分泌物都會以鼻水的形式流出。

Q. 淚液不足容易造成眼睛疲勞？解決的方法為何？

A. 淚液會從眼睛不斷地蒸發。當淚液不足時，眼睛會不舒服，感覺眼睛疲勞。有意識的眨眼可補充淚液，讓眼睛較不容易疲勞。順帶說明，在正常情況下，平均每分鐘眨眼次數為22次，當專注電腦螢幕時，平均每分鐘則約為7次。

Q. 悲傷時的眼淚和高興時的眼淚成分不同？

A. 現階段還未有比較兩者成分的研究結果出現。

眼瞼

眼瞼的功用是什麼？
單眼皮和雙眼皮有什麼差別？

「眼瞼」會在一天之中不斷重覆眨眼這種上下運動。雖然我們平時多半不太注意眼瞼的動作，但眼瞼到底具有什麼作用呢？此外，單眼皮和雙眼皮又有什麼樣的不同呢？

協助

川本 潔　日本東京女子醫科大學東醫療中心眼科兼任講師

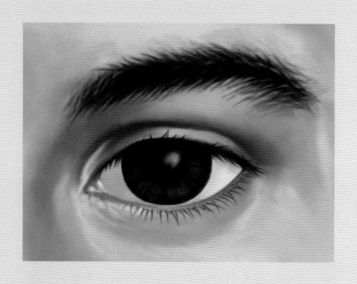

眼瞼的「瞼」指的是眼皮，所以眼瞼就是「眼皮」的意思。眼皮的「皮」指的是皮膚，眼皮就是指「覆蓋眼睛的皮膚」。將眼皮打開，就能保持光線進入眼球的路徑。另一方面，當有異物接觸到眼球，或是光線太強等時候，眼皮則會閉上以保護眼球。一般在醫學上，都將眼皮稱為「眼瞼」。

多數哺乳類會活動眼瞼以開閉眼睛，但鳥類、爬蟲類、兩棲類以及部分的魚類則是利用稱為「瞬膜」（nictitating membrane）之薄膜狀組織的活動進行眼睛的開閉。

開閉眼瞼的機制

人類利用上下活動眼瞼以張開或閉上眼睛，在上眼瞼和下眼瞼中，開閉動作較大的是上眼瞼。

張開眼睛時，主要牽動上眼瞼向上運動的是稱為「提上瞼肌」（musculus levator palpebrae superioris）的肌肉，提上瞼肌的末端為「腱膜」（aponeurosis）。此外，眼瞼中還有一種由纖維質構成，如軟骨般稍有硬度的板狀組織——瞼板（tarsus）。上眼瞼中的腱膜與瞼板結合在一起。提上瞼肌收縮時會將瞼板向上牽引，結果連帶拉動眼瞼也向上運動，使眼睛張開。

再者，上眼瞼的瞼板也與稱為「穆勒氏肌」（Müller's muscle）的肌肉結合。穆勒氏肌牽動瞼板向上運動的幅度最大只可達2毫米，並且其運動無法以意識控制。當我們有睡意時，上眼

眼瞼的結構與開閉機制

上下眼瞼中分別具有稱為瞼板的纖維質板狀組織。上眼瞼的瞼板與穆勒氏肌,以及從提上瞼肌延伸出來的腱膜相連。打開眼瞼時,上眼瞼的瞼板會受到提上瞼肌的牽引而向上提升。穆勒氏肌是無法以意志自由控制的肌肉,並會在有睡意時鬆弛而使上眼瞼少許落下。此外,在受到驚嚇時,穆勒氏肌會強力收縮而使眼睛睜大。眼瞼閉合時,眼輪匝肌則會收縮。

下眼瞼如何打開?

下眼瞼中,控制眼球活動之「下直肌」(inferior rectus muscle)與瞼板相連,配合眼球的運動,下眼瞼也會稍微動作。例如:眼球向下看時,也會連動下眼瞼稍微打開。

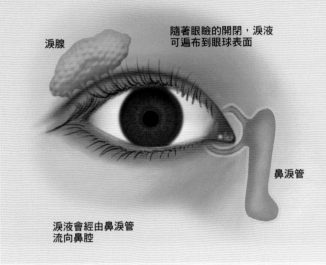

淚腺

隨著眼瞼的開閉,淚液可遍布到眼球表面

鼻淚管

淚液會經由鼻淚管流向鼻腔

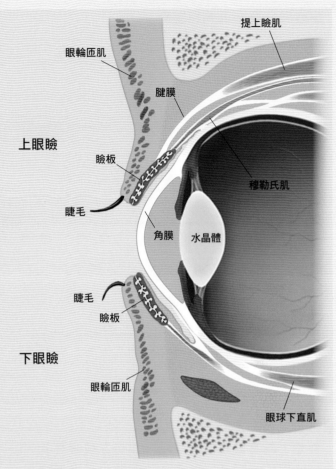

提上瞼肌

眼輪匝肌

腱膜

上眼瞼

瞼板

穆勒氏肌

睫毛

角膜　水晶體

睫毛

瞼板

下眼瞼

眼輪匝肌

眼球下直肌

眼瞼使淚液可遍布眼球

淚液由淚腺分泌。眨眼時,沾有淚液的眼瞼會覆蓋眼球表面,使淚液遍布到整個眼球表面。此外,位於睫毛旁的「瞼腺」會分泌油脂。隨著眨眼而覆蓋眼球表面的油脂,可防止水分從眼球表面蒸發。

瞼會因穆勒氏肌的鬆弛而些許向下掉,結果就是在臉上出現想睡的表情。

此外,當眼睛閉上時,此時運作的是位於眼睛周圍以輪狀包圍住眼睛,稱為「眼輪匝肌」(orbicularis oculi muscle)的肌肉。其原理有如束口袋,當眼輪匝肌收縮時,就宛如將袋口束緊一般,眼睛就會閉上。

眼瞼也具有將淚液送至眼球整個表面的重要功能。由於眼球表面的角膜不僅怕乾燥,而且不具有血管,因此得靠淚液來供給必需的水分、氧氣以及養分。

淚液是由位於眼瞼內側的「淚腺」所分泌。每當眨眼時,眼瞼就會覆蓋住眼球表面,藉此使淚液遍布眼球表面。再者,眨眼時的刺激也具有使淚液分泌量增加的功能。眼瞼對於維持眼睛的功能來說,有不可或缺的重要性。

就全世界來看,單眼皮其實是稀有的

提到眼瞼,想必不少人會聯想到單眼皮及雙眼皮。單眼皮與雙眼皮的差異與提上瞼肌末端的腱膜結構有關。如前面介紹過的,腱膜與瞼板結合在一起,因提上瞼肌的運動將瞼板向上牽引,使

單眼皮和雙眼皮有何差異？

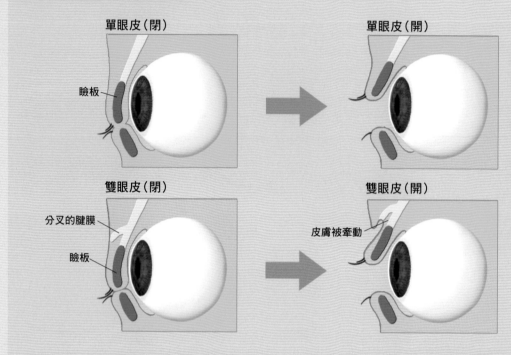

單眼皮（閉）

瞼板

單眼皮（開）

雙眼皮（閉）

分叉的腱膜

瞼板

雙眼皮（開）

皮膚被牽動

圖上半部描繪的是單眼皮，下半部描繪的是雙眼皮。形成雙眼皮的原因是從提上瞼肌延伸出去，與瞼板結合的腱膜發生分叉。而分叉的末端與上眼瞼皮膚結合的人，在腱膜牽動瞼板（眼睛睜開）時，上眼瞼的皮膚也會直接被牽動。因上眼瞼被牽動，於是出現了雙眼皮的「溝槽」。

眼睛張開。

　　但是，其實腱膜有時在到達瞼板之前會分叉。如果分叉的腱膜末端與眼瞼皮膚結合，則當提上瞼肌收縮時，不僅是瞼板，連眼瞼的皮膚亦會被向上牽引。結果眼瞼被向上拉起的部分便出現了「溝槽」，形成了雙眼皮。單眼皮的情況則是腱膜沒有分叉，又或者是分叉部分沒有與眼瞼皮膚結合。

　　就全世界來看，單眼皮是主要生活在亞洲東部及北部，被稱為「新蒙古人種」身上常見的特徵，在其他民族身上則屬少見。日本人則是由「舊蒙古人種」，亦即是與生活在東南亞及太平洋島嶼等人種同一祖先來源的繩文時代人，以及之後移居到日本的新蒙古人種混血而來的，因此有單眼皮的人，也有雙眼皮的人。

　　再者，也有孩提時是單眼皮，長大後卻變成雙眼皮的情形。一般認為這是由於眼瞼皮膚下的脂肪減少，導致皮膚變得容易摺疊的緣故。此外，隨著年紀增長，皮膚鬆弛，也會出現單眼皮變成雙眼皮，雙眼皮變成三眼皮的情形。

眼瞼無法打開的疾病逐漸增加

　　「瞼腺炎」（俗稱針眼）是一種常見的眼瞼疾病，醫學上稱為「麥粒腫」。

　　麥粒腫是一種由於位在眼瞼內側邊緣，負責分泌油脂的「瞼板腺」（meibomian gland）等受細菌感染，因而發炎紅腫的疾病。一般人的印象中認為針眼容易傳染給其他人，但其實針眼傳染的可能很低。

　　近年來，因上眼瞼下垂使得眼睛無法完全打開的「眼瞼下垂」病例正逐年增加。之所以會有這種情況，雖然有時是因為提上瞼肌先天性功能較弱，但近年來增加的病例，則以提上瞼肌末端的腱膜與瞼板的結合脫落的情形居多。

　　原因除了年齡的增長之外，有的則是因重複脫戴隱形眼鏡使得腱膜受損所造成。這種病例從前常見於硬式隱形眼鏡的使用者，但最近也開始出現在軟式隱形眼鏡的使用者身上。不過只要接受手術，就能大幅改善狀況。

鼻水和鼻塞

鼻水是哪裡製造的？
為什麼會造成鼻塞呢？

花粉症或感冒常會引起流鼻水和鼻塞。像自來水般流個不停的鼻水，到底是哪個部位，又為了什麼緣故製造的呢？再者，有時不管怎麼用力擤，鼻子就是塞住不通。究竟是什麼原因把鼻子塞住了呢？

協助

飯田 誠　日本東京慈惠會醫科大學耳鼻喉科教授

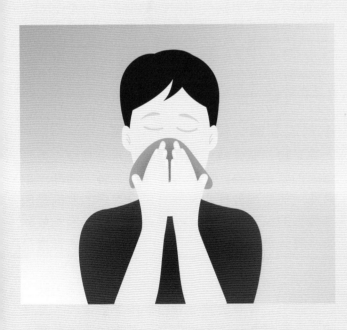

每年只要春天一來，相信不少讀者都深受花粉症所帶來的流鼻水和鼻塞等的困擾。有很多人會認為如果沒有鼻水，那不是很好嗎？

不過如果沒有鼻水的話，我們的肺部會受傷，病原體可以很輕易地入侵到我們的身體內。日本

東京慈惠會醫科大學耳鼻喉科飯田誠教授表示：「鼻水具有溼潤和溫暖所吸入之空氣以及排除異物的重要功能。」

慢慢地往鼻子「內部」前進的鼻水

在鼻孔內部有個寬廣的空間，稱為「鼻腔」，其內部表面覆蓋著黏膜。在黏膜上，遍布著稱為「鼻腺」（nasal gland）的分泌器官。由鼻腺所製造出來的黏液和由黏膜的微血管所滲出的水分，混合在一起就是鼻水。

為了防止黏膜乾燥，讓經過鼻腔進入肺部的空氣（吸入之空氣）保持溼潤，必須經常製造鼻水。鼻水的量一天約達1公升。據表示，健康時的鼻水黏性高，所製造的鼻水，一半以上用在空氣保溼方面。

另外，鼻水還有一項重要的功能，那就是排除進入鼻腔中的灰塵、花粉、病毒等異物。位於黏膜表面的細胞上，叢生著纖毛，為鼻水所覆蓋。當異物黏附其上時，藉由纖毛運動，就可以像輸送帶般，隨著鼻水運往鼻腔內部。其移動速度，

每分鐘約5～10毫米左右。最後抵達喉嚨的鼻水，大部分都被我們嚥下肚了。不過，飯田教授表示：「通常這是我們不自覺的現象。」再者，移動鼻水的纖毛是屬於細胞的結構，它跟鼻毛是完全不同的東西。

自律神經控制鼻水量

當感冒或患有花粉症時，黏膜會製造大量的鼻水，而纖毛處理不完的鼻水就會汩汩地往鼻子的前方流。

鼻水的量主要是由「自律神經」所控制。所謂自律神經是一種具有自動調節內臟機能，不受意志控制的神經。當花粉等異物黏附在鼻黏膜上時，該「刺激」會傳達到腦部，腦部為了排除異物，於是透過自律神經發出製造鼻水的指令。

鼻水有兩種，一種是花粉症和感冒初期所流，為清清如水的鼻水；另外一種則是感冒快好前所流的，為黏答答的高黏性鼻水。飯田教授表示，該黏性乃是依所分泌的黏液和水量的平衡而決定的。感冒快好前所流出的鼻水，因為黏液量多，所以黏稠度就高。再者，黏性高的鼻水，顏色會帶黃，主要是因為其中混有白血球和白血球所殺死之細菌的殘骸所致。

感動時的鼻水其實是淚水

另外，除了花粉症和感冒外，當我們吃熱麵或者是從溫暖的室內走到寒冷的戶外時，也都可能會有流鼻水的情形。對此，飯田教授表示：「溫度和溼度的變化也是一種『刺激』，雖然跟接觸花粉或病毒時所傳到腦部的途徑有部分不同，但是經由自律神經下令而流出鼻水的這點機制卻是一樣的。」

再者，感動或悲傷時，眼淚會和著鼻涕淅淅嘩啦地流個不停。相信這是許多人都有的經驗。眼和鼻藉著『鼻淚管』相連，在距離鼻孔2～3公分內部的黏膜上有鼻淚管的開口。眼睛流不完的眼淚就會經由鼻淚管流到鼻腔。我們感動時所流出的鼻水有一部分其實是眼淚。

鼻水是在「鼻腔」形成

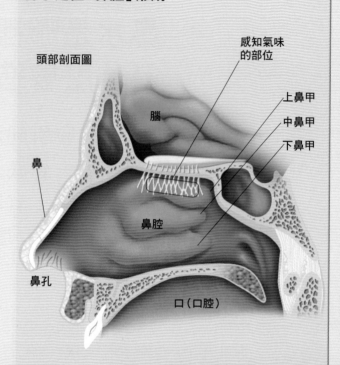

頭部剖面圖

腦

鼻

鼻腔

鼻孔

口（口腔）

感知氣味的部位

上鼻甲

中鼻甲

下鼻甲

在鼻孔內部有一個稱為鼻腔的寬廣空間。上面插圖所描繪的是右鼻腔的外側壁。如果觀察距離鼻孔1～2公分的部分，可以看到鼻腔表面覆蓋有黏膜，鼻水便是由整體黏膜所分泌的。再者，鼻腔中有稱為鼻甲骨（nasal concha）的突出骨片，左右鼻腔都有上、中、下各3片，由於可以增加鼻腔內的表面積，所以可使空氣容易與黏膜接觸。

不管怎麼擤，都無法治好鼻塞

在花粉症發作或感冒時，跟鼻水一樣讓人傷透腦筋的就是鼻塞。除了呼吸不順之外，還聞不到氣味。據飯田教授表示，大部分鼻塞的原因是因為腫大的黏膜堵塞住了空氣通道之故。因為並非鼻水將鼻腔堵住，因此不管怎麼擤，鼻子都還是不通。

為了增加表面積，幫助空氣與黏膜接觸，在左右鼻腔中，各有三片薄骨像遮陽蓬般突出。鼻塞時，通常都是三片中，位在最下方的「下鼻甲」（inferior nasal concha）的黏膜腫脹所致。

鼻黏膜腫脹跟鼻水一樣，都是受自律神經所控制。增加鼻水的指令，同時也具有擴張鼻黏膜血管的作用。血管一擴張，便會積蓄大量血液成

鼻水的功能

鼻水可以溼潤鼻腔內部，在溼潤和溫暖吸入的空氣（上）以及排除異物（下）上具有重要的功能。健康時的鼻水黏性高，也就不會讓人自覺那是鼻水。

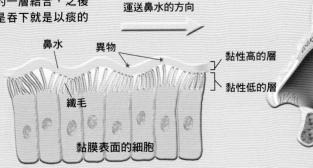

空氣的方向

溼氣

1. 溼潤和溫暖吸入的空氣

從鼻子吸入的空氣藉由通過鼻水所溼潤的鼻腔內部，可以在到達肺部之前保持適當的溼度，同時也能將溫度提高到跟體溫相近，以防止乾冷的空氣進入喉嚨和肺部。

2. 排除異物

鼻水具有 2 層不同黏性的結構。異物會與黏性較高的一層結合，之後被送到喉嚨，不是吞下就是以痰的形式排出。

運送鼻水的方向

鼻水　　異物

黏性高的層

黏性低的層

纖毛

黏膜表面的細胞

運送鼻水的方向

腫脹的黏膜堵塞住空氣進出的通道造成「鼻塞」

右邊兩張插圖是正視右側鼻孔深處（鼻腔內部）的情形。由於覆蓋下鼻甲的黏膜腫脹，阻礙了空氣進出的通道，因而造成鼻塞。

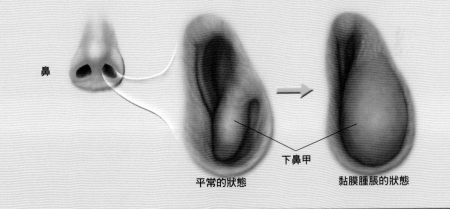

鼻

下鼻甲

平常的狀態　　　黏膜腫脹的狀態

分，因而造成黏膜腫脹。

那麼，鼻塞聞不到氣味又是怎麼回事呢？感知氣味的部位聚集在鼻腔上方，因此若要聞到氣味，氣味成分必須跟著空氣抵達鼻腔上方才行。但是鼻塞會造成空氣流通變差，氣味成分就很難到達上方。

鼻塞會讓人睡不好，讀書和做事也都無法集中精神，對日常生活帶來諸多困擾。由於鼻水和鼻塞都受自律神經所支配，因此只要用藥來阻止神經的訊息傳遞，即可改善症狀。

但是，如果鼻水或鼻塞老是治不好或是覺得有什麼異常時，最好還是找醫師諮詢。

鼻血

鼻血是從哪裡流出的呢？
正確的止血方法是什麼？

大部分的人至少都有流過一次「鼻血」的經驗。究竟鼻血是從鼻子的哪個部位出血的呢？一般常說如果吃了過多的巧克力與花生，或是在興奮時都會流鼻血，這又是真的嗎？

協助

近藤健二　日本東京大學醫學院附屬醫院耳鼻喉科暨頭頸部外科副教授

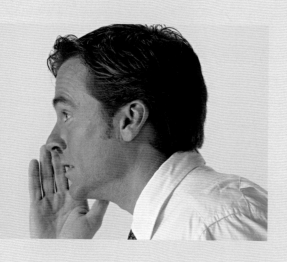

鼻子的內部空間相當深，即便從小小的鼻孔往內注視，也又暗又窄，看不清楚內部的結構，因此很難分辨鼻血究竟是從鼻腔中的哪個部位出血的。那麼，鼻血到底是從哪個部位流出來的呢？

日本東京大學醫學院附屬醫院耳鼻喉科的近藤健二副教授表示：「大部分的鼻血都是從稱為『克

氏靜脈叢』（Kiesselbach's plexus）的部位出血的」。「克氏靜脈叢」位於一道將鼻內空間分隔為左右的分隔板（鼻中隔）表面，位置大約在鼻孔往內2公分處（請參考右上插圖）。

該部位聚集著許多細小血管，在接近黏膜表面時更像網眼一樣交織盤繞。由於位置接近鼻孔，於是很容易在挖鼻孔或用力擤鼻涕的時候受傷，導致表面黏膜與血管破裂而出血。

即使是撞到鼻子，出血部位也相同

由於孩童的黏膜比大人薄且容易破裂，加上孩童常會去摳挖鼻子內部，所以常有流鼻血的情形發生。事實上九成孩童流鼻血的原因都是因挖鼻孔傷到克氏靜脈叢所造成的。

另外，例如被球打到鼻子等，即使不是直接傷及鼻子內部，也還是會有流鼻血的情形。這種時候也幾乎同樣是克氏靜脈叢的出血所造成。

近藤副教授表示：「由於鼻子內部空間被骨骼保護著，因此即使受到外來強力衝擊也不會直接受到

大部分的鼻血來自「克氏靜脈叢」

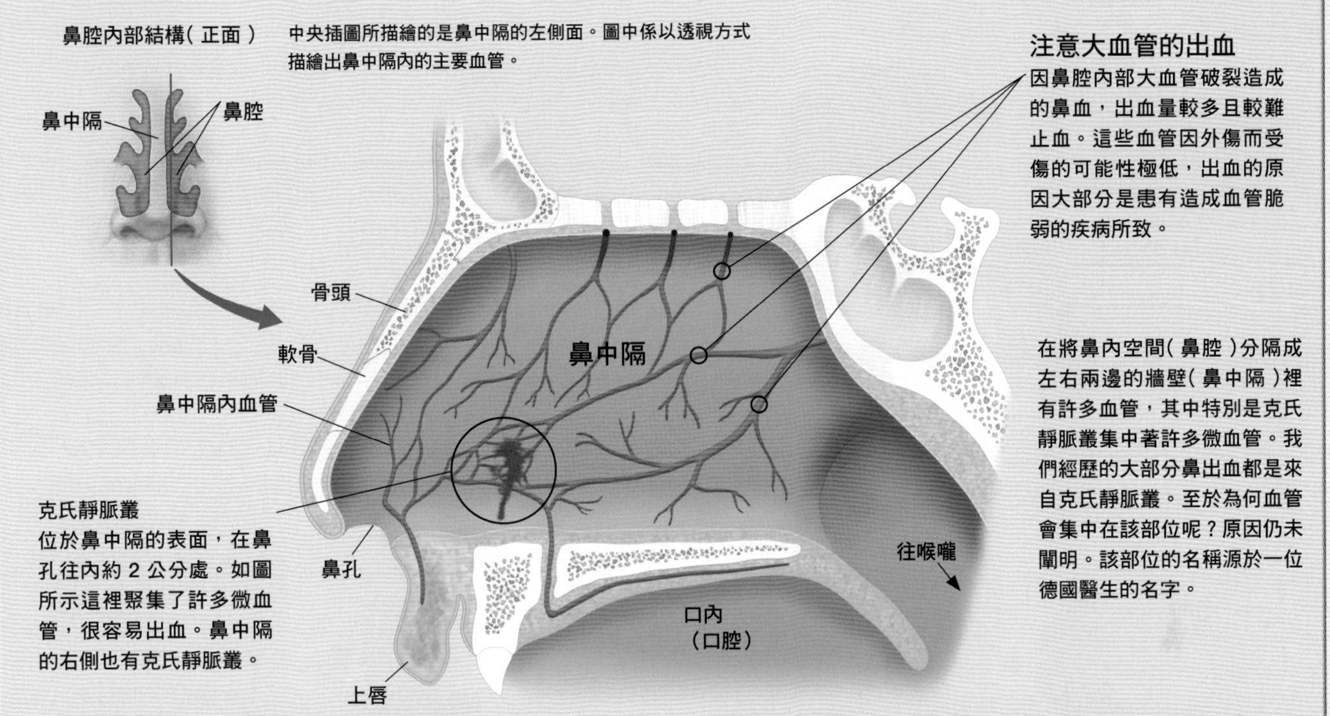

鼻腔內部結構（正面）　中央插圖所描繪的是鼻中隔的左側面。圖中係以透視方式描繪出鼻中隔內的主要血管。

鼻中隔　鼻腔

注意大血管的出血
因鼻腔內部大血管破裂造成的鼻血，出血量較多且較難止血。這些血管因外傷而受傷的可能性極低，出血的原因大部分是患有造成血管脆弱的疾病所致。

骨頭
軟骨
鼻中隔內血管
鼻中隔

克氏靜脈叢
位於鼻中隔的表面，在鼻孔往內約2公分處。如圖所示這裡聚集了許多微血管，很容易出血。鼻中隔的右側也有克氏靜脈叢。

鼻孔
口內（口腔）
上唇
往喉嚨

在將鼻內空間（鼻腔）分隔成左右兩邊的牆壁（鼻中隔）裡有許多血管，其中特別是克氏靜脈叢集中著許多微血管。我們經歷的大部分鼻出血都是來自克氏靜脈叢。至於為何血管會集中在該部位呢？原因仍未闡明。該部位的名稱源於一位德國醫生的名字。

傷害。所以承受力道的部位變成接近臉部表面的地方，結果便是造成有許多微血管聚集的克氏靜脈叢出血。」

興奮並不會造成流鼻血!?

想必許多人都聽過吃太多巧克力或花生會造成流鼻血的說法吧！但是近藤副教授表示，因特定食物而引起流鼻血的現象並沒有醫學上的根據。

再者，也常聽到因興奮會流鼻血的說法。近藤副教授表示：「興奮時血壓上升，確實是容易造成出血。但是因興奮而上升的血壓要能造成流鼻血的可能性並不高。」

鼻血如果止不住，可能潛藏危機

克氏靜脈叢的出血約在5～10分鐘便會停止，出血量也不會太多。孩童流的鼻血多數是這類情形。

但是到了中高年紀，有時會突然出現出血不易停止，出血量也超過數百cc的流鼻血現象。這類出血通常不是克氏靜脈叢的出血，而是通過鼻腔內部的大血管出血。近藤副教授表示：「伴隨大量出血的流鼻血，有時可能潛藏著高血壓引起的動脈硬化等之全身性疾病。」

患有高血壓或糖尿病以及有吸菸習慣的人，有時會出現血管壁硬化進而變得脆弱的情形。在該類情形之中，容易使得鼻內深處的血管破裂，造成大量的出血。

若是重複出現止不住的鼻血時，可能潛藏著罹患「白血病」或「血友病」等血液性疾病的危機。這些疾病會造成血液之中凝血成分減少，以致於難以止血。

還有一種會造成重複大量流鼻血的稀有遺傳性疾病——遺傳性出血性血管擴張症（Osler-Weber-Rendu disease）。另外，鼻腔若是有腫瘤（癌），也有可能會從腫瘤部位出血的情形。無論如何，若是出血不止，或者覺得鼻血的狀況與平時不同，最好即刻赴醫求診。

冬天是容易流鼻血的季節

正確的止鼻血方式

如右圖所示，捏住鼻孔兩側以壓迫克氏靜脈叢為正確的止鼻血方式。同時應該面部朝下，避免吞進鼻血。另一方面，下方兩張插圖中，面部朝上或是以面紙塞住鼻孔，皆為不正確的止血方式。

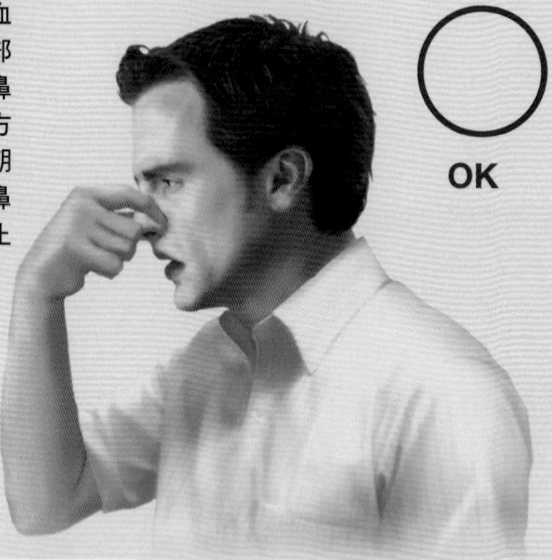

OK

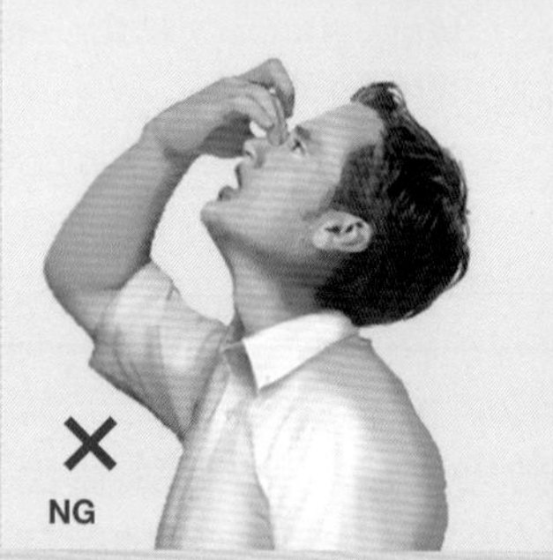

NG

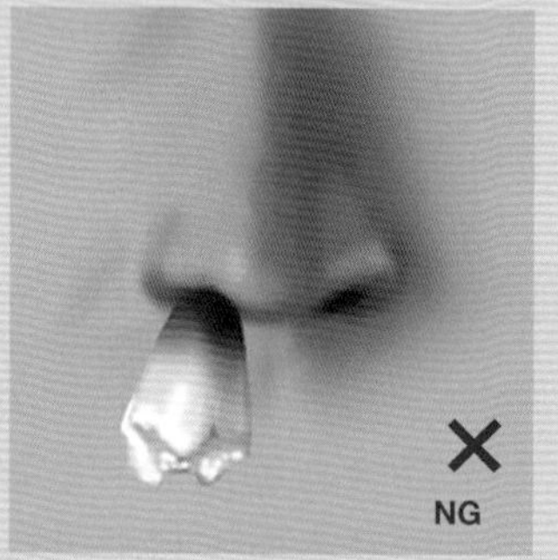

NG

這些容易影響流鼻血嗎？

興奮

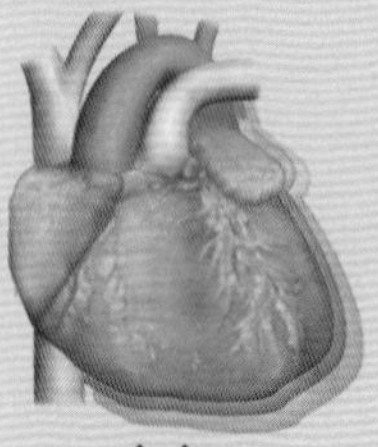

冬季的乾燥氣候

✕ 影響不明

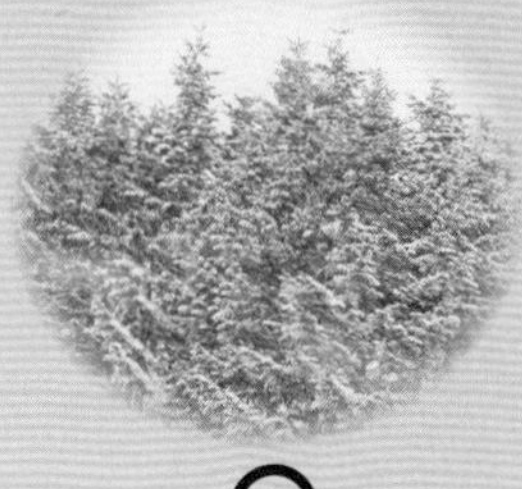

○ 有影響

巧克力

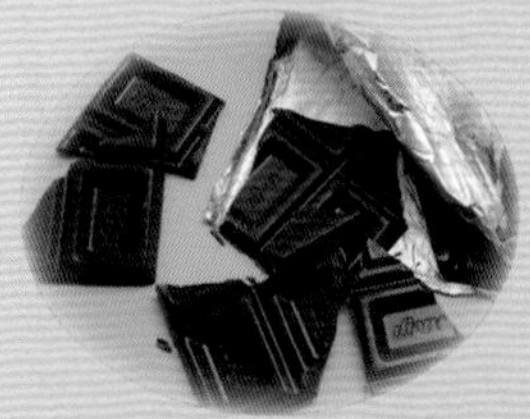

✕ 影響不明

有說法表示吃巧克力或是在興奮時比較容易流鼻血，這是真的嗎？但據表示，這些可能只是單純的迷信而已。不過，冬季的乾燥氣候，確實容易導致流鼻血。

　　因鼻血流不止等與鼻血相關的問題而造訪醫院的患者在冬天特別多。近藤副教授表示：「一般認為原因是空氣乾燥使得黏膜容易受傷。此外，寒冷的戶外與溫暖的室內溫差過大，致使血壓容易急劇變化，也是造成冬天容易流鼻血的原因。」

　　頻繁地重複流鼻血或出血量過多的患者，可使用藥物或電烙，對克氏靜脈叢及鼻腔深處血管等出血部位進行止血治療。這些處置可在一定期間內防止再次流鼻血。

別用面紙塞住鼻孔！

　　很多人都會在流鼻血的時候，用揉成一團的面紙塞住鼻孔想要止血。但據近藤副教授表示，那並不是正確的止血方式。

　　對此，近藤副教授表示：「由於揉成一團的面紙相當硬，若硬塞進鼻孔會傷到黏膜。而且在將面紙取出時，還會把好不容易才形成的凝血塊一起剝去，造成再次出血的情形。」

　　面朝下捏住鼻孔的兩側，從外部壓迫克氏靜脈叢，才是正確的止鼻血方式（請參考上方插圖）。

　　一般往往為了防止鼻血流出，常有將面部朝上的傾向，但那會造成吞進鼻血，並不是正確的止血方式。因為人若是嚐到血液會覺得噁心想吐。這不僅會讓人感覺心裡不舒服，嘔吐物也可能會哽塞住喉嚨，相當危險。另外，也有人會捏住鼻子上部（眉間下方處）或輕拍後頭部，但這些動作對止鼻血都毫無作用。

　　如果只是偶爾少量地流鼻血，大部分都沒有健康上的問題。當遇到流鼻血的時候，千萬不要慌張，就用這裡介紹的正確方法處理即可。

打嗝

為何會發生？
有抑制打嗝的有效方法嗎？

「打嗝」是一種總在意想不到的時候突然開始，並且想抑制也無法立即止住的困擾現象。幾乎所有的打嗝都是再久也是數小時後就會自然消失，但有時也會發生持續幾個禮拜不停止的情況。這可能就是身體潛伏有某種疾病的徵兆。

協助

大植祥弘　日本國立癌症研究中心尖端醫療開發中心免疫轉譯研究領域組長
　　　　　日本川崎醫科大學胸腔內科學客座研究員（兼任醫師）

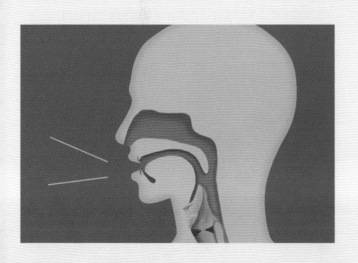

誰都有過「打嗝」的經驗。雖然多數打嗝都是在數分鐘到 1 小時左右就會停止，但有時也會出現幾天都不會停止的狀況。順帶一提，打嗝時間持續最久的世界記錄是一名打了「68年」嗝的美國男性。

吸氣的同時，聲門會關閉

對打嗝的成因及治療方法極有研究的日本川崎醫科大學大植祥弘醫師表示：「所謂打嗝，乃是『橫膈膜』以及『吸氣肋間肌』和『聲門』的痙攣現象。」所謂痙攣是指肌肉劇烈收縮的現象。

橫膈膜是位於肺部下方的肌肉膜。藉由橫膈膜的上下運動，肺部便會膨脹或收縮以進行呼吸運動。吸氣肋間肌是能夠將肋骨往上拉提，以使肺部空間變大的肌肉（請參考67頁插圖）。

發生打嗝時，大腦會突然對橫膈膜以及吸氣肋間肌發出使肌肉收縮的訊號。於是在橫膈膜突然下降的同時，肋骨被往上拉提，造成肺部擴張而吸進空氣。

幾乎在同時，大腦的訊號也傳遞至位於喉部空氣通道「聲門」的肌肉，使聲門突然關閉，因此便會產生打嗝時獨特的尖細聲音。

打嗝的「發訊地」是延腦

每當大腦發出訊號，就會引起一次打嗝。當持續

打嗝時，即是代表大腦斷斷續續地每間隔一段時間就在發出訊號。發出打嗝訊號的是大腦的延腦，延腦同時也是控制呼吸運動的部位。一般認為當對內臟及皮膚的刺激傳遞至延腦時，延腦便會反射性地發出打嗝的訊號。但是對於何種程度的刺激足以引起打嗝，以及發出訊號的次數及時機取決於何種機制，詳細情形仍未闡明。

進食太快以及冰冷食物是肇因

引起打嗝的原因中最常見的是由於進食速度太快以及飲用碳酸飲料，而使得胃部迅速膨脹（胃脹氣）所致。此外，因冰冷食物造成胃部產生劇烈的溫度變化，也會引起打嗝。

大植醫師表示：「由於胃部有許多直接與大腦連接的神經（迷走神經）通過，因此刺激胃部的話，很容易誘發打嗝。」例如在進行腹腔手術時，以水洗淨腹腔內部等直接對胃部施加刺激的舉動，都很容易引起打嗝。

胎兒為何也會打嗝？

打嗝的功用又是什麼呢？舉例來說，同樣是因為延腦的指令而反射產生的咳嗽，是為了藉由劇烈吐出空氣來清除氣管裡的異物。但對於打嗝，大植醫師卻表示：「打嗝這個現象，實在是難以想像它對身體有何益處。」

胎兒在母親腹中時也會打嗝。雖然有說法表示打嗝對胎兒來說，是為了清除喉嚨及鼻子內異物所產生的舉動，但實際情形為何仍然不明。

二氧化碳能抑制痙攣

打嗝是如何發生的？

本圖彙整了打嗝發生的過程（1～3）。打嗝是因橫膈膜及聲門等肌肉發生痙攣而產生的現象，醫學上稱為「呃逆」（singultus）。胎兒也會打嗝是眾所皆知的。一般認為隨著出生及成長，打嗝的現象會愈來愈少出現。

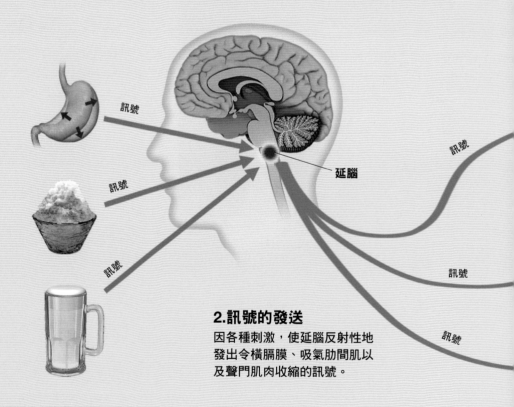

1.打嗝的原因

胃脹氣
因進食太快或飲用碳酸飲料等原因，而使得胃部急劇脹大。

訊號

突然的溫度變化
進食刨冰等冰涼食物或沖冷水澡。

訊號

酒精等
除了酒精之外，吸菸以及突然地興奮或緊張等心理壓力也是原因。

訊號

延腦

訊號

訊號

訊號

2.訊號的發送
因各種刺激，使延腦反射性地發出令橫膈膜、吸氣肋間肌以及聲門肌肉收縮的訊號。

其實世界上存有許多治療打嗝的妙方。其中具代表性的有「暫停呼吸」、「從杯子相反方向喝水」等。

據大植醫師表示，這些方法的共通點是「增加血液中二氧化碳的濃度」。因腦部是訊號的發訊來源，而血液中二氧化碳濃度的增加能抑制腦神經的興奮狀態，有助停止打嗝等痙攣現象。據表示，暫停呼吸或以麻煩的方式喝水，都能減少呼吸次數，使血液中二氧化碳濃度上升。

「使用棉花棒刺激喉嚨深處」、「飲用冰涼的水」也是廣受人知的打嗝治療法。大植醫師表示：「這是藉由施予引起打嗝刺激的相同刺激，使大腦習慣刺激。一般認為該方法具有抑制引起打嗝之神經興奮狀態的效果。」

打嗝持續2天以上就該看醫生

即使是身體健康的人也會出現暫時性的打嗝，所以並不需要擔心是身體狀況異常。不過，大植醫師表示：「但若是持續2天（48小時）以上的話，就有可能是身體中潛伏著某些疾病。」

會長時間持續打嗝，即表示誘發打嗝的神經持續地受到刺激。例如逆流性食道炎等胃腸疾病以及腫瘤（癌）等的許多疾病，都已知是造成持續性打嗝的元凶。

大植醫師表示：「打嗝不至於成為直接致死的原因。」但是長時間持續的打嗝，不僅會消耗體力，若是在睡眠時也持續進行，則會使睡眠變淺。治療持續性的打嗝，一般是使用能抑制神經興奮的藥物。但是如果持續打嗝2天以上，最好還是赴醫就診。

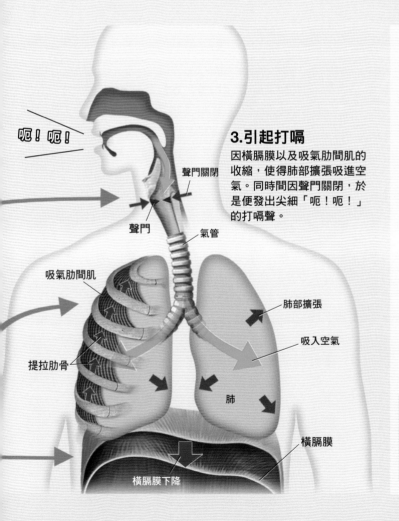

呃！呃！

3.引起打嗝
因橫膈膜以及吸氣肋間肌的收縮，使得肺部擴張吸進空氣。同時間因聲門關閉，於是便發出尖細「呃！呃！」的打嗝聲。

聲門關閉

聲門　　氣管

吸氣肋間肌

肺部擴張

吸入空氣

提拉肋骨

肺

橫膈膜

橫膈膜下降

治療打嗝的方法
如下所示，坊間流傳著許多廣為人知的治療法（民間療法）。有些方法具有可增加血液中二氧化碳濃度以抑制痙攣的效果，但多數方法則是功效不明。各種方法都會因個體差異而效果不同，在醫學上並沒有確立的治療法。

此外，雖然是為了增加血液中的二氧化碳濃度，但以紙袋就口，呼吸自己呼出的氣體等方法因具有窒息的危險性，所以不應採用。

治療打嗝的方法（民間療法）範例
- ●暫停呼吸（憋住呼吸）
- ●抓住舌頭向外拉
- ●從杯子相反方向（內側）喝水
- ●用棉花棒等刺激喉嚨深處
- ●飲用冷水　●用水漱口
- ●快速吞下一整湯匙的砂糖
- ●驚嚇對方　●咬檸檬　　……等

不可採用的方法
- ●拿紙袋就口呼吸（有窒息的危險）
- ●直接吸入二氧化碳氣體（有失去意識的危險）

尿

如果憋尿會如何？
尿液為什麼有顏色和氣味？

在搭乘交通工具途中，以及在長時間的考試和會議等無法如廁的情況下，往往會讓人格外想上廁所。膀胱究竟能儲存多少尿液？又為什麼尿液的顏色會因身體狀況和飲食內容等而有所變化呢？頻尿的人是不是因為膀胱很小而無法儲存尿液呢？

協助

榎本 裕　日本社會福祉法人三井紀念醫院泌尿科部長

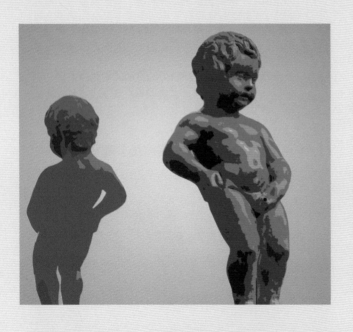

據了解，成人一天排尿的次數約為4～6次，尿液量一天約1.5公升左右。尿液具有調節體內水分量和排泄廢物的功能。每天上廁所是一件攸關生存的重要行為。

尿液原料為總計達1.5公噸的血液

　　1.5公升，也就是相當於1瓶大寶特瓶水量的尿液，是如何製造出的呢？

　　製造尿液的器官是位於背部，略高於腰部處的腎臟。腎臟如同拳頭般的大小，左右各一。每分鐘約有1公升，一天總計約有達1.5公噸的血液流入兩個腎臟。腎臟會過濾這些大量流入的血液，將不要的成分以尿液形式排出。由於大部分的過濾液會經由吸收重回血液，所以作為尿液排出的只有0.1％左右。

　　在腎臟製造的尿液經過細細的輸尿管，儲存在下腹部的膀胱中。膀胱是個由像氣球一樣能夠伸縮的肌肉所形成的囊袋，一次能夠儲存300～500毫升的尿液。

　　據日本社會福祉法人三井紀念醫院泌尿科的榎本裕部長表示，空的膀胱其壁厚約15毫米，但儲尿的容量達到極限時，壁厚會薄到只有3毫米左右。

　　榎本部長表示：「伸展到達極限的膀胱會變得很不容易收縮，同時如果有強力施加其上的話，

膀胱可能就會破裂。此外，長時間貯存的尿液會滋生細菌，可能會演變成膀胱炎，因此盡可能不要憋尿！」

尿液中大部分（約98％）是水分。身體藉由增減尿液量的方式來調節體內的水分。

相信大家都有這種經驗，就是如果從事大量流汗的運動，會發現自己可以好幾小時都不用上廁所。這是因為體內的水分以汗液的形式排出，就不需要藉由排尿來排出水分，因此就不會生成太多尿液。

雖然我們也需要流汗來調節體溫，但是仍以尿液水分量的調節會較有效。也就是尿液可以「平衡」體內的水分量。

尿液並不臭！

在尿液中，水分以外的2％幾乎是尿素（urea）。尿素是分解蛋白質後產生的老舊廢物，即使溶解在水中也無色無臭。那麼，尿液的顏色和氣味是如何產生的呢？

健康時的尿液呈淡黃色，這是因為尿液中含有微量的色素「尿膽素」（urobilin）。尿膽素是紅血球中負責輸送氧氣的「血紅素」（hemoglobin）被分解而產生的。

此外，尿液顏色也會因反映身體狀況和飲食內容而發生變化。當尿液中的水分比例較少時，尿液顏色就較深；或者攝取維生素錠劑中的維生素B2（溶解於水時呈現黃色）時，因有部分沒有分解而被排放到尿液中，所以尿液顏色就會變成深黃色。

剛從體內排出的尿液雖然並非完全無臭，但是不會發出所謂的惡臭。廁所中的尿液之所以會發出臭味，那是因為經過一段時間後，尿素受到細

一天有1.5公升的尿液

尿液是流入腎臟的大量血液經過濾後產生的多餘水分和成分所形成的。雖然1天總計有高達1.5公噸的血液流入腎臟，但其中變成尿液的僅占0.1％（1.5公升）。生成的尿液在排出體外之前，是先儲存在膀胱中。

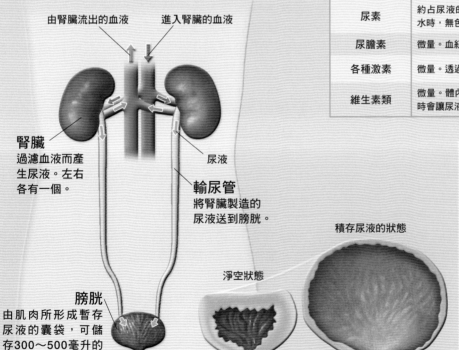

由腎臟流出的血液　進入腎臟的血液

腎臟
過濾血液而產生尿液。左右各有一個。

尿液

輸尿管
將腎臟製造的尿液送到膀胱。

膀胱
由肌肉所形成暫存尿液的囊袋，可儲存300～500毫升的尿液。

淨空狀態

積存尿液的狀態

膀胱剖面圖

尿液中所含成分的比例

尿液中絕大部分是水，除此之外也包含蛋白質被分解後所產生的尿素等。此外，根據身體的狀況，尿液中有時還含有糖及蛋白質，或含有被分解的藥物成分等。

水	約占尿液的98％。
尿素	約占尿液的2％。是蛋白質分解後產生的廢物。溶於水時，無色無臭。
尿膽素	微量。血紅素被分解所產生的黃色色素。
各種激素	微量。透過檢測排到尿中的激素，即可檢查有無懷孕。
維生素類	微量。體內未被分解的部分維生素會排到尿液中，有時會讓尿液出現顏色。

「尿素→氨」
是惡臭的原因

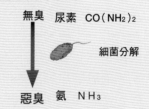

無臭　尿素　$CO(NH_2)_2$

細菌分解

惡臭　氨　NH_3

尿液之所以會發出惡臭是因為尿素被分解而形成氨。尿液中所含的尿素（水溶液是無臭的）如果被細菌分解，就會變為具有刺激氣味的氨。

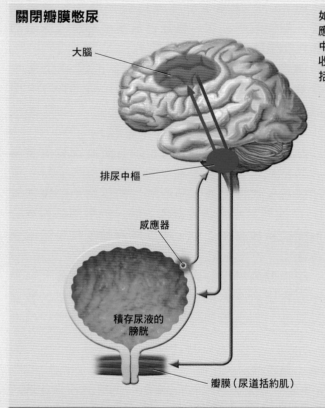

關閉瓣膜憋尿

大腦

排尿中樞

感應器

積存尿液的
膀胱

瓣膜（尿道括約肌）

如果尿液積存在膀胱中脹大到某種程度時，膀胱壁肌肉中的感應器就會透過神經，傳送訊號給腦部的排尿中樞（橙線）。排尿中樞會向大腦報告尿液已滿的訊息，然後大腦即會向膀胱發出收縮的命令（藍線）。在大腦做好準備之前，會關閉瓣膜（尿道括約肌），憋著不排尿（紅線）。

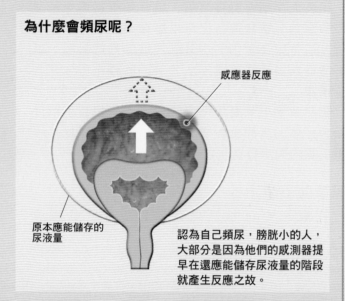

為什麼會頻尿呢？

感應器反應

原本應能儲存的
尿液量

認為自己頻尿，膀胱小的人，大部分是因為他們的感測器提早在還應能儲存尿液量的階段就產生反應之故。

菌分解而形成氨（阿摩尼亞）的緣故。

　　許多人都有聽過這種說法，就是「被蜜蜂螫到的話，撒泡尿塗一塗就好了。」但榎本部長表示：「一般人好像認為尿液中的氨可以中和蜂毒的酸，但蜂毒既不是酸，而且尿中也沒有氨，所以撒尿塗抹是完全無效的作法。」

積尿時，感測器便會通知

　　如果尿液蓄積在膀胱中，我們就會感覺到「尿意」而想上廁所。

　　究竟是身體的哪個部位會感覺到這種尿意呢？榎本部長表示：「通知我們是否有積存尿液的是位於膀胱肌肉中的感測器。當它感覺到膀胱擴張時，就會傳遞訊號給腦部的『排尿中樞』。」

　　據了解，一般如果積存200～400毫升的尿液，膀胱便會發出訊號。接受到該訊號的排尿中樞，會向大腦報告「積存的尿液滿了」，於是我們就意識到要上廁所了！而這正是尿意的真正面貌。

　　此外，「頻尿」的人常會認為自己的膀胱「很小」，然而據榎本部長表示，實際上檢查頻尿者

的身體，會發現他們的膀胱並沒有特別小。榎本部長解釋說：「通常這類人膀胱中的感應器很敏感，原來膀胱應還能繼續儲存尿液，但感測器卻提早發出已經存滿的訊號，因此就會頻頻感覺想上廁所。」

瓣膜打開就會自動排尿

　　接受到尿液已滿訊號的排尿中樞，會自動向膀胱發出「收縮排尿」的指令。膀胱的伸縮和心肌一樣，都是無法用意識來控制的。但是位於尿道出口的肌肉卻是能夠依照我們自己的意思來關閉。當我們關閉「瓣膜」時就是憋尿。

　　當我們到達廁所，做好打開瓣膜的排尿準備後，接下來不用特別的意志，膀胱也會自動收縮排尿。

　　據知，許多人覺得尿失禁（漏尿）或頻尿等與排尿有關的毛病很丟臉，往往會一個人暗自煩惱。然而排尿是與生活品質大有關係的問題，所以最好能克服害羞心理，直接向醫生諮詢。　🪐

屁

屁為什麼會臭？
如果強忍不放會怎麼樣呢？

「屁」實在是一種尷尬的生理現象。如果真的都不放屁，會令人擔心；但如果不小心在人前放屁，又會覺得丟臉。屁是在哪裡形成的呢？為什麼會臭？如果一直強忍不放，是否就會從腸道中消失呢？

協助

大毛宏喜　日本廣島大學附設醫院感染科教授

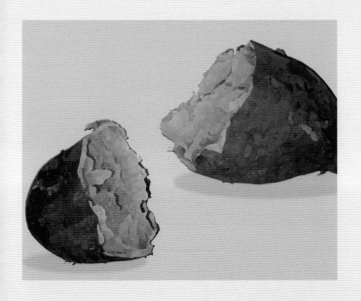

相信很多人都有吃過番薯後想放屁的經驗，但有時在某些情況下又只好忍著屁意。據說像這種與屁糾葛的人還不算少數。

據某項調查報告顯示，成人平均一天會放屁10次左右，換算成體積，則約為700毫升。一般人印象中，男性比女性會放屁，但實際上是幾乎沒有男女和年紀的分別。

屁的絕大部分是空氣

究竟屁是由什麼產生的？是在腸道內產生的嗎？專門研究腸道氣體的日本廣島大學附設醫院大毛宏喜教授表示：「大多數的屁是從口中進入的空氣形成的。」

事實上，當人喝下1公升的水時，同時也會有1.7公升左右的空氣進入胃部。大部分進入胃部的空氣會「逆流」，以「打嗝」的方式從口中排出。不過仍有部分空氣會和食物及水一起進入腸道，而進入到腸道的空氣並不會從腸道逆流至胃。換句話說，腸內的空氣只能單向前進，因此進入腸道的空氣只能以屁的形式從肛門排出。

極些微的成分是造成惡臭的原因

組成屁的原始氣體是無臭的，那麼屁的臭味又是

71

從何而來的呢？大毛教授表示：「屁含有腸道內共生細菌活動所產生的『硫化氫』（H_2S）等少量帶有臭味的氣體。而這正是形成惡臭的原因。」

硫化氫是帶有像臭雞蛋般刺激性臭味的氣體，是一種連微量也會刺激眼睛、黏膜的「毒氣」。雖然屁含有多種成分，但根據屁的臭味程度與成分關係之間的研究報告顯示，屁的惡臭程度似乎與硫化氫量的關係最大。

嬰兒的屁不臭的理由

硫化氫主要是由存在大腸的厭氣菌製造的。厭氣菌是在無氧條件下才能生長繁殖的細菌。

大毛教授表示：「部分的胺基酸含有硫（S），厭氣菌會利用進入大腸的胺基酸，通過活動（發酵）

結果，產生硫化氫。」

出生後不久的嬰兒所放的屁雖然不臭，但經過數個月後，放的屁也會開始突然變臭。大毛教授表示：「剛出生嬰兒的腸道沒有細菌，但出生後，開始吃外界的各種食物，於是會產生硫化氫的厭氣菌也進到腸道，並在腸道內繁殖。如此一來，屁就會開始變臭。」

吃烤番薯容易放屁？

據說吃烤番薯容易放屁，這是真的嗎？對此，大毛教授表示：「薯類富含膳食纖維。而當攝取富含膳食纖維的食物時，腸道細菌的活動就會變得較為活躍，而使得氣體產生量增多。」因此食用烤番薯會讓放屁增多應該是真的。

產生屁的場所

屁是口中吞進的空氣，與在小腸產生的二氧化碳和在大腸產生的氫、甲烷和硫化氫等氣體的混合物。

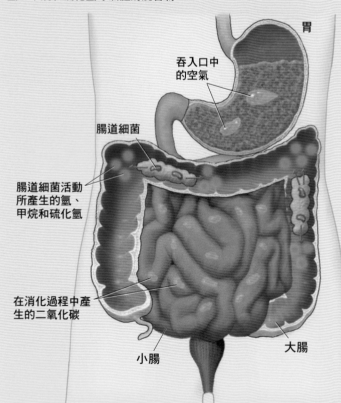

胃

吞入口中的空氣

腸道細菌

腸道細菌活動所產生的氫、甲烷和硫化氫

在消化過程中產生的二氧化碳

小腸

大腸

99％是無臭的氣體

屁的成分幾乎是無臭的氣體（下圖），僅有 1 ％左右含有硫化氫等有味氣體，而這也正是造成惡臭的原因。再者，屁的成分內容也會隨著腸道細菌的活動程度而有變化。

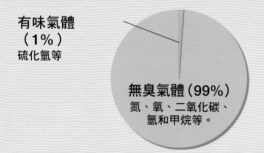

有味氣體
（1%）
硫化氫等

無臭氣體（99%）
氮、氧、二氧化碳、氫和甲烷等。

為什麼嬰兒的「屁」不臭？

剛出生不久的嬰兒腸道內會先出現大腸菌。在五個月大，開始吃嬰幼兒食品後，則厭氣菌的數量便會開始增加（下圖）。隨之而來的是屁也開始變臭了。

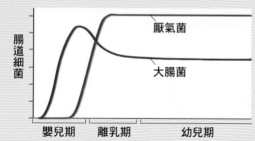

腸道細菌

厭氣菌

大腸菌

嬰兒期　離乳期　幼兒期

屁會臭的原因是大腸內腸道細菌活動所產生的「硫化氫」造成的，硫化氫的「原料」是含硫的胺基酸。據表示，由於食物中幾乎都有含硫的胺基酸，因此很難特別指出吃了哪些食物，屁會特別臭或者無臭。

「打嗝」或「放屁」?

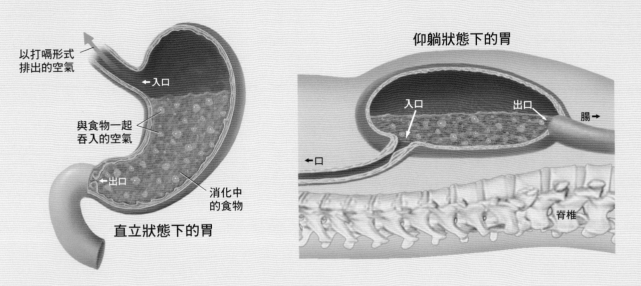

飯後通常需要30分鐘到1小時的時間,才能將胃內的食物和空氣分開。在直立狀態下的胃,空氣會以打嗝形式從入口排出(左)。然而,當仰睡時,由於胃的入口被堵塞住,因此空氣就會隨著食物進入腸道(右)。

膳食纖維是人體不能消化的食物成分總稱。在小腸無法消化的膳食纖維到了大腸,會被棲息在大腸的腸道細菌利用。膳食纖維越多,產生的氣體也就越多。至於攝取何種膳食纖維會使腸道細菌更為活躍呢?則是因人而異。

進食不要太快,避免立即就寢

據大毛教授表示,也有為數不少的人因放屁量太多而求醫就診。決定屁量多寡的因素又是什麼呢?

對此,大毛教授表示:「從口中進入胃部的空氣量是左右放屁量多寡的主要因素。」例如飲食太快的人,在食物進入口中的同時,進入胃部的空氣也會隨之增加,因而導致放屁量增多。

大毛教授還指出:「吃完東西馬上仰著睡的話,也會增加放屁的可能性。」食道和胃部的連接處,亦即胃的入口是在身體背側,不是腹側,因此如果吃完東西馬上就仰著睡的話,胃的入口會被消化中的食物堵住,導致空氣無法以嗝氣的形式排出(請參考上圖)。這樣一來,空氣只剩一處可去,也就是它會隨著食物由胃的出口進入腸道,成為屁。也就是說吞進去的氣體若無法以打嗝的形式排出,就會變成屁,這也就是仰著睡會導致放屁量增加的原因。

忍住不放的屁跑到哪裡去?

相信很多人也有這樣的經驗,就是不好意思在人前放屁,只好長時間忍住不放。那麼忍住不放的屁究竟跑到哪裡去了呢?

大毛教授說:「堆積在腸內的氣體一旦無法以放屁形式排出,也不會消失。」在腸道內的氣體中,像氫氣就會被腸道吸收,之後進入血管,通過肺部,由呼氣中排出。不過腸道並不會吸收氮氣,因此可以說腸內的氣體並不會自然消失。

再者,腸道會吸收部分的硫化氫,不過幾乎在大腸的黏膜就會被分解,因此硫化氫的氣味並不會從口中和皮膚散發出來。

如果忍著不放,大腸會變成如「鼓脹的氣球」般,有便意的大腸蠕動也會變得緩慢,這也是形成便祕的原因。如果強忍不放對身心反而無益,最好還是需要適度的「排氣」。

痣

為什麼會長痣？
痣會癌化嗎？

「痣」會以斑點狀出現在各部位皮膚上。有像愛哭痣這種會長在特定位置的情形，也有的痣會長在自己不會發現的位置。痣到底是什麼呢？本篇將介紹痣形成的機制，以及痣與「黑斑」及「雀斑」的不同之處。

協助

田中 勝　日本東京女子醫科大學東醫療中心皮膚科教授

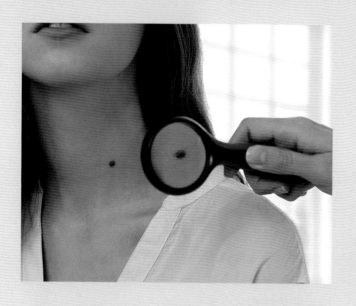

因細胞製造失敗而形成痣

痣是在生成皮膚細胞過程中所形成的「痣細胞」（nevus cell）集合體，正式名稱為「黑色素細胞母斑」（melanocytic nevus）。皮膚是由「表皮」及「真皮」等不同性質的組織堆疊所構成，痣就形成在皮膚中表皮與真皮的交界附近（請參考右頁上方插圖）。

那麼，痣究竟是如何形成的呢？握有其中關鍵的就是「黑色素幹細胞」（melanocyte stem cell）。製造會吸收紫外線的「黑色素」（melanin）之色素細胞的前體就是黑色素幹細胞。黑色素幹細胞位於毛囊隆起區域，必要時會進行細胞分裂，同時移動至表皮的基底層（表皮最下層的細胞層），並轉化成色素細胞。

不過，黑色素幹細胞中有些會因細胞分裂失敗等原因，而無法成功變成正常的色素細胞。事實上，這些沒有成功的細胞正是痣細胞。由於痣細胞具有

各位讀者的身上，或許也長有一、兩顆令您在意的痣。痣不僅會長在手臂或顏面等醒目位置，也可能長在腳底或臀部等皮膚的任何一處。有的痣是在出生之前就有的，有的痣則是隨著成長而新長出來的。

沉睡在毛根中的黑痣前身 本圖描繪了皮膚表面的模樣。痣的前身——黑色素幹細胞，會在毛囊隆起區域一邊進行細胞分裂，同時緩慢往表皮移動並轉變成色素細胞。一部分黑色素幹細胞會因細胞分裂失敗而變成痣細胞，並聚集形成痣。此外，有時殘留在真皮中的「黑色素幹細胞的前體細胞」也會產生痣細胞並形成痣。

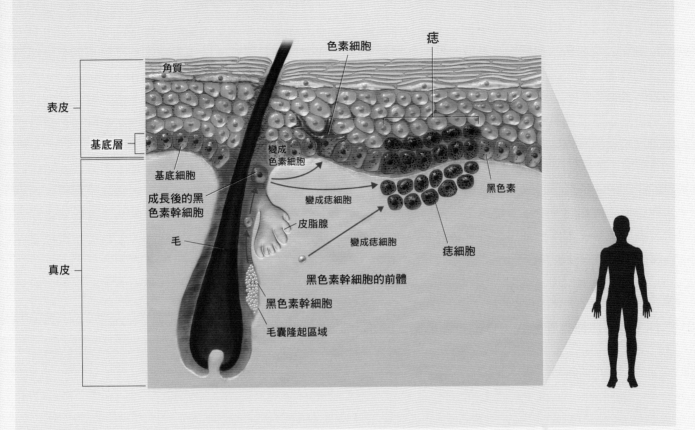

製造並累積黑色素的性質，並會超出所需地進行細胞分裂後集結成塊，最後便會形成痣。每個細胞製造黑色素及細胞分裂的能力皆不同，於是便讓痣出現顏色濃淡及大小不同之差異。

此外，也有些痣是由黑色素幹細胞的前體細胞所轉變成的。黑色素幹細胞會在人類從受精卵變成胎兒的期間生成，並保存在毛囊隆起區域。不過，也有部分黑色素幹細胞的前體細胞，會以變成正常色素幹細胞之前的狀態留在真皮中。該細胞有時會變成痣細胞，並形成痣。

痣會頑固地留在皮膚中

痣的顏色和位置基本上經年累月也不會改變。另一方面，皮膚因陽光照射而「曬黑」時，皮膚顏色則會隨時間而變淺。為何會有這樣的差別呢？

曬黑時，受紫外線影響的色素細胞會製造出黑色素，並將黑色素分配到位於表皮的「角質細胞」（keratinocyte）中，因此使皮膚顏色看起來變深。皮膚會藉由位於基底層的細胞（基底細胞，basal cell）進行細胞分裂增殖，將表皮細胞往表面推出。到達皮膚表面並變成角質的細胞，會以汙垢的形式剝落。這種皮膚細胞更新的機制稱為「肌膚的新陳代謝」（turnover）。曬黑時，被黑色素著色的細胞會從皮膚表面剝落，因此曬黑的皮膚顏色自然會變淺。肌膚新陳代謝所需時間約為 1 個月左右。

而另一方面，形成痣的痣細胞則是長久處於基底層附近，不會進行新陳代謝。此外，由於黑色素不易被破壞，因此痣細胞的顏色也不易退色。這就是

為什麼痣和皮膚曬黑不同，顏色既不會變淺，位置也不會改變。但是，若因痣細胞老化而發生細胞自體死亡的「細胞凋亡」（apoptosis）時，就會出現痣的顏色變淺或尺寸變小等情形。

除了日曬之外，還有「黑斑」及「雀斑」等皮膚顏色變深的現象。痣與黑斑及雀斑的差別在於著色的細胞種類不同。痣是痣細胞的團塊，黑斑及雀斑則是表皮的基底細胞著色形成的。

黑斑及雀斑是因表皮色素細胞的性質改變，過度製造黑色素所導致，結果使色素細胞周圍的細胞顏色也變深（請參考下方插圖）。雖然色素細胞性質改變的原因仍不清楚，但一般認為與紫外線等外部刺激或遺傳因素相關。此外，使用化妝品抑制色素細胞製造黑色素，則黑斑及雀斑也可望因新陳代謝而逐漸變淺。這一點也與痣不同。

痣容易變化成癌細胞嗎？

有人認為痣比其他的皮膚部位更容易癌化。不過，事實上並沒有這類報告。

腫瘤（癌）是基因異常造成細胞不停分裂並異常增生的細胞團塊，會破壞組織或擴散到其他組織（轉移）。事實上，當色素細胞等變成癌細胞時，含有黑色素的細胞會增生並聚集成團塊，外表上會變得難以與痣區別。這種由色素細胞產生的癌症稱為「惡性黑色素瘤」（malignant melanoma）。由於外表看起來與痣無異，多數病例都是某天突然被告知這其實是癌症，因此人們常會把惡性黑色素瘤誤以為是「痣產生了癌變」。

根據在日本東京女子醫科大學東醫療中心皮膚科專門研究痣及皮膚癌的田中勝教授表示，分辨皮膚上黑色斑點究竟是痣還是惡性黑色素瘤的基準在於黑色斑點的大小。一般來說，大多數的痣直徑會在6毫米以下。當然也有例外，因此只靠大小來判斷是危險的。若身上出現尺寸過大或形狀扭曲的黑色斑點，就有可能是惡性黑色素瘤，建議應即早就醫進行詳細檢查。

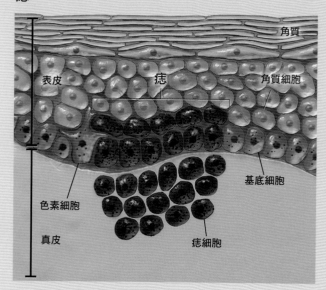
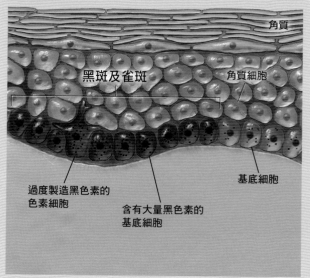

痣與黑斑及雀斑的不同

痣是在表皮與真皮交界附近增殖的痣細胞團塊（左邊插圖）。因著色的細胞以層狀相疊，因此顏色看起來較深。另一方面，黑斑及雀斑則是因性質改變的色素細胞，大量提供黑色素給大範圍的基底細胞而形成的（右邊插圖）。由於不像痣是在同一處相疊有數層著色細胞，因此顏色較淺。皮膚上大範圍的著色斑點稱為黑斑，在眼睛及鼻子周圍斑點狀的色斑則稱為雀斑。

燒燙傷

為何會產生水泡？
什麼是低溫燙傷？

在冬天，我們常會使用暖氣設備或吃火鍋，因此冬天是個容易發生燒燙傷的季節。皮膚一旦燒燙傷，會感覺刺痛並變紅，還會長出水泡。燒燙傷的皮膚究竟發生了什麼變化呢？此外，相較來說較低溫的45℃左右，為何又會造成「低溫燒燙傷」呢？

協助

川手浩史　日本祖師谷皮膚整型診所院長

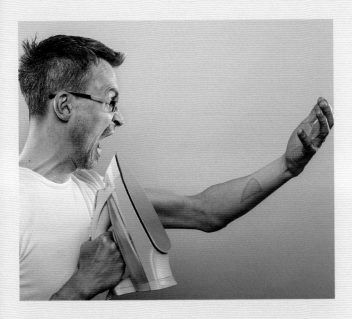

所謂「燒燙傷」，乃指構成身體的細胞蛋白質受熱變化（變性）而失去機能，導致細胞壞死之現象，在醫學上也稱為「灼傷」。

燒燙傷幾乎只發生於皮膚。燒燙傷依受損深度，可大致分為4個階段。只有皮膚表面的表皮層受損稱為一度灼傷，傷及下一層的真皮層時稱為二度灼傷。二度灼傷依灼傷深度及症狀，又可分為淺二度或深二度灼傷。三度灼傷則是損傷程度傷及真皮層下方之皮下組織的情形（請參考次頁插圖）。

由於表皮與真皮擁有再生能力，因此一度或二度灼傷能夠自然癒合。若是淺層損傷，也幾乎不會留下疤痕。但是，由於皮下組織不具有皮膚的再生能力，因此三度灼傷無法自然癒合，需要接受皮膚移植等專門治療。

無疼痛感的燒燙傷更危險

發生燒燙傷的部位會出現紅腫刺痛或發熱等「發炎反應」（inflammatory response）。這是不讓患部感染細菌的人體防禦反應。一般認為若全身超過10％的皮膚受到深層的三度灼傷，就會有危及性命的可能。這是因為大範圍灼傷會引起過度發炎反應，進而造成全身細胞及器官功能出現異常之故。

皮膚在受到一度灼傷時會感到稍微刺痛，受到二度灼傷則會感到強烈疼痛。這是真皮層中的神經細

胞受到刺激所引起的。不過受到三度灼傷時，由於包含神經細胞在內的真皮層已被破壞，因此並不會感到疼痛。無疼痛感的燒燙傷其實才是最危險的。

水泡內部是保護傷口的液體

受到燒燙傷後不久，有時患部會出現聚積液體並形成「水泡」的情形。受到燒燙傷時，為了保護受傷的部位，血液中的部分成分會開始從微血管滲出。這個液體中含有能抵抗細菌等外敵的「白血球」等成分。這就是水泡內部液體的真面目（下面插圖）。

關於究竟應不應該擠破水泡（除去水泡中液體），擁有日本燒燙傷學會專業醫師資格的祖師谷皮膚整型診所川手浩史醫師認為：「在家中最好不要擠破水泡。」擠破水泡會使真皮與空氣接觸造成疼痛加劇，也會提高細菌感染的風險。最好的方式

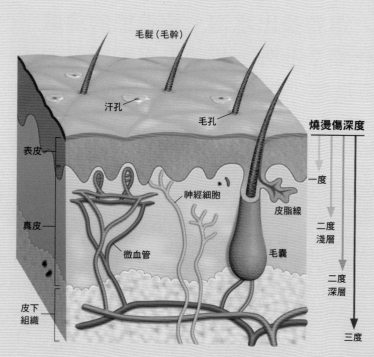

毛髮（毛幹）

汗孔

毛孔

表皮

神經細胞

皮脂線

真皮

微血管

毛囊

皮下組織

燒燙傷深度

一度

二度淺層

二度深層

三度

燒燙傷深度一般採用「三度四分法」來分類

皮膚由厚度約0.2毫米的表皮層、約2毫米的真皮層，以及位於下方的皮下組織所構成（左邊插圖）。燒燙傷依受傷深度，可分為一度灼傷、二度淺層灼傷、二度深層灼傷，以及三度灼傷共4個階段（下表）。

由於感受痛覺的神經細胞位於真皮層，受到三度灼傷時，神經細胞已被破壞，因此不會感到疼痛。皮下組織並沒有皮膚再生能力，因此若燒燙傷較深層（二度深層灼傷及三度灼傷），在傷口痊癒後仍會留下疤痕。燒燙傷的嚴重程度係根據受傷深度及受傷面積綜合判斷。

深度	外觀	疼痛感	痊癒時間	疤痕
一度	變紅	稍微刺痛	1週內	不留疤痕
二度淺層	變紅、長水泡	強烈疼痛、皮膚發燙	約2週	不留疤痕
二度深層	變成白色或粉紅色、長水泡	強烈疼痛	2週～數週	留下疤痕
三度	白色或黑色，毛髮容易脫落	無疼痛感	依症狀及治療法而不同（無法自然痊癒）	留下疤痕

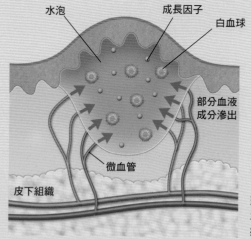

水泡

成長因子

白血球

部分血液成分滲出

微血管

皮下組織

水泡會保護並治療燒燙傷部位

受到傷及真皮層的燒燙傷（二度灼傷）時，液體（血液成分的一部分）就會開始從微血管滲出。這就是形成水泡的原因。

水泡中的液體，含有可抵禦細菌等外敵並防止感染的「白血球」，以及促進細胞分裂的「成長因子」等成分。因此學者認為，水泡具有保護因燒燙傷而受損的細胞，並促進皮膚再生使傷口儘早癒合的功效。

是等到水泡自然消失。不過，若是水泡過大，有時在水泡破掉前最好前去醫療機構將內部液體抽吸出來。如果不確定應如何處理，最好詢問醫師。

冬季應注意的低溫燒燙傷

拋棄式暖暖包的包裝上，都會標註有關於「低溫燒燙傷」（低溫灼傷）的注意事項。事實上，即使是令人感覺「溫暖」程度的較低溫度，有時也會因長時間下來熱能在皮膚內囤積並緩慢破壞蛋白質，進而發生燒燙傷的情況。這就是所謂的低溫燒燙傷。例如，一般認為接觸45℃的溫度，達5～6小時，就會出現燒燙傷的症狀。

低溫燒燙傷尤其容易發生在就寢時。由於在睡夢中不容易感覺痛或燙，因此很容易演變成傷及皮下組織的三度灼傷。由於受到三度灼傷時並不會感到疼痛，因此即使睡醒後也不易察覺到燒燙傷。此外，低溫燒燙傷還有個特徵，就是可能患部外表呈白色，令人不易判斷已受到燒燙傷。有時受到低溫燒燙傷後要經過好幾天，才會發覺皮膚異常。若發現疑似是低溫燒燙傷的傷口，應儘速就診。

除了將暖暖包貼在身上就寢之外，在暖桌（或稱被爐）裡睡覺也很容易發生低溫燒燙傷。川手醫師警告：「就寢之前請一定要將電熱器具的電源關閉。」

沖水冷卻以消除患部的熱能

川手醫師表示在家中可進行的燒燙傷緊急處理是：「首先應在流動清水下冷卻30分鐘。」由於患部即使離開了熱源，熱能還是繼續囤積在患部，因此沖水冷卻將造成燒燙傷原因的熱能從患部內消除是很重要的。

若只是表面變紅的一度灼傷，只要等待自然痊癒就可以了。不過，也有事實上受到的是二度灼傷，並在1～2天後患部形成水泡的情形。若是這種情形，或是受到深層的三度灼傷，應在沖水冷卻後，以清潔的紗布覆蓋患部並儘速就醫。

最近，市面上開始販售使用可吸收並保持水分之特殊材質所製成，能應用在輕度灼傷之應急處理上的「傷口敷料」。它的功能是保持患部滲出的水分，像水泡一樣保護患部，並促進傷口的復原速度。川手醫師指出，雖然並不否定該商品的功效，但若是長時間貼著患部，有可能造成細菌繁殖並化膿，因此使用時仍需特別注意。

冬天雖然是容易因使用暖氣設備而遭到燒燙傷的季節，但例如像在暖爐周圍放置柵欄等的舉動，只要稍稍加下點工夫便能防範未然。敬請家中有年幼孩童或年長者的讀者們要特別留心。　　🪐

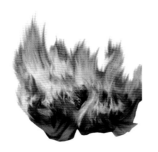
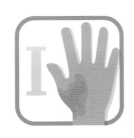
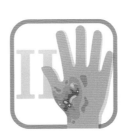
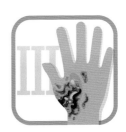
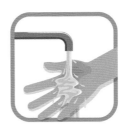
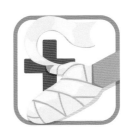

燒燙傷的應急處置

燒燙傷時，首先應用清水冷卻受傷部位，將熱能帶走。若只是一度灼傷，只要等待自然痊癒就可以了。不過若是像數天後有生成水泡的情形，或是受到深層的三度灼傷時，最好在沖水冷卻後，以清潔的紗布覆蓋患部並儘速就醫。

中暑

為什麼會中暑？
該如何預防？

每年一到夏天，一定會有人因中暑而病倒。當溫度超過40℃以上的高溫時，中暑自不意外，但是有些卻發生在並不怎麼燥熱的天氣。究竟為什麼會中暑？此外據研究，中暑的發病狀況會因年齡層而異。到底該如何預防中暑的發生呢？

協助

中井誠一　日本京都女子大學名譽教授

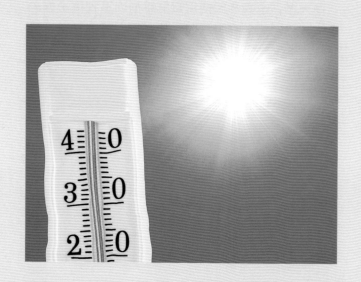

在 晴朗的夏日午後，可能是令人發昏的暑熱關係，沒有空調的室內氣溫有時都快要接近38℃。中餐後，覺得全身無力，一躺下來，意識開始變得模糊，最後不省人事。此時，皮膚泛紅、體溫異常增高……。

上述便是可能發生在每個人身上的「中暑」發病形態之一。在大太陽底下運動而發生中暑的例子當然很多，但是只要是高溫環境，不論是室內或戶外都有可能發生中暑的狀況。

在台灣，因中暑而死亡的人數目前未有明確統計，但是從報章和新聞報導中，我們常聽到世界各地因為熱浪而喪失人命的消息，而且近年來有逐漸增加的傾向。從1995年～2016年，日本每年因中暑而死亡的平均人數高達547人，並且近年來有增加的傾向。在日本曾創下最熱記錄的2010年，就有超過1200人因酷熱而中暑死亡。詳知中暑機制的日本京都女子大學中井誠一名譽教授表示：「雖然有人因為嚴重中暑而死亡，但其實這是可以預防的，所以我們必須要培養正確的知識。」

熱氣累積體內，無法排出

中暑是高溫環境造成人體發生各式各樣障礙的統稱。以前常說的「熱射病」（heat stroke）也是中暑的一種症狀。有時在不怎麼熱的時期也可能會發生中暑。那麼，為什麼會中暑呢？

雖然人體會因為內臟和肌肉活動而在體內產生熱量，但也會通過皮膚將熱散發到空氣中，或是藉由

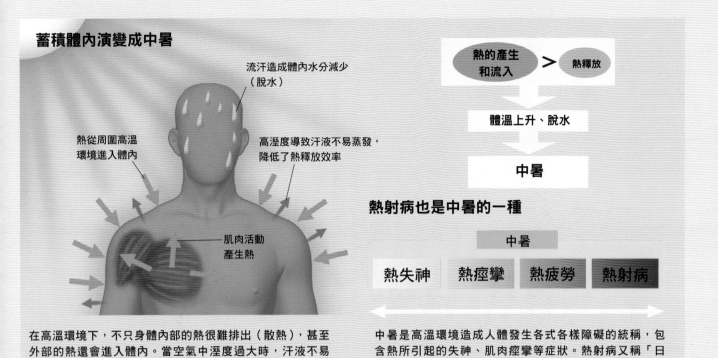

蓄積體內演變成中暑

流汗造成體內水分減少（脫水）

熱從周圍高溫環境進入體內

高溼度導致汗液不易蒸發，降低了熱釋放效率

肌肉活動產生熱

熱的產生和流入 ＞ 熱釋放

體溫上升、脫水

中暑

在高溫環境下，不只身體內部的熱很難排出（散熱），甚至外部的熱還會進入體內。當空氣中溼度過大時，汗液不易蒸發，也就無法有效散熱。再者，運動導致肌肉產生熱量（產熱），當熱累積在體內時，也會造成中暑。

熱射病也是中暑的一種

中暑

| 熱失神 | 熱痙攣 | 熱疲勞 | 熱射病 |

中暑是高溫環境造成人體發生各式各樣障礙的統稱，包含熱所引起的失神、肌肉痙攣等症狀。熱射病又稱「日射病」，患熱射病的話，連中樞神經機能都會發生異常狀態。

排汗蒸發，將熱帶走，因此會將相同程度的熱量排出體外。這種熱量收支平衡的取得，能讓體溫經常保持在37℃左右。

但是當氣溫變高，皮膚與周圍空氣的溫差就會變小，身體就不容易散熱。當氣溫變得比體溫高，相反地，熱反而會通過皮膚進入體內。此外，當溼度提高時，身體即使為了散熱而大量排汗，也會因不易蒸發而降低熱釋放的效率。這樣一來，熱量收支平衡將會失衡，造成熱氣累積體內。倘若還在從事劇烈運動讓肌肉頻繁產生更多熱量的話，則熱只進不出的情形會更加惡化。

當體溫上升，大量流汗導致體內失去水分和鹽分，於是腦部、內臟、肌肉便會開始發生問題。具體而言，會發生暈眩、失神、頭痛、噁心、肌肉痙攣等症狀。嚴重的話，就會出現意識障礙。以上就是中暑的發病機制。

習慣暑熱約需三天的時間

即使氣溫不是很高，但如果像溼度高等其他條件俱全的話，也是隨時可能會發生中暑的情況，不過當然還是以高溫的7～8月中暑的人最多。其中，

7月中（開始變熱）和8月中（盛夏）這兩個時期是發生中暑的高峰期。對此，中井名譽教授表示：「7月之所以會是中暑的發病高峰，是因為身體尚未習慣炎熱狀態。主要是梅雨剛過，氣溫突然變熱，所以人就容易中暑。」

所謂「習慣炎熱」乃指對於高熱，身體所迅速採取的體溫調節反應，例如會隨著氣溫升高而迅速排汗等。一般身體變得能迅速反應的適應期大約需3～4天。中井名譽教授表示：「暑期若安排各種訓練，一開始時不要馬上進行激烈的練習。最好是在剛開始的3～4天，安排適應暑熱的輕鬆運動。」據表示，每天流一點汗是適應暑熱的有效方式。建議可以在早晚稍微舒適的時段，走出有空調控溫的室內，到戶外流流汗。

高齡者在日常生活中就要注意

從中暑的死者趨勢來看，有四個年齡層較為危險，分別是嬰幼兒、國高中生、中年層以及高齡者（請參考次頁圖表）。

無法按照自己意志自由行動、不能自行飲水的嬰幼兒，常常成為高溫室內或是車內事故的犧牲者。

死亡者年齡層分為4個高峰 下圖顯示的是各年齡層中暑的發生狀況及特徵。雖然嚴重中暑可能導致死亡，但是可以預防，因此瞭解發生機制和適當的因應對策至為重要。（中井名譽教授根據2018年資料製成）

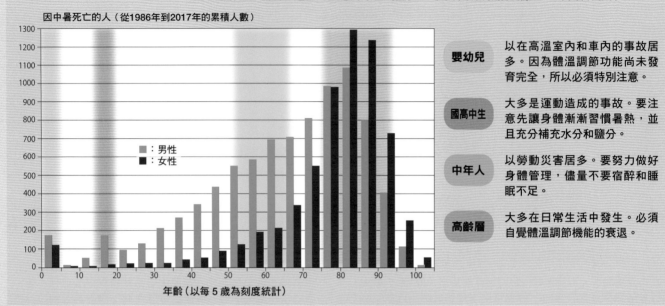

因中暑死亡的人（從1986年到2017年的累積人數）

年齡（以每5歲為刻度統計）

嬰幼兒 以在高溫室內和車內的事故居多。因為體溫調節功能尚未發育完全，所以必須特別注意。

國高中生 大多是運動造成的事故。要注意先讓身體漸漸習慣暑熱，並且充分補充水分和鹽分。

中年人 以勞動災害居多。要努力做好身體管理，儘量不要宿醉和睡眠不足。

高齡層 大多在日常生活中發生。必須自覺體溫調節機能的衰退。

嬰幼兒的排汗功能尚未發育完全，即使是相同的氣溫，他們也比成年人更容易中暑，因此必須特別注意。國高中生的中暑原因大多是因為運動的關係，因此在練習中充分補充水分和鹽分，不可勉強運動等都很重要，千萬不可輕忽。

中年人中暑的特徵在於大多以在建築工地或工廠內工作中發生的勞動災害居多。此外，這也是在運動不足的狀態下，週末到高爾夫球場打球時，必須要特別注意身體狀況的年齡層。

據研究，高齡者在日常生活中發生中暑的例子非常多。由於高齡者的排汗速率開始變慢，喉嚨也變得不容易感覺乾渴，因此很容易中暑。中井榮譽教授表示：「高齡者應自覺自己的體溫調節機能衰退，隨時注意補充水分。此外，家中也最好放一個溫度計，並且要掌握冷氣的溫度。」

另外，從中暑死亡的圖表來看，除了高齡者在人口結構上原本就是女性多於男性外，不管哪個年齡層都是男性居多。針對這點，中井名譽教授表示：「一般的看法是男性比較不耐高溫環境，但確實原因並不清楚。」

在本頁右邊彙整了預防中暑的方法及中暑時緊急處理措施的重點。只要大家了解中暑的機制，就會明白為什麼這些方法有效。嚴重的中暑會導致死

中暑的預防

1. 適應暑熱

人體通常需要3～4天的時間才能適應暑熱。可以透過每天流一點汗，讓身體提早適應暑熱。

2. 勤於補充水分

如果大量流汗，造成體內2%以上的水分流失，即會增加中暑的危險性。

3. 不可勉強

身體狀況不佳時，體溫調節機能也會變差，很容易引起中暑。

中暑的緊急處理措施

1. 冷卻身體

若有醫護人員在場時，有效的作法是將病人浸泡在浴缸的涼水裡。再者，用自來水沖全身，或者敷溼毛巾並搭配吹電風扇，都可以達到冷卻的效果。此外，也可利用冰塊或冰袋冷卻頸部、腋下和鼠蹊部等有大血管通過的部位。

2. 補充水分

可以讓中暑者飲用約10℃、濃度0.1～0.2%的食鹽水或運動飲料。

3. 送到醫療機構

若發生類似無法自行喝水、呼喚也沒有任何反應等的意識障礙時，必須儘快送醫。

亡，所以千萬不可等閒視之。不過，只要具備正確知識，中暑是可以預防的。注意做好身體管理，大家就能健康度過一夏。

體溫

體溫是如何產生的？
為什麼會上下起伏？

不論寒暑，我們的身體幾乎都保持一定的體溫。但在進食後或者感冒時，體溫都會有上升的趨勢。而這又是什麼原因呢？此外，每個人的「平時正常體溫」也都略有不同，這也讓人感覺非常奧妙。就讓我們來解開體溫之謎吧。

協助

永島 計　日本早稻田大學教授

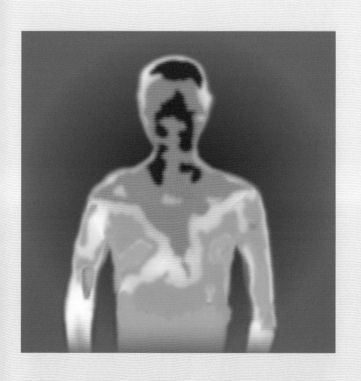

熱茶放著會逐漸變涼，這是理所當然之事。但是我們就算休息不動，身體也不會冷卻，而是保持著溫熱的狀態。這意味著在我們身體內部會自己產生熱量。體溫的熱量究竟是如何產生的呢？

人體溫度的熱量來自於在身體各處所進行的各種化學反應。將食物成分轉化成其他物質作為身體的材料、從食物獲得能量、利用所得的能量讓肌肉活動等，像這種維持生命相關的一連串活動，稱為「代謝」（metabolism）。而代謝的實體就是種類廣泛的化學反應。

在這樣的化學反應過程中，會產生大量的熱量。我們從食物中所攝取的能量，最終約有70%都會轉化成熱量釋放出來。這正是我們身體會保持溫熱的理由。

即使末梢冰冷，但身體內部仍然是溫熱的

嚴謹來說，體溫是指「核心體溫」（core body temperature）。所謂核心體溫指的是腦和內臟的溫度，大概保持在37℃前後。

另一方面，在身體表面的溫度——體表溫度（skin temperature）除了會受周圍溫度的影響外，也因調節核心體溫而變化較大。

外界氣溫的訊息乃透過皮膚表面感知，經由神經迴路送到大腦的「下視丘」。下視丘即會根據該訊息，發出調節皮膚表面血流的指令。

具體而言，當外界氣溫比較高時，皮膚附近的小動脈直徑即會擴張，讓體內深部熱量隨著血流送到身體表面，使熱量能夠儘量散發到體外。此時的體表溫度會變得比不做任何體溫調節時還高。正因如此，才能防止核心體溫上升。

相反地，當外界氣溫較低時，皮膚附近的小動脈直徑會變窄，讓熱量儘量不要散發到體外，以防止核心體溫過度下降。這樣的情形，可以說是積極地讓體表溫度下降。

核心體溫是否能保持恆定是攸關性命的重要問題。一般而言，溫度下降時，不容易產生化學反應，所以如果核心體溫過度下降，便難以維持生命。反過來，如果溫度過度上升，就可能會使建構體內材料的蛋白質因受熱而變性。因此腦和內臟等維持生命的重要部位，體溫一定要能夠保持恆定，才能夠避免這些危險。

除了調節血管粗細外，在我們體內還配備有各種體溫調節機構。例如天氣熱時，會透過出汗帶走皮膚表面的「蒸發熱（或稱汽化熱）」（heat of vaporization），使身體降溫。反之，當感覺冷時，就會促使身體顫抖以產生熱量，從而使身體保溫。

順帶一提，一般體溫計所測量的體溫是受到核

核心體溫保持恆定的機制

插圖所繪為核心體溫保持恆定的機制。插圖中人體的顏色越接近紅色，表示體溫越高；越接近藍色，表示體溫越低。當外界溫度較高時，皮膚下的血管就會擴大，透過血流，將熱量運送到身體表面，增加熱量的釋出。而當外界溫度較低時，血管會變窄來抑制血流，以減少從體表釋出熱量。此外，插圖中的血管只是模式圖，粗細變化的血管實際上都是較細的血管。

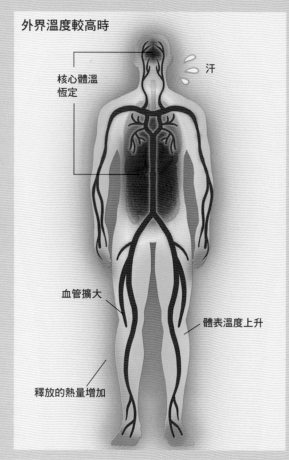

外界溫度較高時

核心體溫恆定

汗

血管擴大

體表溫度上升

釋放的熱量增加

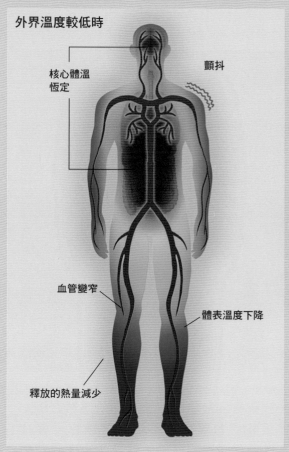

外界溫度較低時

核心體溫恆定

顫抖

血管變窄

體表溫度下降

釋放的熱量減少

各種體溫的變化

	感冒	進食	根據生理時鐘產生變化	女性生理期前
變動幅度	0.5～4℃	1.0℃以內	0.5℃前後	0.3～0.6℃
變動部位	核心體溫	核心體溫、體表溫度	核心體溫	核心體溫
原因	透過血液中的免疫細胞，將病原體侵入的訊息傳達到大腦的下視丘，引起發熱。	由於消化、吸收，造成代謝的即時活躍而促使熱量增加。	代謝量會因時鐘基因所決定的生物節律(biorhythm)而有所變動。	助孕酮（又稱黃體素）這種女性激素的分泌會增加，並刺激下視丘發出調節體溫的指令。

心體溫和體表溫度兩者影響後的溫度。核心體溫幾乎沒有個體差異，但體表溫度會因代謝量和脂肪的附著方式等而有個體上的差異，所以每個人「正常體溫」不盡相同的原因是因為體表溫度不同之故。

免疫細胞會引起發熱症狀

在嚴重感冒時，為什麼體溫會上升呢？造成感冒的病毒和細菌侵入體內後，一種血液中的免疫細胞「巨噬細胞」（macrophage）就會分泌出稱為「細胞介素」（cytokine）的物質，將訊息傳遞至下視丘。如此一來，下視丘就會對體內發送與外界氣溫低時一樣的指令，結果造成核心體溫上升。

一般認為體溫上升的話，可有效消除病原體。但是如果超過38.5℃的持續高熱，就會造成食慾減低，進而導致營養狀況惡化、體力消耗等情形，此時最好服用解熱劑。

此外，進食也可以使體溫升高。這是因為比起所食用的食物溫度，隨著食物的消化和吸收更會使熱量即時增加之故。

體溫與生理時鐘有相依關係

應該不少讀者都有經驗，就是睡覺前體溫有偏高的傾向，或者清晨起床時，體溫會偏低。事實上，一天中，核心體溫的變化幅度通常在0.5℃的範圍內。這是因為代謝的節律是由所謂的「生理時鐘」（biological clock）所控制之故。

人體係利用體內「時鐘基因」生成的蛋白質量隨時間變化來決定晝夜節律。與行為、睡眠和代謝有關的激素分泌也會隨著該節律而變化。所以受到該節律影響，生命活動變得活躍時，體溫也會隨之上升。

像這樣，體溫在一天內也會有所變化，因此大家若要測量自己平時的體溫，亦即健康時的正常體溫，最好要在相同的時間測量。目前對正常體溫的定義為「早上起床時所測得的腋溫」。

根據日本早稻田大學永島計教授的說法：「當體溫超過平時正常溫度1℃以上時就可視為發熱。」為了瞭解作為基準的正常體溫，正確地測量平時的正常體溫也就非常重要。

汗

緊張或興奮時為什麼會流汗？
只有少數動物能大量流汗？

炎熱夏季常讓人揮汗如雨。特別是近年來鼓勵節能省電，冷氣的設定溫度也較往年提高，因此相信有為數不少的人都比往常更容易大量流汗！一般人都對汗液抱有不好的印象，但其實除了調節體溫外，汗液還具有保護皮膚和止滑的功能。汗液一直在我們未察覺的情況下發揮著重要功用。

協助

菅屋潤壹　日本愛知醫科大學名譽教授　/　橫關博雄　日本東京醫科齒科大學皮膚科學領域教授

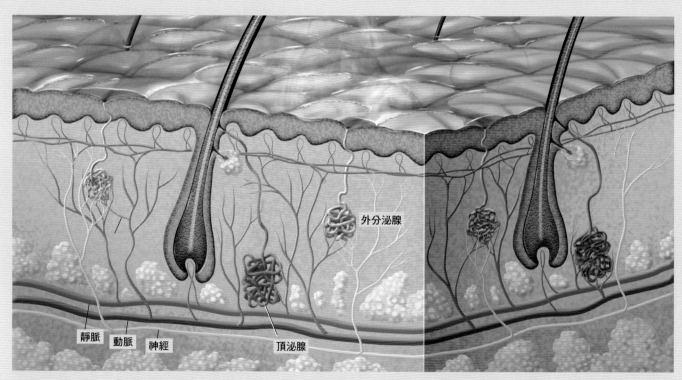

外分泌腺

靜脈　動脈　神經　　頂泌腺

上圖所繪為流經皮膚表面的汗液以及皮膚的斷面圖。本文的主角即是圖中以綠色及淺綠色顯示的二種汗腺。汗液是由這些微小的汗腺所製造及分泌的。外分泌腺所分泌的汗液會順著皮膚表面的溝槽擴散，於蒸發之際使體溫下降。本插圖係以誇張手法描繪流汗的情形。再者，就如插圖左側所示，實際上汗腺是被血管及神經所圍繞。

在天氣炎熱、運動過後、吃了辛辣食物、緊張……等諸多情況下我們都會流汗。不少人因為流汗會帶來臭味、黏膩感，以及衣服上令人尷尬的汗垢而討厭流汗。

在日常生活中，我們確實幾乎感覺不到汗液的重要性。那麼，人即使不流汗也沒有關係嗎？

我們能在夏天運動是拜流汗所賜

以人類來說，流汗最大的目的是防止體溫上升。通常不管氣溫高低，我們的核心體溫（深層體溫）大約都保持在37℃左右。例如體溫若是超過42℃，體內的酵素便會遭到破壞。一旦酵素受到破壞，細胞便無法活動，特別是腦部神經細胞很怕高溫。中暑便是因腦部溫度過高，導致調節出汗的中樞無法正常運作，使得身體停止排汗，進而造成體溫逐漸上升而產生意識不清的症狀。

由於肌肉與內臟器官的運作，使我們的身體會持續產生熱量。但即使持續產生熱量，體溫還能保持不變，這是因為身體會散熱的緣故。

專門研究汗液機制的日本愛知醫科大學菅屋潤壹名譽教授表示：「身體的散熱方式可分為伴隨水分蒸發的散熱，以及不伴隨水分蒸發的散熱。」不伴隨水分蒸發的散熱方式，利用的是熱量會從高溫處往低溫處傳導的性質。比如若是手中拿著冰透的飲料罐，則罐子會變溫，手則會變冷。當室外氣溫低的時候，我們的體熱就會像這種作用一樣，由皮膚表面散失至空氣中。但是當氣溫愈接近體溫（皮膚的溫度）時，熱量的散失就愈困難。反之，若是氣溫高於體溫，則熱量反而會流入體內使體溫上升。

而伴隨水分蒸發作用的散熱則是利用蒸發熱。水蒸發時會帶走周圍的熱（右上插圖）。藉由該作用，即使氣溫高於體溫，也能夠把熱散出體外。流汗的功用就是利用蒸發熱將體內過高的熱釋放出去。

那麼，如果不流汗會有什麼後果呢？有一種無法流汗的疾病「無汗症」。對於發汗異常深有研究的日本東京醫科齒科大學橫關博雄教授說：「無汗症的患者極度怕熱，他們無法在夏日長時間運動。」我們甚至可以說，運動會能夠在夏天舉行都

身邊常見的蒸發熱實例

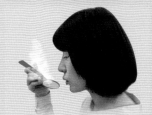

對熱湯吹氣使其降溫

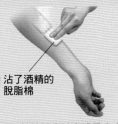

沾了酒精的脫脂棉

用酒精擦拭身體會感覺冰涼

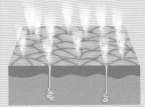

出汗之後體溫下降

何謂蒸發熱
物質從液體變成氣體時，分子需要從液體表面脫離。液體蒸發之際，為了獲得將分子脫離所需之能量，會從周圍奪取熱量。這個熱量就是蒸發熱。

是汗液的功勞也不為過。

人體有200萬個以上的「外分泌腺」

夏天運動時，有時候1小時就可以流1公升以上的汗液。這麼大量的汗液是如何產生的呢？

用在體溫調節的汗液是由稱為「外分泌腺」（exocrine gland，又名小汗腺）的器官所分泌的。外分泌腺是一端封閉的管狀器官（參見左頁插圖），其開口端就是汗液的出口，位在皮膚表面。汗腺管延伸到表皮下1～4毫米，彎曲盤繞成球狀。

外分泌腺幾乎分布全身，每個人身上的數量從200萬到500萬個不等。不過當中實際上有出汗功能的，以日本人為例，只有約230萬個左右。這些具有出汗功能的汗腺稱為「活動汗腺」（active sweat glands）。活動汗腺以在手掌、腳掌和額頭最多，約每平方公分範圍的數量就可達300個以上，其他部位則大約有100～200個左右。雖然一個汗腺的出汗量1小時僅1000分之1毫升左右，但由於汗腺的數量眾多，所以可以分泌出大量的汗液。

汗腺又是如何產生汗液的呢？相信大家都聽說過「往蛞蝓身上灑鹽，蛞蝓就會脫水縮小。」撒上鹽（NaCl）後，蛞蝓表皮外側（體外）的鹽分

濃度（滲透壓）高於表皮內側（體內），水分就會從體內往體外流，結果就造成蛞蝓收縮。事實上外分泌腺正是利用這個現象來產生汗液的（下面插圖）。因細胞的運作，使汗腺內部的鹽分濃度升高，造成原本充滿在汗腺外部的組織間液（interstitial fluid）中的水分開始通過細胞間滲入到汗腺內。所謂組織間液是一種由血管滲出，充滿在細胞外的液體。

由於汗液是這樣產生的，因此剛分泌出來的汗液其含鹽濃度和組織間液幾乎一樣（約0.9%），這也正好和味噌湯的鹽分濃度相同。但是實際流出體外的汗液鹽分濃度只有約0.2～0.4%。那麼鹽分消失到哪裡去了呢？其實汗腺還具備有從產生出的汗液中再次將鹽分吸收回體內的功能（再吸收）。因為對陸地生物來說，鹽分是生存所需要的重要物質，所以藉由再次吸收鹽分，可以將鹽分的流失抑制到最小程度。

但是一定時間內可吸收回來的鹽分量，並不會隨汗液產生的量而增加。因此當大量流汗時，由於汗腺來不及再吸收，所以會造成汗液的鹽分濃度提高。也就是說，出汗的時候，會排出大量高濃度鹽分的汗液。所以我們常說運動大量出汗時，一定要補充鹽分就是這個原因。

因熱而出汗的原因是體溫上升

雖然汗液是用這種機制產生的，但汗液的分泌量並非一直固定不變的，而是天氣愈熱分泌愈多，天氣冷時則幾乎不太分泌。

汗腺的活動受圍繞汗腺的神經（交感神經）控制。該神經與腦部下視丘裡的「發汗中樞」（sudorific center）相連。而在發汗中樞的神經內，存在著具有感應溫度（核心溫度）功能的溫度感受器。再者，來自皮膚和內臟等的全身溫度訊息也都會聚集在發汗中樞，當體溫一升高，再由發汗中樞發出發汗指令。

吃辛辣食物時的出汗

大家應該都有過因吃了加辣椒的辛辣食物而辣到嘴巴周圍或臉部出汗的經驗吧！辣椒裡含有「辣椒素」（capsaicin）的成分，進入口中的辣椒素會與位於舌頭或口中黏膜的感受器（受體）結合。就是這個誘因讓訊號發送到支配嘴巴周圍

汗腺製造汗液的方法

在分泌部（左）藉由細胞中只讓特定離子進出的管狀蛋白質的運作，使氯離子（Cl⁻）儲存在汗腺內（與內腔、汗腺出口相連）。如此一來，汗腺內偏負電，鈉離子（Na⁺）則因為靜電力作用，所以可通過細胞間的連接處，進入汗腺內，結果造成汗腺內的鹽分（NaCl）濃度變高。這時因為汗腺內與汗腺外（組織間液）形成的鹽分濃度（滲透壓）差異，所以水分便會經由可讓水通過的蛋白質以及細胞之間的連接處，從汗腺外流入汗腺內。在將鹽分再次吸收回體內的導管部（右）中，首先Na⁺會從汗腺內移動到汗腺外，接著Cl⁻也會因為靜電力作用和Na⁺連動而移動。事實上鉀離子等也同時在進行移動，但在本圖中省略未繪出。

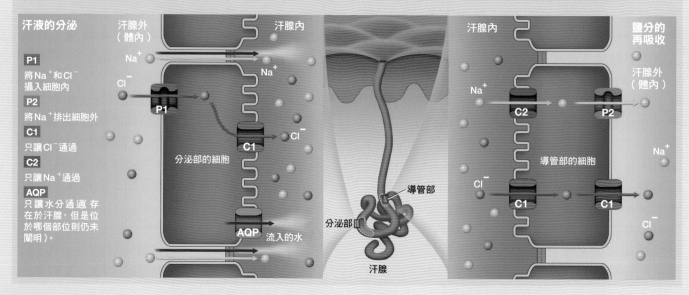

汗液 Q&A

Q. 即使不運動，靠桑拿浴讓身體流汗也能減肥嗎？

A. 靠流汗是無法減肥的。流汗時會流失水分，所以體重會暫時減輕。但是負責調節體溫的外分泌腺中所分泌的汗液雖然含有鹽分，卻幾乎不含任何脂質，因此流汗並不能使脂肪減少，所以自然也和減肥（減去體脂肪）無關。

Q. 感冒時保持暖和使身體出汗，會比較快退燒？

A. 身體退燒時確實會出汗，但卻不是因為流汗而將身體治癒的。發燒的原因是大腦將平時37℃的「設定溫度」提高了數度之故。這時即使流汗，也無法將這個設定溫度降低。當感冒要痊癒時，大腦會將體溫調回設定溫度的值，由於要讓體溫降低到原本的37℃，所以身體便會大量出汗。

Q. 男性比女性更會流汗？

A. 雖然個體差異也是影響發汗量的主要原因，但是很明顯地女性的流汗量比男性少。男女性之間確實存在一些差異，例如女性開始出汗的溫度較高，並且汗腺的功能也較男性差。雖然女性的出汗量較少，發熱量也較男性小，但是並非表示女性就比較怕熱。

Q. 市售的止汗劑是如何抑制流汗的呢？

A. 一般來說，止汗劑中所含的物質會和汗腺開口部位的蛋白質結合之後凝固，藉由堵住汗腺來達到止汗的效果。具有這種功效的成分中多含有檸檬酸等有機酸，以及氧化鋅與明礬等金屬鹽。特別是金屬鹽的作用比有機酸強，因此許多止汗劑中常含有該種成分。

及臉部的汗腺神經。

但是，這種情況下的訊號傳遞方式和平時出汗的情形不同，它不經大腦而是直接抄近路傳遞給汗腺。這與碰到滾燙物體時，手會迅速縮回來的「反射」一樣，都是不經由大腦的反應。

緊張或興奮時為什麼會流汗？

除了氣溫高或吃辛辣食物外，像觀看運動競賽或比賽進行到緊張時刻等情境，也都會讓人「手心冒汗」。

這類發汗通常是出現在緊張或驚嚇等感到「壓力」的時候，這稱為「精神性發汗」，是由發汗中樞以外的其他中樞傳遞指令所造成的出汗。

事實上精神性發汗多見於手心或腳掌，一般認為它能夠發揮「止滑」的功用。您曾經有想要打開塑膠袋，卻因為手指太乾而無法打開的經驗嗎？若是此時手因流汗而溼潤，就能輕易打開塑膠袋了，這是因為汗液具有止滑效果之故。

但是，為何人在緊張的時候需要止滑功能呢？在演化的意義上，是為了能夠在捕捉獵物或是逃離獵食者時，腳底不會打滑之用。事實上，狗和老鼠等動物便是在上述的情況中會從腳掌發汗。

困擾許多人的多汗症又是什麼？

發汗是由腦部的運作所控制，因此有時也會造成某些病症。由於控制汗腺的腦部運作異常，導致出汗量超出身體所需的「多汗症」（hyperhidrosis）就是其中一個例子。多汗症中又以手掌和腳掌大量流汗的「掌蹠多汗症」（palmoplantar hyperhidrosis）為最常見。橫關教授指出：「根據最近的調查顯示，約5.3％的日本人患有掌蹠多汗症。其中症狀嚴重程度足以對日常生活造成不便的患者約有80萬人。」據表示，嚴重的掌蹠多汗症患者甚至會因出汗過度，而對行動電話和個人電腦造成損壞。

另外，甲狀腺等的疾病或藥物副作用也會造成發汗異常。治療方法包括以電流或是藥膏阻斷汗腺活動，或是以內服藥等抑制連接汗腺的神經運作，以及切斷連接汗腺的神經等方法。若有出汗異常現象時，建議至大醫院接受專業醫生的診斷和治療。

為何腳的味道和腋下味道不同呢？

目前為止探討的是汗腺中外分泌腺的話題。事實上除了外分泌腺之外，還有另一種稱為「頂泌腺」（apocrine gland，又稱大汗腺）的汗腺。頂泌腺多分布於腋下或陰部周圍等長有剛硬體毛的部位。一平方公分約有數十個左右，數量比外

動物的體溫調節

本圖顯示了各種哺乳類調節體溫的方法。左邊的四種動物係利用出汗來調節體溫。事實上利用汗液調節體溫的動物並不多。不太流汗的動物，在炎熱的天氣裡無法像人類跑馬拉松一樣，長時間進行劇烈運動。

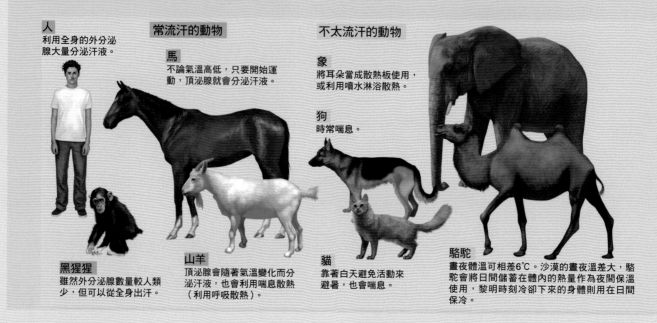

人
利用全身的外分泌腺大量分泌汗液。

常流汗的動物

馬
不論氣溫高低，只要開始運動，頂泌腺就會分泌汗液。

不太流汗的動物

象
將耳朵當成散熱板使用，或利用噴水淋浴散熱。

狗
時常喘息。

黑猩猩
雖然外分泌腺數量較人類少，但可以從全身出汗。

山羊
頂泌腺會隨著氣溫變化而分泌汗液，也會利用喘息散熱（利用呼吸散熱）。

貓
靠著白天避免活動來避暑，也會喘息。

駱駝
晝夜體溫可相差6℃。沙漠的晝夜溫差大，駱駝會將日間儲蓄在體內的熱量作為夜間保溫使用，黎明時刻冷卻下來的身體則用在日間保冷。

分泌腺少很多。

頂泌腺的形狀雖然與外分泌腺相似（86頁插圖），不過仍有差異，例如它比外分泌腺大，且相對於外分泌腺開口處沒有毛囊，它的開口在毛囊側面。再者，由於頂泌腺管壁細胞中的一部分發生破裂，因此所分泌的汗液中含有細胞本身的部分細胞質，所以由頂泌腺分泌的汗液裡含有外分泌腺汗液所沒有的特有脂質和蛋白質。

不可思議的是即使同為「汗臭味」，但腋下的汗臭味與腳底的汗臭味並不相同。造成這種差異的就是頂泌腺。人類的腋下皮膚有頂泌腺，足部卻沒有。當頂泌腺分泌的汗液中所含的脂質經由皮膚表面的細菌分解時，腋下就會發散出特有的氣味。

雖然我們習慣將汗味稱為「汗臭味」，但其實不論是由外分泌腺或是頂泌腺所分泌出來的汗液，原本都是無臭的，是因為細菌將汗液中的成分與皮脂分解，才會產生異味。腳比手更容易產生異味，也是由於穿著鞋襪，形成溼度高且利於細菌繁殖的環境所致。

頂泌腺雖然從出生時就已經存在於皮膚，卻是在青春期之後才開始活躍地分泌汗液，所以腋下特有的氣味也是在青春期之後才開始產生的。

若是在意腋下的氣味，該如何是好呢？橫關教授表示：「重要的是保持清潔，注意通風使腋下保持乾燥。」由於汗液本身並沒有氣味，所以只要能抑制細菌生長，便能夠抑制異味。

人類的出汗相當特殊

人類汗腺的數量是外分泌腺遠多於頂泌腺，但是多數動物的情形則是頂泌腺數量較多，只有在足部等特定部位才會有外分泌腺。為何會有這般差異呢？至今仍未有明確的答案，但有可能是由下述情形造成的。

爬蟲類等低等動物的體內，未具有可保持恆溫的體溫調節機制，體溫的調節得仰賴各種獨特行為。例如天氣炎熱時用水沖淋身體，或是躲在陰影下減少活動等。即使是現在的哺乳類，也留有這些行為，因此可以見到豬玩泥巴浴，或獅子一動也不動地趴在樹蔭下的情景。

一般認為哺乳類最早利用水分蒸發以達散熱的機制是「喘息」。這就像現在狗類會利用快速呼

汗液能強化皮膚障壁功能？

這是描繪汗液具有的皮膚障壁功能（skin barrier function）之示意圖。在汗液正常分泌時（左），能夠去除老舊角質細胞的酵素、抑制因蟎蟲分泌的蛋白質切斷皮膚連接部位的酵素，以及能夠抑制細菌繁殖的抗菌胜肽等都會隨著汗液一起分泌，以保護皮膚。在汗液分泌不正常時（右），保護的屏障將受到破壞，皮膚便可能因過敏物質而發炎，或產生細菌繁殖。

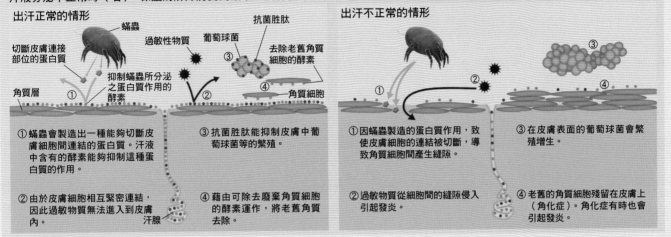

出汗正常的情形

蟎蟲
切斷皮膚連接
部位的蛋白質
抑制蟎蟲所分泌
之蛋白質作用的
酵素
角質層
①

過敏性物質　葡萄球菌
③

抗菌胜肽
去除老舊角質
細胞的酵素
④　角質細胞
②

汗腺

①蟎蟲會製造出一種能夠切斷皮膚細胞間連結的蛋白質。汗液中含有的酵素能夠抑制這種蛋白質的作用。

②由於皮膚細胞相互緊密連結，因此過敏物質無法進入到皮膚內。

③抗菌胜肽能抑制皮膚中葡萄球菌等的繁殖。

④藉由可除去廢棄角質細胞的酵素運作，將老舊角質去除。

出汗不正常的情形

①　②　③　④

①因蟎蟲製造的蛋白質作用，致使皮膚細胞的連結被切斷，導致角質細胞間產生縫隙。

②過敏物質從細胞間的縫隙侵入引起發炎。

③在皮膚表面的葡萄球菌會繁殖增生。

④老舊的角質細胞殘留在皮膚上（角化症）。角化症有時也會引起發炎。

吸，將水分從口鼻的黏膜蒸發達到散熱的機制是一樣的。這對小型哺乳類動物來說是相當有效的方法。

但是對體型大的動物來說，熱容易悶在體內，所以需要更有效的散熱方式。出汗就是為了因應這個需求而發展出來的。馬和山羊是將頂泌腺的機能進化，發展成能夠以頂泌腺分泌大量汗液。另一方面，人類的情況則是將原本只存在手部與足部的外分泌腺擴展分布至全身。

既然全身都有了外分泌腺，照理說人類應該不再需要頂泌腺。事實上，人類頂泌腺的明確功能尚不得而知。通常在演化的意義上，不需要的器官將會退化，失去功能。但為何人類還要留著保有分泌功能的頂泌腺呢？

據指出，其中一項作用是作為分泌氣味與費洛蒙（pheromone）的器官。

雖然目前並沒有確鑿證據證實人類有利用費洛蒙，但是經由實驗已可確定，男性腋下的氣味具有使女性放鬆的功能，而女性腋下所分泌的某種物質，有時會導致其他女性的生理週期同步化的情形。

以人類而言，腋下除了有頂泌腺外，也存在外分泌腺，即使在溫暖環境下也會少量分泌。該汗液蒸發會與氣味及費洛蒙混雜，形成水蒸氣，經

由腋下的開閉（上肢運動）釋放到空氣中。一般認為這有將頂泌腺汗液中的氣味和費洛蒙擴散到周圍的作用。也就是說，人類具有活用頂泌腺功能的機制。

培養健康的流汗習慣

近年來更受注目的汗液新功能，就是它能保護皮膚。根據近年研究證實，外分泌腺分泌的汗液中所含有的蛋白質，具有可去除老舊角質細胞和抗菌的功能（上面插圖）。橫關教授表示：「汗液中有益蛋白質的發現，也讓我們逐漸了解汗液的新功效。大家不應該用止汗劑過分抑制汗液，而是應該讓身體流出有益的汗液。」

使身體流出健康汗液的方法之一是培養中等程度的負重運動習慣。藉由運動習慣的培養，可以感受出發汗量的增加，身體回收鹽分能力的提升，以及因發汗而使體溫降低等的變化情形。如此一來，身體可以很敏感地察知體溫變化，在體溫升高時頻繁出汗。據表示，這時如果汗液中的鹽分濃度低，汗液便會很快蒸發。鹽分濃度下降的話，既可減少皮膚黏膩的不適感，又能減輕發汗時鹽分流失的危險性。

少了汗液，我們便無法健康地生活。何不試試痛快地流汗，好好地享受流汗的好處呢。🪐

3 了解以獲改

協助　渡邉賀子／宮崎 滋／赤柴恒人／矢吹省司／山名哲郎／川口 潤／辻野義雄／關根嘉香
　　　／植野正之／山口太一／橋本健史／堀尾武史／小牧 元／田中喜秀
執筆　安藤壽康

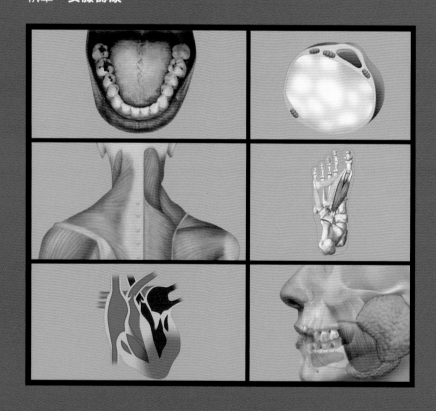

善！體質的「？」

會不會打鼾？身體僵硬還是柔軟？像這種體質差異會因人而有很大的不同。為什麼會產生這種個人體質差異呢？此外，可以考慮採取哪些措施來改善體質呢？有些體質若放任不管，任其惡化，最後會對身體帶來不良影響。在Part3，我們將介紹一些大家容易忽略且需要改善的體質及其機制。

虛寒症	體臭
代謝症候群	口臭
打鼾	身體柔軟度
肩頸僵硬	腳抽筋
便祕	血壓
健忘	壓力
自然捲與燙髮	心理與行為特質

虛寒症

為什麼以女性居多？
為什麼會覺得冷？

天氣一冷，便有許多人為虛寒症所苦。虛寒症有各種不同的症狀，並非唯有手腳末梢冰冷，舉凡「上熱下寒症」、「隱性寒症」等也都屬於虛寒症的症狀。為什麼會產生這些狀症？再者，一般而言，虛寒症以女性居多，這又是為什麼呢？

協助

渡邊賀子　日本慶應義塾大學醫學院漢方醫學中心兼任講師
　　　　　麻布MUSE診療所名譽院長
　　　　　帶山中央醫院理事長

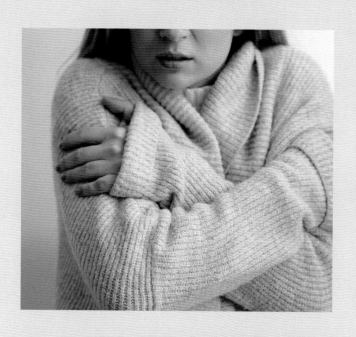

天氣一冷，就有許多人因為身體寒冷而感到苦惱。尤其女性，因虛寒症而感到痛苦者更不在少數。對於虛寒症極有研究的日本慶應義塾大學醫學院漢方醫學中心渡邊賀子博士便指出，大約每兩位女性就有一人自覺患有虛寒症。

虛寒症是需要治療的對象？

就算在氣溫相同的情況下，每個人對冷的感受也會有所不同。即便是冬天，還是有人會穿著短袖出門，但也有一些人縱使待在溫暖的房內或躲在被窩裡，還是會感到手腳冰冷。若您是虛寒症患者，難道只能對寒性體質完全束手無策嗎？

渡邊博士表示：「目前所說的寒冷或冰冷是表示『寒性』之意，亦即大多是指體質而言。虛寒症不僅會帶來痛苦，也可能會誘發疾病產生。再者，隨著防範疾病於未然的預防醫學觀念之普及，虛寒症也漸漸成為治療的目標對象。」

治療和研究虛寒症的醫生，大家對於虛寒症的見解大致相同，認為「手腳或下半身等部分身體部位，或者是全身感到發冷並有痛苦感覺」，就可以視為虛寒症。也就是說虛寒症不是以體溫等數值為基準，而是以自覺症狀為主。

覺得熱，但其實卻是處於冰冷狀態

虛寒症有各種不同的症狀形式。訴諸虛寒的人，大多是手腳末梢冰冷。年紀比較大的長者大多是下

半身感到冰冷，而更年期的婦女則容易產生上半身潮熱而下半身發冷的「上熱下寒」現象。除此之外，也有人是感到全身發冷。

再者，也有些是手腳一直發燙，自己也感覺熱，但實際上身體內部卻處在冷的狀態。由於患者對於體寒沒有自覺，因此也有人稱此為「隱性寒症」。

身體一半以上熱量是由肌肉產生

渡邊博士表示：「虛寒症是因為體內無法順利製造出熱量以及熱量無法順利運行之故。」

當熱源的營養不足時，身體自然會冰冷。再者，肌肉也是製造熱量不可或缺的來源（下面插圖），因為一天中所產生的熱量約有六成來自肌肉之故。

一般而言，女性比男性少約一成左右的肌肉量，這也是虛寒症患者為什麼以女性居多的原因之一。順帶一提的是脂肪組織中血管較少，因此大致不會產生熱量，但具有隔熱作用。因此脂肪少的話，較易散熱，身體也就特別容易覺得冷。這也是為什麼運動不足而身材纖瘦的女性容易怕冷，而肌肉和脂肪較多的相撲選手卻容易怕熱的理由。

再者，血液是體內熱量的運送者，因此低血壓或動脈硬化等血液循環障礙疾病都是造成虛寒症的主要原因。而女性患有貧血和低血壓者又較多，這也是為什麼女性得到虛寒症的比例會較高的理由。

此外，調節血液的「自律神經」如果失調也會引起虛寒問題。

人體具備體溫調節機制

人體的核心溫度（深層體溫）大致一直保持在37℃。而人體的自律神經具有使體內核心層溫度不受外界溫度影響，保持恆定的作用。自律神經的交感神經和副交感神經，會對同一器官或分泌腺起拮抗作用，以進行體溫的調節。

例如寒冷時，交感神經會使末梢血管收縮，讓體內深層熱度不會發散，因此即使四肢冰冷，也能避免體內深層受寒。而當回到溫暖狀態時，就輪到副交感神經占優勢。由於副交感神經能使血管擴張，因此可促使熱量向全身傳遞（次頁插圖）。

前面所述的「隱性寒症」，就是即使在寒冷時，也是由副交感神經占優勢，導致不斷散熱所引起的。由於對熱較為敏感的手腳相對暖和，因此造成對寒冷沒有自覺。而一般常見的末梢型虛寒症是即使在溫暖場所，也是由交感神經占優勢，造成四肢冰冷無法恢復到正常狀態。再者，「上熱下寒」也是因自律神經失調所引起的。

疼痛或疲勞現象也可能是罹患虛寒症

那麼，如果身體虛寒又放任不管，會造成什麼後果呢？

虛寒可能導致如類風溼性關節炎（rheumatoid arthritis）等疾病的惡化。再者，虛寒症患者會比非虛寒症患者容易出現某些症狀，主要症狀有疲勞、四肢無力、頭痛和腰痛等痛症，以及頭暈和站

身體的熱量主要是由肌肉產生

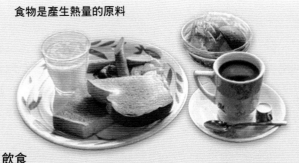

食物是產生熱量的原料

飲食
飲食和肌肉兩者皆是產生熱量不可或缺的要素，因此營養不良和運動不足都是造成虛寒的原因。

◎本圖表示產生身體熱量的部位及比例（比例資料係渡邊博士提供）

產生熱量的部位及其比例（一般活動時）

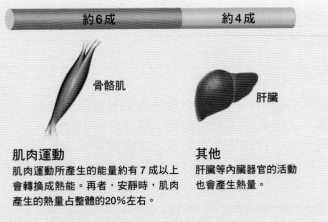

約6成　　約4成

骨骼肌　　肝臟

肌肉運動
肌肉運動所產生的能量約有 7 成以上會轉換成熱能。再者，安靜時，肌肉產生的熱量占整體的20％左右。

其他
肝臟等內臟器官的活動也會產生熱量。

體內備有保持深層體溫相對恆定的機制

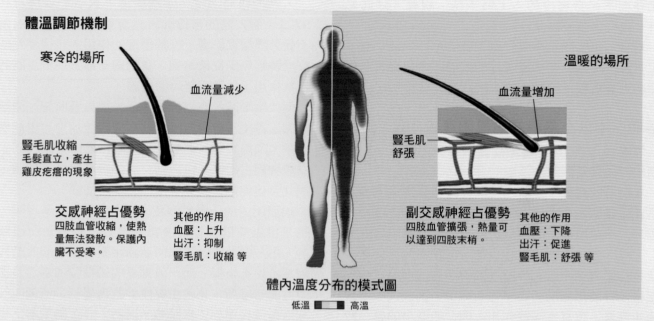

體溫調節機制

寒冷的場所

血流量減少

豎毛肌收縮
毛髮直立，產生
雞皮疙瘩的現象

交感神經占優勢
四肢血管收縮，使熱量無法發散。保護內臟不受寒。

其他的作用
血壓：上升
出汗：抑制
豎毛肌：收縮 等

溫暖的場所

血流量增加

豎毛肌
舒張

副交感神經占優勢
四肢血管擴張，熱量可以達到四肢末梢。

其他的作用
血壓：下降
出汗：促進
豎毛肌：舒張 等

體內溫度分布的模式圖

低溫 ▮▮▯ 高溫

本圖是自律神經（交感神經和副交感神經）所負責的體溫調節機制示意圖。虛寒症大多是因為該項調節功能無法順利運作，以致於就算在溫暖的場所也會產生手腳冰冷的現象。

起來就感到頭暈眼花等。此外，前面有提及的潮熱和上熱下寒等，也都是寒氣累積之後所容易形成的現象。

渡邊博士表示：「需要激素等內分泌、神經系統、免疫系統的相互作用才能使整個身體達到平衡狀態。而如果患有虛寒，則會對該平衡帶來影響。換句話說，虛寒可視為疾病的前兆。」

再者，虛寒症也是某些疾病的警訊。例如在糖尿病前期，身體會併發強烈的寒冷感。糖尿病在發展中，多數沒有自覺症狀，因此大部分是直到發生併發症時才知道患病。換句話說，虛寒也是糖尿病的警訊之一。

如何預防虛寒？

預防虛寒症，除了要隨時調節衣服的穿著外，基本上還是需要利用飲食、運動來溫熱身體。飲食方面，只要熱量不是零的食物都可以成為熱量來源，當然也有對虛寒特別有效的食物，薑就是代表性食物之一。這是因為薑的辛辣成分「薑辣素」（gingerol）和「薑烯酚」（shogaol）具有促進血液運行，溫暖身體的功能。

虛寒有時是疾病的警訊

原因	症狀
甲狀腺功能低下	由於甲狀腺激素分泌不足（體內化學反應），導致代謝不良，容易造成身體冰冷。以女性居多。
結締組織性疾病	類風溼關節炎等免疫性疾病。指尖變白之後，感到發冷，若有發麻現象，就要特別小心。以女性居多。
糖尿病	糖尿病導致的動脈硬化和神經障礙容易引起難治性的虛寒和皮膚變色。以男性略多。

除了薑之外，辣椒、蔥、大蒜等可作為香辛料使用的食材，也都具有可使血液循環順暢和溫熱身體的效果。此外，壓力容易造成自律神經失調，因此可以利用如泡溫水澡等來舒緩心情，懂得舒緩心情是非常重要的。

不過如果長期情況沒有改善，有可能就是其他疾病的警訊（上表），因此千萬不要很單純地認為只不過是個虛寒症而已。如果感覺異常冰冷時，建議還是就醫診治。

代謝症候群

為什麼內臟脂肪有害呢？
兒童也會罹患代謝症候群嗎？

很多人看到自己的腹圍，就開始擔心是否罹患了「代謝症候群」。究竟具備哪些條件才算是構成「代謝症候群」？為什麼脂肪對身體有害呢？再者，一般人印象中，罹患代謝症候群者以中年以上的男性居多，不過據表示，實際上近來患有代謝症候群的中小學生有增加的趨勢。

協助

宮崎 滋　日本結核預防會理事・綜合健診推進中心所長

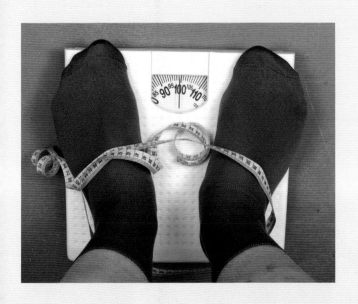

「代」謝症候群」（metabolic syndrome）也稱作「內臟脂肪症候群」。所謂「代謝」是指體內消耗以及合成能量、物質的化學反應。當「內臟脂肪」囤積，會造成能量不易消耗，進而導致代謝功能異常，結果可能形成糖尿病、高血壓、高血脂症等多種的「生活習慣病」（亦即常說的慢性病），也可能增加罹患的風險，這就是所謂的「代謝症候群」。

　　一般認為生活習慣病容易造成血管負擔，引起動脈硬化，最後導致心肌梗塞或腦中風等問題。最近也逐漸闡明代謝症候群還會增加罹患癌症和失智症的風險。因此代謝症候群可說是攸關著性命安全。

能量來源「脂肪」對身體有害的理由

　　內臟脂肪的原形主要是因蓄積中性脂肪等脂質而體積變大的白色脂肪細胞（white adipocyte）。在體內，分布在固著大小腸的「腹膜」等部位之白色脂肪細胞會將能量以脂質形式儲存，以供需要時使用。再者，當白色脂肪細胞的脂質過多時，肌肉和內臟器官本身也會附著脂質，形成「大理石紋路」（霜降肉）的狀態。順帶一提的是一般從皮膚上可以捏起的贅肉是「皮下脂肪」。

　　為何形成能量的內臟脂肪會對身體有害呢？這是因為脂肪細胞在儲存脂質的同時，也能分泌有調節代謝作用的蛋白質等各種「激素」。當脂質堆積過多時，會導致某些激素分泌過剩，但同時

也會讓某些激素反而難以分泌。如此一來，便會造成血糖值不易下降等情況，對代謝產生不良影響。據表示，內臟脂肪分泌的激素量比皮下脂肪多，因此造成的影響也比較大。

符合代謝症候群的第一條件是腹圍肥胖

2008年起，日本針對40～74歲的國民施以「代謝症候群健檢活動」。台灣也曾針對高危險群患者進行過「代謝症候群照護方案」。相信有不少人最近才接受身體健康檢查，並被診斷罹患「代謝症候群」或是成為「代謝症候群的高危險群」。

在代謝症候群的健檢中，通常會使用幾項檢查項目作為判斷是否有內臟脂肪囤積的現象。診斷的項目主要有四項。

符合代謝症候群的第一條件是腹部周圍的長度「腹圍」。以電腦斷層掃描（CT Scan）觀測腹部橫斷面，可以得知腹圍越大者，其內臟脂肪也有越多的傾向。在台灣，男性腹圍超過90公分，女性腹圍超過80公分（日本則是男性腹圍超過85公分、女性腹圍超過90公分），都屬於符合代謝症候群的條件之一。超過該項標準值表示罹患生活習慣病的風險是一般人的1.5倍。再者，衣服尺碼

內臟脂肪為什麼有害呢？

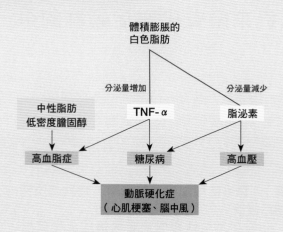

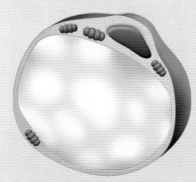

體積膨脹的白色脂肪細胞

儲存脂質而體積膨脹的白色脂肪細胞所分泌的激素量異常。例如，當致使血糖值難以下降的「TNF-α」（A型腫瘤壞死因子）分泌過多時，同時也會造成促進血糖和血壓下降的「脂泌素」（adiponectin）不易分泌。再加上血脂肪（中性脂肪或低密度膽固醇）量的增加，便容易引起生活習慣病，甚至引起動脈血管硬化。

形成代謝症候群的條件？

第一項條件是「腹圍」。在腹部下垂、肚臍向下時，測量「肋骨下方」與「腰骨突起部分」的中間部位。在下表的四項條件中，包含腹圍在內，只要符合其中三項，即可判定為罹患代謝症候群，若是符合二項則可以判定為「代謝症候群的高危險群」。在特定的檢康檢查中，也會將有無抽煙等列入考量範圍。

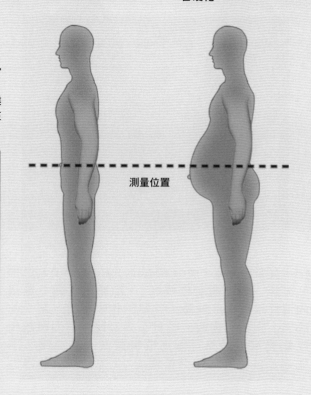

測量位置

診斷項目		男性	女性	中小學生
□腹圍 ※第一條件		超過85cm	超過90cm	超過80cm（小學生為超過75cm）
□血糖值（空腹時）		110 mg/dl以上		100 mg/dl以上
□血壓	收縮壓（上）	130 mmHg以上		125 mmHg以上
	舒張壓（下）	85 mmHg以上		70 mmHg以上
□脂質	中性脂肪	150 mg/dl以上		120 mg/dl以上
	高密度膽固醇	小於40 mg/dl		小於40 mg/dl

代謝症候群和生活習慣病最終會導致血管堵塞（動脈硬化症）

血糖值高時所增加的活性氧以及高壓的血液，會造成血管內膜受傷，而巨噬細胞和中膜的細胞便會從該傷口進入，致使增加的血脂肪堆積，導致內膜和中膜之間膨脹鼓起。為了修復傷口也引起血栓形成，結果造成血管堵塞。

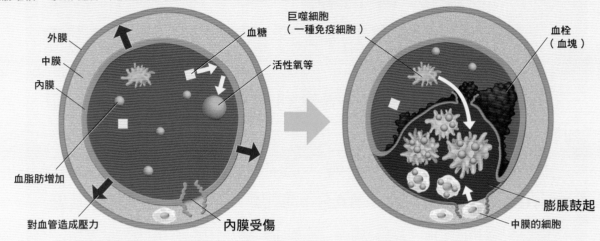

上所謂的「腹圍」長度是指身體最細的位置或穿褲子的位置，和這裡所指的腹圍不同。

剩下的三個項目是血糖值、血壓和血脂肪。包含腹圍在內，只要符合其中三項，即可判定為罹患代謝症候群，若是符合二項則可以判定為「代謝症候群的高危險群」。在日本2008年度所實施的健檢結果中，約每4人即有1人被判定為患有代謝症候群或是為代謝症候群的高危險群（資料來自日本2008年度特定健檢和特定保健指導實施狀況的報告結果）。

對於代謝症候群及肥胖極有研究的日本結核預防會理事暨綜合健診推進中心宮崎滋醫師表示：「和肥胖者比例快超過70％的美國不同，在日本，目前還只是處於肥胖者逐漸增加的狀況，因此實施健檢是希望能利用簡單的條件，早期發現代謝症候群並達到改善的目的。」

對女性的標準值太寬？

在日本，女性腹圍超過90公分才算是符合代謝症候群的條件之一，所以常有報導指出最好能提高日本女性的腹圍標準。因此，日本目前也針對該項標準在進行研究，以提出適合的數值。

宮崎醫師表示：「由於日本女性的皮下脂肪比內臟脂肪容易囤積，因此即使是相同腹圍，她們的內臟脂肪有較少的傾向。再者，日本女性的心肌梗塞等的發病率原本就只有男性的三分之一，所以如果提高標準的話，將會有很多人被判定為罹患代謝症候群。這樣一來，連風險不高的人也將會被列入其中。」

兒童也須小心代謝症候群上身！

實際上年輕讀者也千萬不可將代謝症候群視為無關己身之事，因為兒童的肥胖率有年年攀升的趨勢。有研究報告指出，脂肪細胞的數量在胎兒期和青春期會大幅增加，當年齡超過20歲後，大致上就固定了。因此據表示，肥胖大多是受到高熱量和運動量不足的影響。

宮崎醫師說：「有數據顯示，在罹患代謝症候群15～20年後，發生心肌梗塞等機率會提高。依照這種算法，假設在15歲就患有代謝症候群，則可能在30～35歲時就會出現心肌梗塞症狀。」因此和成人一樣，針對兒童也設有代謝症候群的診斷基準。宮崎醫師表示：「或許應該考慮下修代謝症候群的健檢年齡。」

矯正生活習慣

雖然代謝症候群的危險性難以預料，不過解決方法卻是眾所皆知。宮崎醫生表示：「一言以蔽之，罹患代謝症候群的原因是飲食過量和運動不足。限制熱量的攝取和增加肌肉量的運動是遠離代謝症候群的最有效方式。」再者，在對代謝症候群患者的健康指導上，一般建議是持續記錄飲食和體重，了解自己的生活習慣，方為解決代謝症候群的第一步。如果您對代謝症候群有點在意的話，要不要立即去記錄一下今天的飲食情況呢？

打鼾

為什麼會打鼾？
打鼾後的暫停呼吸會有危險嗎？

打鼾常會在不知不覺中攪擾到旁人。為什麼會產生如此吵人的鼾聲呢？

　　據研究，嚴重的打鼾與「睡眠呼吸中止症」（sleep apnea syndrome，SAS）有關，也和白天嗜睡以及心臟及腦血管疾病有關。這到底是怎麼一回事呢？

協助

赤柴恒人　日本志木呼吸胸腔科診所院長

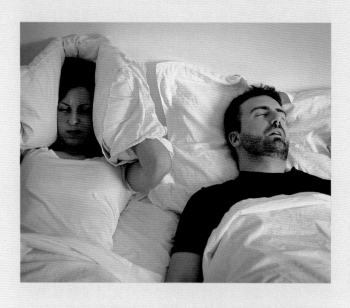

　　般人常會有「打鼾＝熟睡」的刻板印象。例如，我們常會以「鼾聲如雷」形容睡得香甜。

　　但日本睡眠學專家，也是日本志木呼吸胸腔科診所的赤柴恒人院長則指出：「嚴重的打鼾代表睡眠品質不佳。」打鼾本身不是病，但嚴重的打鼾卻意味著可能是罹患某些疾病的警訊。

呼吸道變窄，引發打鼾

　　當睡得沉穩時，從鼻子和嘴巴吸進的空氣是和清醒時的狀態一樣，都在沒有阻力下進入肺部。

　　而打鼾時，呼吸道（氣體進入肺內的通道）中的咽喉部（上呼吸道）會變窄，對氣流產生阻礙。當氣流強行通過狹窄空間時，振動咽喉部周圍組織，形成吵人的鼾聲。

　　呼吸道變窄的原因很多。例如仰睡時，舌根及軟顎（隔開口腔和鼻腔的「隔板」中，較接近咽喉部的柔軟組織）等會因重力而後墜，使呼吸道變窄。再加上進入睡眠狀態時，肌肉鬆弛，舌根會向後墜。

　　以上如果再加上因肥胖而導致咽喉內側附著脂肪者，就更容易打鼾了！再者，就算是瘦子，如果下顎過小或者下顎內縮，也容易打鼾。此外，扁桃腺肥大以及鼻炎也都是引起打鼾的原因。

反覆出現呼吸暫停現象容易發生危險

打鼾表示還在呼吸狀態，但如果呼吸道更縮窄，就可能危害身體健康。赤柴院長表示：「大聲打鼾後，鼾聲突然停止，不久馬上又開始大聲打鼾。這種打鼾是帶有危險性的。」

這是因為鼾聲在停止間，呼吸道會關閉成為無呼吸狀態。嚴重的人，有時候甚至會持續1～2分鐘處在呼吸停頓狀態。據說有人一晚暫停呼吸次數高達300～400次。

睡眠時，如果每小時發生呼吸中止（或者是伴隨著血液中含氧量下降的淺呼吸）的次數超過5次，每次時間超過10秒以上，同時又有白天嗜睡傾向，即可診斷為「睡眠呼吸中止症（SAS）」（或稱睡眠呼吸暫止症候群）。患有睡眠呼吸中止症的男性比女性多，但過了更年期後，則男女罹患的比例幾乎沒有差別。據表示，日本國內罹患睡眠呼吸中止症的人數大約是200萬人。

白天有強烈的睡意

睡眠時，如果發生持續呼吸暫停，偵測到該異常現象的大腦即會清醒。結果會讓上呼吸道（咽喉）周圍的肌肉又再開始活動，使呼吸道變寬。接著又打鼾，馬上再重返睡眠狀態，呼吸道再阻塞，呈現呼吸中止狀況。睡眠呼吸中止症就是像這樣，不斷重複清醒和入睡的過程，這幾乎等於沒睡一樣。

雖說一個夜晚醒來很多次，但本人在醒來時並無記憶，還認為自己睡得很沉。赤柴院長指出：「患有睡眠呼吸中止症的人，本身並未察覺到實質上自己沒有睡得很好，所以很容易像在開車途中，猛然產生睡意，引發車禍。」患有睡眠呼吸中止症的人，即使明知在開車中或身處重要會議時，絕不能睡著，但因睡眠呼吸中止症所引起的睡意是非常強烈的，所以經常無法控制自己的睡意。

另外這種病症也會引發其他問題。赤柴院長說：「因呼吸中止而使氧氣無法進入身體時，對身體會有不良影響。特別對循環器官、心臟、腦部的影響最大。」如果放任睡眠呼吸中止的情形

打鼾的機制 下圖描繪了正常睡眠狀態（左）、打鼾狀態以及呼吸中止狀態（右）的呼吸道截面圖。當呼吸道變窄時，就會打鼾。如果呼吸道堵塞時，就會發生呼吸中止狀態。

正常睡眠狀態時
呼吸道的空間足夠讓氣流暢通無阻。

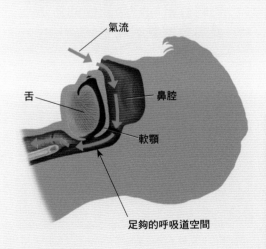

氣流
舌
鼻腔
軟顎
足夠的呼吸道空間

打鼾和呼吸中止狀態時
舌根因重力作用後墜，使呼吸道變窄，對氣流產生阻力，造成喉部組織（主要是軟顎）振動，引發打鼾。當呼吸道完全堵塞時，便會造成呼吸中止現象。

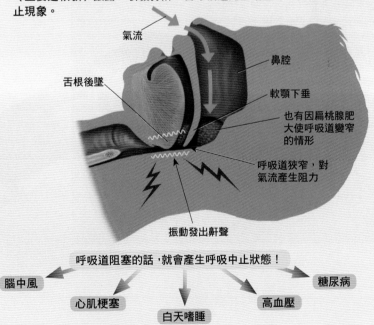

氣流
舌根後墜
鼻腔
軟顎下垂
也有因扁桃腺肥大使呼吸道變窄的情形
呼吸道狹窄，對氣流產生阻力
振動發出鼾聲

呼吸道阻塞的話，就會產生呼吸中止狀態！

腦中風
心肌梗塞
白天嗜睡
高血壓
糖尿病

發生，則可能會增加罹患心肌梗塞和腦中風的危險。另外，睡眠呼吸中止症也和高血壓及糖尿病有關。

側睡可以減輕打鼾症狀

在減輕打鼾和睡眠呼吸中止症的方法中，可以馬上一試的是側睡或趴睡，因為它可以防止舌根因仰睡產生的重力作用所導致的後墜情形。

睡前喝酒也要有所控制。因為睡前喝酒會讓咽喉肌肉鬆弛，比較容易堵塞呼吸道。再者，有人認為睡眠呼吸中止症所導致的睡眠不足，可以用安眠藥解決。那是錯誤的觀念，因為服用安眠藥反而會使睡眠呼吸中止症更嚴重。原因在於服用安眠藥和喝酒一樣，都會讓咽喉的肌肉放鬆。

從鼻部灌入氣體是有效的治療法

對於睡眠呼吸中止症，現已有稱為「持續性呼吸道正壓」（CPAP）的高效治療法（下面插圖）。CPAP是Continuous Positive Airway Pressure的縮寫，也可稱為經鼻式正壓呼吸治療法。

CPAP治療是在睡覺時，在鼻子上戴上罩子，

透過罩子內送出的加壓空氣，使呼吸道擴張，以防止呼吸暫停的方法。對於因睡眠呼吸中止症而困擾的人來說，CPAP可以使這種睡眠時呼吸暫停的症狀消失，也就是說，拜此之賜，可以享受到真正的睡眠品質。

此外，也可以在睡覺時，使用「咬嘴」（mouthpiece）讓下顎往前移動，以擴大呼吸道的方法。然而不論是CPAP或咬嘴都只是一種治標的方法，無法根治睡眠呼吸中止症。目前比較遺憾的是沒有可以完全根治睡眠呼吸中止症的藥物。不過如果是因扁桃腺肥大所造成的睡眠呼吸中止症，則可以利用外科手術切除扁桃腺，以擴大呼吸道。

在引起睡眠呼吸中止症的原因中，最多的乃是肥胖。這時最有效的治療方法就是減重。不過據表示，大多需要減掉10～30公斤才能改善睡眠呼吸中止症的症狀。像這樣大量的減重當然絕非易事。不過解決睡眠呼吸中止症的問題，讓自己遠離白天嗜睡困擾，並降低罹患循環器官疾病的風險，這應該可以成為支撐減重的一大動力。

治療睡眠呼吸中止症的方法——CPAP治療法

睡眠呼吸中止症（SAS）是造成許多疾病的原因。插圖是有效醫治睡眠呼吸中止症的治療法——CPAP的示意圖。將罩子戴在鼻部，利用送進的加壓空氣，使呼吸道擴張，以防止呼吸暫停的情況發生。

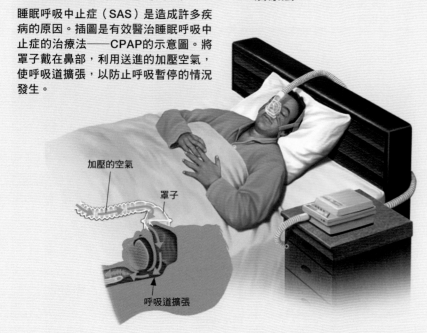

加壓的空氣

罩子

呼吸道擴張

對應打鼾和呼吸暫停的方法及需要留意的地方

1. 側睡或趴睡
可以減輕舌根因重力作用後墜，導致呼吸道堵塞的情形。

2. 睡前不喝酒
酒精會使咽喉周圍肌肉鬆弛，有時可能造成仰躺時呼吸道變窄。

3. 服用安眠藥會造成反效果
安眠藥會使咽喉周圍肌肉鬆弛，有時可能造成仰躺時呼吸道變窄。

4. 減重
肥胖是造成睡眠呼吸中止症（SAS）的最大原因。如果原因是出在肥胖，減重便是最好的治療法。

肩頸僵硬

肩頸僵硬的原因為何？
有哪些有效的治療方法？

從兒童到老年人不分年齡，極多人深受「肩頸僵硬」的困擾。肩頸僵硬是一種讓人感到肩部周圍肌肉僵硬沉重的不舒服症狀。究竟為何會發生這樣的症狀？坊間充斥著各種治療法，但這些治療法又是否具有科學根據呢？

協助

矢吹省司　日本福島縣立醫科大學醫學院整型外科講座暨疼痛醫學講座教授

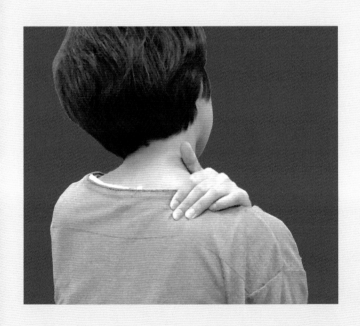

根據日本厚生勞動省（相當於台灣衛生福利部）對所有年齡層進行調查的結果，發現男性有6％、女性有12％的人都患有肩頸僵硬的症狀（依據2016年日本國民生活基礎調查資料）。若以症狀別來看，日本男性的話，肩頸僵硬的排名是第二，僅次於腰痛；女性則是勝過腰痛，為第一名。肩頸僵硬可以說已經成為日本的「國民病」了。

肩頸僵硬的症狀多，難以定義

究竟肩頸僵硬是指何種症狀呢？對於肩頸僵硬極有研究的日本福島縣立醫科大學矢吹省司教授表示：「肩頸僵硬係指從頸部到肩膀、背部，出現僵硬感、沉重感等主要症狀。此外類似感覺肌肉緊繃、疲倦感、不適感、鈍痛感等各種症狀也都可視為『肩頸僵硬』的表現。在醫學上並未有明確的定義。」

即使肌肉僵硬也未必會引起肩頸僵硬

會產生肩頸僵硬的是位在肩膀周圍的肌肉，大多是以大片覆蓋關節的肌肉「斜方肌」（trapezius）為中心所出現的症狀。矢吹教授說：「當局部肌肉產生血液循環不良、肌肉僵硬，就會引起肩頸僵硬的症狀。」

肌肉硬邦邦一定會引起肩頸僵硬嗎？矢吹教

授曾經做過有關肌肉僵硬度（肌肉硬度）與肩頸僵硬有無關連的調查。結果平均上確實肩頸僵硬者，其肌肉比沒有肩頸僵硬的人硬。然而據表示，還是有肌肉硬的人不會肩頸僵硬；而肌肉柔軟的人有嚴重肩頸僵硬的情形。

矢吹教授表示：「肩頸僵硬是一種自覺症狀，所以要以客觀的指標來判斷極為困難。再者，目前即使使用核磁共振造影（MRI）或X光電腦斷層掃描（X-ray computed tomography）等體內斷面攝影的方法，也無法指出『僵硬』的位

肩頸僵硬是發生在哪個位置？

肩膀周圍的肌肉血液循環不良、肌肉僵硬都會造成肩頸僵硬的現象。除了肌肉僵硬、沉重外，還可能會有各種不同的感受，例如疲勞感、肌肉緊繃、不適感、鈍痛感等。

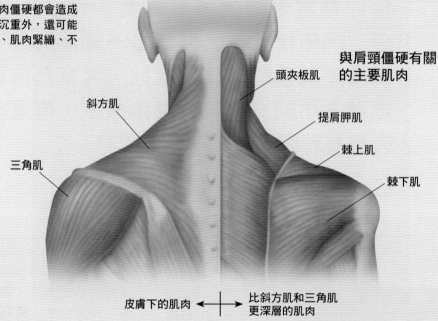

與肩頸僵硬有關的主要肌肉

頭夾板肌
斜方肌
提肩胛肌
棘上肌
三角肌
棘下肌

皮膚下的肌肉 ←→ 比斜方肌和三角肌更深層的肌肉

什麼原因會引起肩頸僵硬？

右圖是一般較為人知引起肩頸僵硬的主要原因。可以分為無法指出引起肩頸僵硬原因的「原發性肩頸僵硬」，以及因其他疾病引起肩頸僵硬的「次發性肩頸僵硬」。肩頸僵硬的原因有各式各樣，並且大多是複合因素。

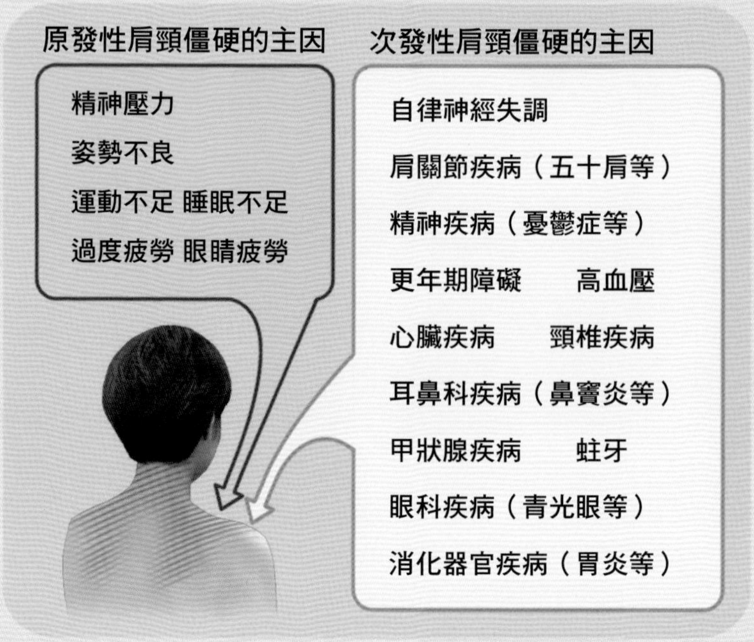

原發性肩頸僵硬的主因

精神壓力
姿勢不良
運動不足 睡眠不足
過度疲勞 眼睛疲勞

次發性肩頸僵硬的主因

自律神經失調
肩關節疾病（五十肩等）
精神疾病（憂鬱症等）
更年期障礙　　高血壓
心臟疾病　　頸椎疾病
耳鼻科疾病（鼻竇炎等）
甲狀腺疾病　　蛀牙
眼科疾病（青光眼等）
消化器官疾病（胃炎等）

置。」

壓力會造成肌肉緊繃

造成肌肉血液循環不良，引發肩頸僵硬的主要原因是什麼呢？矢吹教授表示：「除了運動不足或姿勢不良等身體上的壓力外，還有因精神壓力引發肩頸僵硬的情形。」

當身心遭受壓力，大腦會透過「交感神經」發出指令，使肌肉緊繃。這時分布在肌肉中的微血管會受到壓迫，以致妨礙血液循環。結果造成肌肉氧氣供應不足，老舊廢物也無法排出而堆積在體內。這種狀態傳遞到大腦，即會產生肩頸僵硬出現的痛感或不適感。姑且不論直接作用於肩頸的情形，據了解，對於精神壓力為何會造成肩頸周圍肌肉產生反應一事，至今仍尚未闡明。

再者，據說肩膀斜度大的「斜肩」者，也比較容易肩頸僵硬。然而據統計調查，並無結果顯示斜肩是提高肩頸僵硬發生率的因素。

心臟疾病也會造成肩頸僵硬？

有些特定疾病會出現肩頸僵硬的情形，像這種類型的肩頸僵硬稱為「次發性肩頸僵硬」。再者，如果為發病原因不明的肩頸僵硬，稱作「原發性肩頸僵硬」。一般所說的肩頸僵硬，大多是指原發性肩頸僵硬。

據表示，除了肩頸關節、神經障礙等毛病會產生肩頸僵硬外，心臟、消化器官的疾病以及憂鬱症等精神疾病也會引起肩頸僵硬。例如肩關節周圍發炎，只要一動，就會產生劇烈疼痛感的疾病「五十肩」，大多也會同時引發肩頸僵硬。

而有些看起來與肩膀無關的疾病，卻也會引發肩頸僵硬，這又是為什麼呢？對此，矢吹教授的說明如下：「例如心臟疾病，由於連接心臟肌肉的神經和連接肩膀肌肉的神經在中途匯合後，會與大腦連接，因此造成大腦錯把心臟疼痛當成肩頸疼痛，產生『位移』（referred pain，也稱牽涉痛），以致於感到肩頸僵硬。」

因此有時如果疏忽大意，認為只是單純的肩頸僵硬，其實可能某處正隱藏著意想不到的疾病。若發生與肩膀活動無關的疼痛或者疼痛部位已經擴散到手腳時，就需要特別注意，因為很有可能

發生這種情形的肩頸僵硬時，要特別小心！

- ☐ 產生與肩膀活動無關的疼痛。
- ☐ 即使採取了一般措施，還是無法止痛。
- ☐ 伴隨暈眩或頭暈、心悸、手腳麻痺
- ☐ 伴隨胸部或腹部疼痛
- ☐ 疼痛位置不固定、定位模糊
- ☐ 會在夜間或清晨等固定時間發生疼痛
- ☐ 疼痛與日俱增
- ☐ 越來越無法做需要利用手腳配合的精細作業

如果吻合上面項目的肩頸僵硬情形，有可能並非是單純的肩頸僵硬（原發性肩頸僵硬），而是因為肩頸疾病、心臟疾病、惡性腫瘤等重大疾病所引起的（次發性肩頸僵硬）。千萬不要當成單純的肩頸僵硬而忽視，最好還是找醫生諮詢。

是次發性肩頸僵硬。

「全身運動」是避免肩頸僵硬的有效方法

在坊間，有各種例如利用電氣或磁氣原理治療肩頸僵硬的方法和器材。這些真的有效嗎？矢吹教授說：「可惜的是幾乎沒有任何治療方法可以用科學方式來說明其有效性。」

就如目前為止的說明，肩頸僵硬的原因很多，並且大多是複合因素。據了解，似乎沒有能對所有人都有效的特效藥。矢吹教授表示：「目前，對肩頸僵硬並沒有決定性的治療法。不過一般來說，讓肌肉血液循環變好，可有效減少肌肉僵硬。此外，雖然可以使用像按摩推拿等直接刺激肩頸周圍的方法，不過建議最好的方式還是多做類似走路等的全身運動。」

從兒童到成人，令許多人困擾的肩頸僵硬，直到現在還存有許多未解之謎。在謎團未能解開之前，看來肩頸僵硬暫時還要繼續扮演一陣子「國民病」的角色。

便祕

為什麼排不出來？
要如何改善呢？

我們每天進食的食物中，無法被腸道吸收的成分會形成糞便排出體外。有人每天一定要排便，但也有人一週只排一次。便祕其實有各種不同的型態，有時候可能還需要手術治療。

協助

山名哲郎　日本東京山手醫學中心大腸肛門疾病中心部長

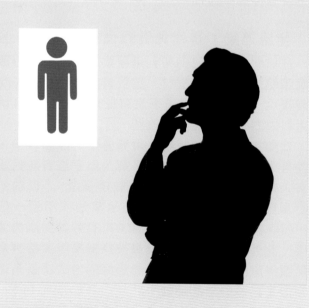

根據日本厚生勞動省「2016年國民生活基礎調查資料」顯示，日本男性中約有2.5％，女性則接近5％都深受便祕困擾。再者，根據年齡別來看，年紀越大便祕的發生率也越高。在日本，70歲年齡層中，男性約有7％，女性約有8％都認為自己有便祕問題。

不能以排便次數定義便祕

我們常會聽到很多人談到便祕，但「便祕」究竟是指什麼呢？日本東京山手醫學中心大腸肛門疾病中心山名哲郎部長表示：「首先我們必須了解，便祕是指一種症狀，而不是病名。」所謂便祕，是指排便不順暢的症狀。

那麼，具體而言，幾天不排便才算便祕呢？對此，山名醫師表示：「便祕並沒有像這樣的具體定義。」以一般成人而言，每天排便3次至3天排便1次都算正常。不過排便的次數因人而異，差別很大。即使數天只排便1次，但只要能夠順利排便，也不能稱為便祕。話雖如此，但為了方便學術調查，所以仍然存在著便祕的判斷基準（請參考右頁表格）。

透過與腸道的合作，將糞便排出

為什麼會便祕？在進入這個話題前，我們先了解排便的機制（請參考右頁插圖）。首先，我們所進

食的食物在通過胃後會進入小腸。進入小腸的食物除了原本所含有的水分外，還會加上胃、胰臟等分泌的消化液等水分，因此是處於多水狀態。小腸會吸收養分和水分，而無法被小腸吸收的膳食纖維則會進入大腸。在此階段，糞便還是多水的泥狀。在大腸，水分會被再次吸收，剩下的殘渣則送往直腸，形成糞便由肛門排出體外。

最大原因是大腸運動功能減弱

在糞便的形成過程中，哪裡出了問題才造成便祕的呢？山名醫師表示：「最多的是遲緩性便祕（也稱無力性便祕），約占6～7成。」這是因為將大腸糞便送往直腸時的運動功能減弱而造成的便祕。

腸道是藉由一種稱為「蠕動」的運動來輸送糞便。如果這種運輸功能減弱，就無法將糞便送往肛門，結果造成積存在大腸的糞便無法排出（請參考次頁左下插圖）。

腸道的作用與便祕的定義

進入體內的食物會與來自胃和胰臟的大量消化液混合，以接近液體的狀態進入小腸。小腸的主要功能是吸收分解後的養分。通過小腸時，小腸約花10小時吸收來自食物的養分和水分。即使完全通過小腸，糞便中還是含有大量的水分，呈現泥狀。接著，這個泥狀糞便即流入主要功能是吸收水分的大腸內，並在大腸停留約24～48小時。這段時間內，大腸便會進行吸收水分的工作。最後，糞便會通過直腸，從肛門排出體外。

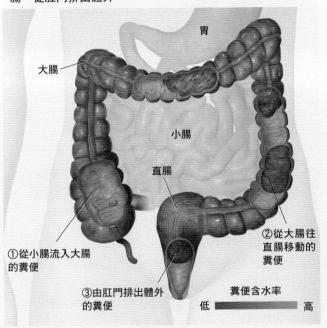

胃

大腸

小腸

直腸

①從小腸流入大腸的糞便

②從大腸往直腸移動的糞便

③由肛門排出體外的糞便

糞便含水率

低　　　高

通常到達大腸的糞便，約1～2天的時間即可排出體外。然而如果是遲緩性便祕者，有時甚至超過3天，糞便也無法從大腸推出。

腸道運動是由自律神經控制，因此也會受到壓力影響。所以當承受壓力時，可能會導致腸道蠕動功能減弱，形成便祕。這種稱為「便祕型大腸激躁症」。

膳食纖維和便祕藥可有效解決便祕

有三種方法可以有效解決像這種大腸功能異常的便祕。

第一個方法是增加糞便量。在食物中有無法被消化的物質，稱為「膳食纖維」。如果大量攝取膳食纖維，即可增加到達大腸的糞便量。如此一來，利用腸道蠕動所要移動的糞便即可增加，讓排便變得容易。

第二個方法是增加糞便中的水分量。糞便越柔軟，大腸內的糞便就越容易移動，含有氧化鎂的瀉劑即是利用這種原理的對策。在腸道內，乃利用滲透壓原理吸收水分，而氧化鎂具有提高腸內滲透壓的作用，讓腸道中的水分不容易被吸收。再者，近年來也開發出了可促進腸道內腸液分泌的新藥物「Lubiprostone」和「Linaclotide」。這些都具

學術上便祕的判斷基準

依據「RomeⅣ」的便祕判斷基準。（發布在2016年消化系統科學雜誌《Gastroenterology》上）

約6個月前即有症狀，最近3個月間符合下列基準者。

1. 符合下列項目中2個以上的症狀
   a. 排便時需要使勁（每4次中超過1次以上）
   b. 排出堅硬的糞便或者圓又小的糞便（每4次中超過1次以上）
   c. 排便後有殘留感（每4次中超過1次以上）
   d. 排便時有肛門阻塞或困難的感覺（每4次中超過1次以上）
   e. 排便時需要以手指挖出（每4次中超過1次以上）
   f. 每週自發性排便不到3次

2. 不使用瀉藥時，極少排出軟便

3. 沒有達到大腸激躁症的診斷標準

有增加水分的功能。

第三個方法是給予刺激讓腸道蠕動活躍。像亞歷山大番瀉葉（學名*Senna alexandrina*）這種豆科植物中所含的番瀉苷（sennoside）成分，具有促進腸道活躍蠕動的作用。市售便祕藥中常見的有效成分，以番瀉苷居多。

原因源自於直腸的便祕

除了有因大腸功能異常所引起的便祕外，還有問題在直腸的便祕「直腸性便祕」。如果服用便祕藥和攝取膳食纖維都一直無法改善便祕情況的話，可能就要懷疑這種便祕是不是直腸性便祕。

這種便祕是因直腸異常而造成無法排便（請參考右下插圖）。這種類型的便祕，嚴重時需要進行外科手術治療。

弄清類型，採取適當對策

就像目前為止介紹的一樣，便祕不是一種病，所以原因有很多種，因此最重要的是要了解自己是屬於哪種類型的便祕。

山名醫師表示：「遲緩性便祕除了會受日常飲食左右外，重要的是需要維持適當的排便習慣和適度運動。」

坊間有說法表示，如果便祕的話，容易長青春痘或者罹患大腸癌，但是這種說法目前尚未得到科學證實。不過，將不需要的東西堆積在腸道內，也不是一件好事，便祕者本身也會受到精神折磨。如果您深受便祕困擾，建議最好還是接受專業醫師診斷，了解自己的便祕原因，以便採取適當的對策。

源自於大腸的便祕原因

源自於大腸之便祕原因（大腸性便祕）的說明圖。通常大腸內的糞便乃通過蠕動運動在腸道內移動。所謂蠕動運動係指透過包覆腸道的肌肉，使腸道收縮，將糞便向前推擠。經由這種蠕動運動，可以使大腸內的糞便移動。然而當大腸的蠕動運動變弱或者糞便變少、變硬，就會使糞便無法順利往前推擠。

通常

蠕動的傳遞方向（糞便的前進方向）

1. 糞便較硬，所以無法順利前進

原因：糞便內所含的水分太少。
對策：服用可提升腸內水分量的便祕藥等。

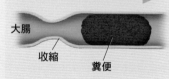

大腸
收縮　　糞便

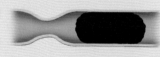

2. 糞便太少，無法利用蠕動運動使糞便前進

原因：膳食纖維不足。
對策：大量攝取膳食纖維。
（建議每天攝取17g以上）

3. 收縮力不足，使糞便無法前進（遲緩性便祕）

原因：主導腸道收縮的神經功能減弱了。
對策：服用可使腸道蠕動運動活躍的便祕藥等。

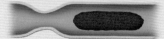

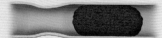

直腸性便祕

通常排便使勁時，是由腹部側向直腸施力，使糞便往肛門方向推擠。然而直腸性便祕是因為直腸往腸道內膨出的「直腸脫垂」等原因，造成使勁的力氣無法順利傳達到肛門所致。對大腸性便祕有效的對策，有許多對直腸性便祕並無效用。

通常

背部側　　腹部側
使勁時產生的力
糞便
直腸
肛門
施力方向

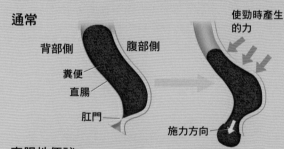

直腸性便祕

直腸脫垂
力量逃逸

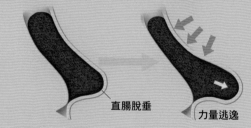

直腸性便祕的特徵

1.即使使勁用力，糞便也很難排出。　**2.**感覺糞便沒排乾淨（殘便感）。　**3.**排便需要花很久的時間。
4.肛門有被塞住的感覺。　**5.**用手指壓迫腸道才能排便。

健忘

當「話卡在舌尖」時，大腦中究竟發生了什麼變化？

為什麼昨天明明記住的單字，考試時卻怎樣也想不起來；為什麼會把要寄的信又帶回家……，為什麼會發生這類理應已經記住的事，卻怎麼也想不起來的「健忘」情形呢？又是否有讓忘記的事情有效想起的方法呢？

協助

川口 潤　日本名古屋大學資訊學研究所教授

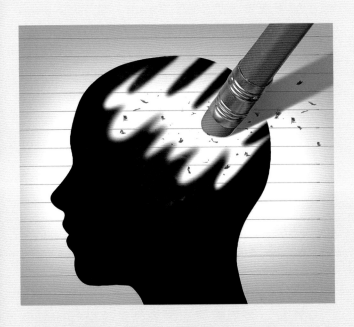

明明應該已經記住的事物，為什麼就是想不起來呢？相信很多人都有這種「健忘」的經驗。健忘最不可思議的地方，就在於被忘記的「某事物」，會令人有「明明就知道」之感，當不經意看到或聽到時，才會恍然大悟「就是這個！」健忘

和失去記憶是有所不同的。如果健忘是失去記憶的話，就不會有在聽到答案時，會產生「就是這個」的感覺了。

明明有記憶，但卻怎麼都想不出來……！想不起來的當下，在頭腦中究竟發生了什麼狀況呢？

為什麼名字很難想起呢？

有時我們會想不起許久未見之人的名字，但是卻不太會有「在知道對方名字的情況下，忘記曾經在哪裡見過，或是如何認識的」。在記憶中，存在容易想起的內容和不易想起的內容。

為什麼會有這種差別呢？研究記憶機制的日本名古屋大學川口潤教授表示：「專有名詞是不易想起的內容之一。」

為什麼專有名詞不易想起呢？據表示，我們在記憶事物時，其實是將各種資訊像故事一樣連結起來進行記憶的。例如，和偶然碰到的朋友有共通興趣「網球」時，則會從該點陸續開始想起比賽成績、社團活動、朋友性格等。再者，這些記

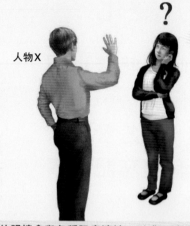

「明明應該知道，卻想不起來」的當下，頭腦中究竟發生了什麼狀況？

人物X

?

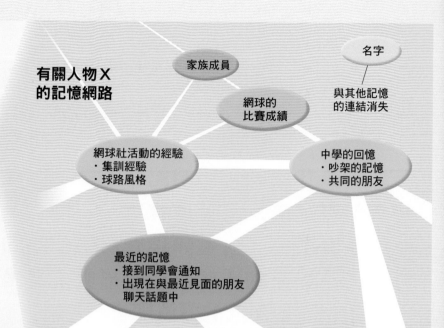

有關人物X的記憶網路

家族成員

名字

網球的比賽成績

與其他記憶的連結消失

網球社活動的經驗
・集訓經驗
・球路風格

中學的回憶
・吵架的記憶
・共同的朋友

最近的記憶
・接到同學會通知
・出現在與最近見面的朋友聊天話題中

人的記憶會與各種訊息連結，形成一種網路。例如，想不起來朋友的名字時，是因為與該朋友的有關記憶和名字的記憶連結完全中斷之故。據表示，專有名詞的記憶與其他記憶的連結較弱，因此容易讓人想不起來（插圖是企圖想出朋友『人物X』名字時，與人之記憶連結的概念圖）。

憶也會連結到「網球是什麼樣的活動」等常識。

然而朋友的名字（專有名詞）卻很難與這些記憶連結，這是因為朋友沒有理由一定要是「這個名字」。因此即使再怎麼想起該朋友的事情，實際上對於記憶該朋友的名字並沒有什麼特別幫助，名字與其他記憶之間的連結仍然是中斷而獨立存在的。並且隨著時間一久，就會逐漸出現無法想起名字的現象。

換句話說，發生健忘，並非喪失記憶，只是迷失前往記憶的途徑。正因如此，當想起時，就會恍然大悟，馬上了解到「就是這個」。

利用實驗探究記憶機制

健忘的原理是否可用科學驗證呢？雖然我們知道記憶與大腦的腦部神經活動有關，但對於究竟是由什麼樣的神經活動產生記憶等之詳細機制大多不清楚。對此，川口教授表示可利用記憶心理學實驗調查忘記的方式，從中探究記憶機制。

現在就介紹其中某個實驗。英語的「carpenter」、「baker」可表示「木匠」、「麵

包師」等職業。但這些辭彙也用於人名，例如像小號手演奏者的Chet Baker、歌手的Karen Carpenter。借用這些辭彙進行下面的實驗。

首先，在兩張臉部照片上分別書寫「carpenter」和「baker」。之後請某些受測者「記住兩人的『職業』」，再請其他受測者「記住兩人的『名字』」。儘管此時受測者所見到的內容是一致，但結果記「職業」的比記「名字」的成績較佳。

這是因為能從木匠、麵包師等職業來聯想各種事物，所以可形成具有與其他知識連結的記憶。聯想作用有助於加深記憶的效果，但像名字之類，很難能運用這種聯想。

如何記起忘記的事情？

有時候，我們會遺忘原先預定要進行的事項（預期記憶）。例如，早上在家裡還記得「回家時要買雜誌」，但結果卻沒去書店直接就回家。再者，有時也會當場完全忘記自己正預備要做什麼事情的情形。

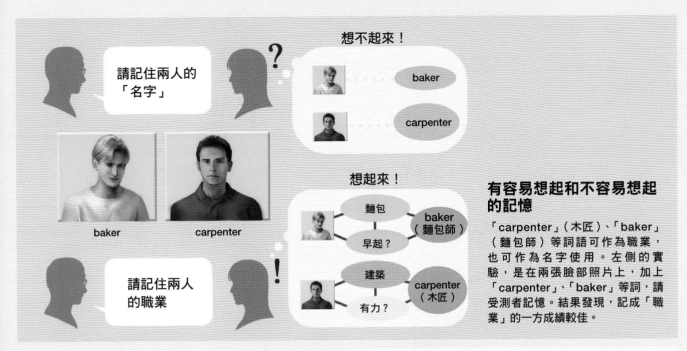

有容易想起和不容易想起的記憶

「carpenter」（木匠）、「baker」（麵包師）等詞語可作為職業，也可作為名字使用。左側的實驗，是在兩張臉部照片上，加上「carpenter」、「baker」等詞，請受測者記憶。結果發現，記成「職業」的一方成績較佳。

當發生這些情況時，是否有能讓人有效想起的方法呢？據表示，方法之一是重現與記憶時同樣的情況，找出失落的連結，就會讓人比較容易想起。這就是為什麼到了隔天早上在玄關時，就會想起昨天早上出門時計畫要「買雜誌」的原因。

健忘也有好處？

或許大家認為如果能讓記住的事情一定可以想起，那該有多好！但是根據川口教授的說法，忘記也是一種重要作用。

在我們的記憶當中，有些是我們覺得特別重要而必須記得的部分。如此一來，就會產生在同時記憶的其他記憶有被忘記的傾向（參考右側的實驗）。這是因為大腦需要從日益龐大的資訊中進行取捨選擇，以達到有效記憶的目的。

川口教授表示：「要改變過去不好印象的記憶等時，遺忘發揮著重要的功能。」要和因吵架而關係緊張的朋友和解時，或者再度挑戰過去失敗的工作時，遺忘是必要的。

大多數人都有健忘經驗。據表示，這種出現在生活中的現象，與我們記憶機制有著極為密切的關連。

重視某部分記憶時，則會忘記其餘部分

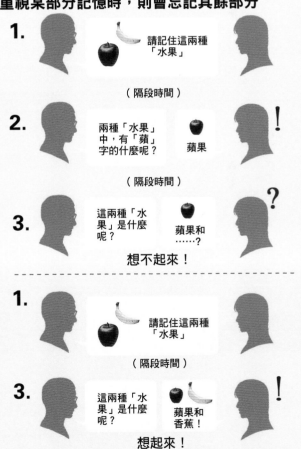

請受測者記住兩種水果（**1**）。間隔一段時間後，請他們想出其中一種（**2**），結果發現忘記另一種的人有增加的趨勢（**3**）。如果省略步驟 **2** 的話，則在步驟 **3** 兩種都想起的人會增加。

自然捲與燙髮

燙髮的機制是什麼？
與自然捲又有何不同？

據表示，台灣人擁有自然捲髮質的人比例極高，而在日本人中，也有高達 7 成的比例，髮質都帶著些許自然捲。究竟直髮、自然捲、起床時亂翹的頭髮以及燙髮之間有什麼差異呢？燙髮的原理又是什麼呢？而什麼樣的頭髮不容易燙捲呢？

協助

辻野義雄　日本岡山理科大學教授

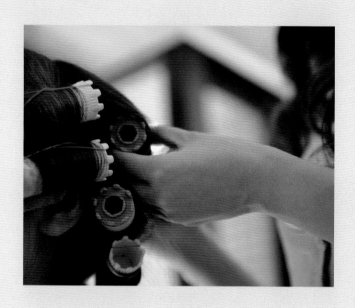

為已死去的角蛋白細胞聚集形成的組織，角蛋白的種類也各有不同。

自然捲的原因

　　就全世界來看，東洋人相較之下多為直髮，西洋人和黑人則多為捲髮。造成這種髮質差異的原因是什麼呢？

　　專門研究毛髮的日本岡山理科大學辻野義雄教授表示：「據報告指出，毛囊內的非對稱分化會導致捲髮。一般認為在皮質層內 2 種不同性質的細胞分布不均勻是造成捲髮的原因，可說是受遺傳的因素影響較大。因為這些細胞分布不均勻時，毛髮便容易產生傾斜，進而形成捲髮」（見右頁插圖）。

為何燙髮能夠持久？

　　燙髮的英文「perm」是「permanent（持久性）wave」的簡稱。燙捲的頭髮即使沾水打溼後，仍能保有捲度，具有持久性。相對地，起床時亂翹的頭髮，以及利用將頭髮加熱的「燙髮

毛髮主要是由名為「角蛋白」（keratin）的蛋白質所構成。雖然蛋白質是由胺基酸鏈結而成，但角蛋白的特徵是含有大量稱為「胱胺酸」（cystine）的胺基酸。毛髮的構造有三層，由外而內分別為「角質層」（cuticle）、「皮質層」（hair cortex）以及「髓質層」（hair medulla），這些皆

毛髮的結構

髓質層
髓質層就像是壽司捲中的「小黃瓜」。也有些毛髮是不具髓質層的。

皮質層
（黃色部分）
占毛髮成分的90%。由稱為皮質細胞（cortex cell）的纖維狀細胞排列而成。

皮質細胞分為副皮質細胞（paracortex cell）以及正皮質細胞（orthocortex cell）兩種。前者是疏水性且堅硬，後者則是親水性而柔軟。

皮質層中也含有與毛髮顏色相關的「黑色素」（melanin）。

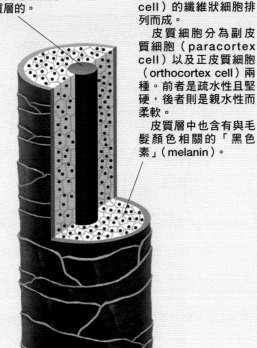

角質層
由透明的細胞如同鱗片般重疊4到10層所構成。

直髮與自然捲的不同

直髮的剖面是圓形，皮質層的部分幾乎都是堅硬的副皮質細胞（●）。自然捲髮的剖面則是橢圓或扁圓形，在皮質層中，存在分布不均勻的副皮質細胞以及柔軟的正皮質細胞（■）。即使在一根毛髮中，由於該比例會依部位而不同，因此造成毛髮硬度改變進而形成自然捲。再者在溼氣重時，具親水性的■部分容易與水分結合，使得頭髮容易不一致地膨脹，整體也容易呈現蓬鬆感。

一般包含日本人在內的亞洲人（蒙古人種），頭髮自然捲的比較少。從中亞到歐洲的人（高加索人種）大多是波浪狀頭髮或捲髮（捲毛）；而非洲人（尼格羅人或稱黑種人）則大多是超級捲髮（捲毛）。據報告指出，擁有直髮的蒙古人種，只有副皮質細胞；相對於此，擁有捲毛的高加索人是有少量的正皮質細胞，而超級捲毛的非洲人則約有50%的正皮質細胞。

人類毛髮的自然捲，雖然不像捲曲的羊毛那樣明顯的極端分布，但細胞的分布仍以正皮質細胞在外側，副皮質細胞在內側者居多。

毛孔的形狀

直髮　　　　　　　自然捲髮

直髮的毛孔是直的，但自然捲髮的毛孔卻是彎曲的。

毛髮的剖面圖

直髮　　　　　　　自然捲髮　　　正皮質細胞

　　　　　　　　　　　　　　　　　副皮質細胞

圓形　　　　　　　橢圓或扁圓形
※本略圖是羊毛的比例，人類的毛髮並不像羊毛一樣分布那麼極端。

器」所燙出來的捲髮，都可以稱之為「暫時性捲髮」（temporary wave），只要用水打溼就會恢復原狀。

這些捲髮之間的差異，與毛髮的角蛋白內以及連結角蛋白之間的主要四種鍵結有關。鍵結的強度由弱到強依序為：氫鍵（hydrogen bond）、離子鍵（ionic bond）、胱胺酸鍵（cystine linkage，即SS鍵、雙硫鍵，S係指硫）、肽鍵（peptide bond）。其中鍵結數量最多的是氫鍵。一般燙髮的方式是在頭髮以髮捲捲住的狀態下，切斷肽鍵以外的鍵結，再更改各鍵結的配對

使其重新結合（請參考次頁插圖）。

辻野教授表示：「只要氫鍵發生改變，就能產生像起床後頭髮亂翹的捲髮。但由於能產生令頭髮恢復原本形狀之力量的SS鍵沒有被切斷，因此這種捲度只需以水打溼，就能切斷氫鍵使頭髮恢復原狀。」

另一方面，燙髮則是除了氫鍵之外，還能利用藥劑改變離子鍵以及SS鍵，因此能將頭髮固定在捲曲的狀態。離子鍵以及SS鍵，即使以水打溼也不會恢復原狀。

燙髮的機制

連結毛髮角蛋白的四種鍵結

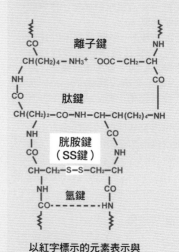

離子鍵

肽鍵

胱胺鍵（SS鍵）

氫鍵

以紅字標示的元素表示與四種鍵結相關的部位。

燙髮的過程以及角蛋白的變化

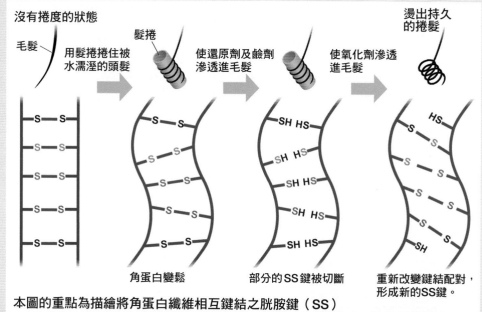

沒有捲度的狀態

毛髮

用髮捲捲住被水濡溼的頭髮

髮捲

使還原劑及鹼劑滲透進毛髮

使氧化劑滲透進毛髮

燙出持久的捲髮

角蛋白變鬆

部分的SS鍵被切斷

重新改變鍵結配對，形成新的SS鍵。

本圖的重點為描繪將角蛋白纖維相互鍵結之胱胺鍵（SS）

一般燙髮的方式是利用髮捲將頭髮保持在捲曲狀態下，使用還原劑和氧化劑等藥劑，切斷角蛋白的氫鍵、離子鍵、SS鍵，藉由改變鍵結的配對，使其重新組合。

燙髮的步驟及機制

燙髮時會使用2種藥劑（硫醇還原劑和氧化劑）來重組SS鍵。

首先，利用髮捲捲住被水打溼的頭髮以切斷氫鍵，藉以軟化角蛋白。之後使用巰基乙酸（thioglycolic acid，$C_2H_4O_2S$）等「還原劑」令其滲透進毛髮，進而得到巰基乙酸（RSH）等與胱氨酸鍵（KSSK）發生的親核取代反應（KSSK＋RSH ⇌ KSH＋KSSR, KSSR＋RSH ⇌ KSH＋RSSR），使SS鍵斷開。隨後再讓鹼劑滲透進毛髮以切斷離子鍵，同時加強還原劑的功效。其結果就能切斷毛髮整體20％的SS鍵。

最後使用溴酸鈉（$NaBrO_3$）等「氧化劑」滲透毛髮，使鄰近的S與S互相連接，讓毛髮維持在捲的狀態，就完成了持久性捲髮。

若毛髮的角質層較厚，燙髮劑會比較難以滲透進去，因此也會較難燙髮。此外，不斷重覆染燙的頭髮，由於髮質受損，也會造成SS鍵的數量變少，以致於使得燙髮的效果減弱。

利用熱加強捲度

將頭髮從捲曲狀態變成直髮的「直髮燙」，是利用直髮燙髮夾使原本頭髮成捲曲狀態下的固定SS鍵重新組合，形成直髮狀態。其原理與一般的燙髮並無不同。

最近出現了一種在一般燙髮步驟中，加上加熱這道手續的熱燙「數位燙髮」（digital perm）。數位燙髮是在使用氧化劑之前，對頭髮施予一定程度的加熱，藉此可「去除」氫鍵部分的水分子（H_2O），形成更強韌的連結。於此同時，使角蛋白受熱變性，並在該狀態下使其記憶住形狀。再者，高溫也能夠切斷在室溫時無法切斷的SS鍵，更容易燙出持久的捲度。

現在各位是否已了解，自然捲以及燙髮都與化學有著密不可分的關係了呢？

體臭

造成體臭的原因是什麼？
為什麼自己聞不到呢？

相信很多人都在意體臭的問題。每個人都有屬於自己的特殊氣味，而且會因年紀和性別而有不同的氣味特徵。人體的氣味究竟是從身體的哪個部位產生的呢？讓我們來一起了解產生體臭的機制以及體臭的種類。

協助

關根嘉香　日本東海大學教授

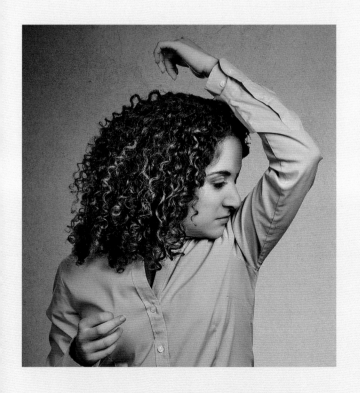

人或多或少都會有體味，如腳底的氣味、腋下的味道等等。在流汗後和喝酒後，身體的氣味會更重。

造成這種體臭的原因是皮膚表面所散發的「皮膚氣體」（skin gas）。皮膚氣體是指體內成分或皮膚表面成分中，容易變成氣體成分（有揮發性）而散發到體外的揮發性物質總稱。皮膚氣體的種類多達數百種以上，由於結合了各種成分，所以會形成特有的氣味。

汗和皮脂腺本身並沒有氣味

從身體散發皮膚氣體的路徑有三條，亦即「皮膚表面」、「血液」以及「皮膚腺」。

來自表面反應的皮膚氣體，是因為分泌到皮膚表面的汗或皮脂等成分受到棲息在皮膚表面的「葡萄球菌」等常在菌的分解，或者與空氣接觸後氧化而產生的。

大部分體臭的原因是來自於表面反應的皮膚氣體。或許因為我們常說「汗臭」，所以大家的印象就是汗和皮脂都帶有氣味，但實際上，汗和皮脂本身是沒有氣味的，而是這些成分產生變化，才開始生成帶有氣味的成分。

例如中老年人特有的「加齡臭」（老人臭）就是皮脂成分氧化，產生2-壬烯醛（2-nonenal）造成的。據表示，隨著年齡增加，皮脂種類產生變化，加齡臭也會逐漸加重。

來自血液的皮膚氣體，則是因為血液成分中較小的分子，通過血管和皮膚組織的縫隙，然後從皮膚表面揮發而產生的。例如喝酒後身體會有一股臭味，就是酒精在肝臟被分解成「乙醛」（acetaldehyde）後，進入血液中，再從皮膚表面散發出來。

像我們吃泡菜或咖哩等含有辛辣調味料的食物時也是一樣，被體內吸收後進入血液中的分子，會成為皮膚氣體而散發出來。再者，例如絕食而能量不足時或女性月經期等，根據身體狀況的不同，來自血液的皮膚氣體所產生的氣味也會有所變化。

此外，來自血液的揮發成分在前往皮膚表面時，如果途中經過皮膚組織裡會分泌汗液的「汗腺」或分泌皮脂的「皮脂腺」時，來自血液的成分就會溶入汗液和皮脂中，因此使汗液帶有氣味，像這樣情形產生的體臭就是來自皮膚腺的皮膚氣體。

身體每個部位的出汗量都不一樣

腋下的狐臭味、腳底的腳臭味……等氣味，感覺上每個身體部位都會有不同的體臭特徵。這是因為身體部位不同，其汗腺種類和數量也會有所不同之故。

形成體臭之皮膚氣體的三條釋放路徑

從身體散發皮膚氣體的路徑有三條，第一條是汗液和皮脂成分受到皮膚表面常在菌分解而產生的「表面反應」路徑；第二條是血液中的成分前往到達皮膚表面的「血液」路徑；第三條則是汗液和皮脂會將血液中的成分攝入，並運送到皮膚表面的「皮膚腺」路徑。

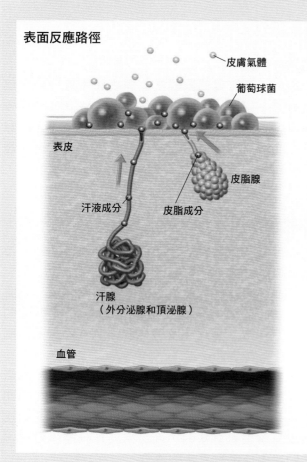

表面反應路徑

皮膚氣體
葡萄球菌
表皮
皮脂腺
汗液成分
皮脂成分
汗腺
（外分泌腺和頂泌腺）
血管

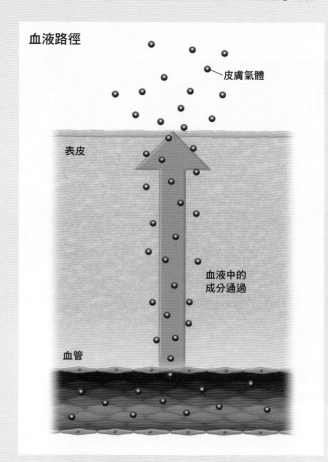

血液路徑

皮膚氣體
表皮
血液中的成分通過
血管

汗腺分成兩種,「外分泌腺」和「頂泌腺」。外分泌腺遍布全身,人體的汗液大部分是由外分泌腺所分泌的。頂泌腺只位於腋下和耳朵後方等某些部位,含有大量的蛋白質和脂質。腋下特有的異味則是頂泌腺所分泌的汗液成分被分解而產生的。再者,腳底的外分泌腺數量特別多,所以出汗量也比較大。結果因汗液被分解而引起形成氣味的成分量增加,所以氣味容易變強。

再者,或許一般人印象中,男性的體臭較強,但實際上容易出汗的程度以及汗腺量,男女之間是沒有差別的。只是為了使身體表面溫度下降,所以會分泌汗液,因此身體體積越大者,出汗量也就會越多。平均來說,男性的身體體積比女性大,所以出汗量會比較多,因而形成氣味的成分量也自然會增加。

過度清潔,反而會加劇體臭

就算具有體臭的知識,但個人卻很難察覺自己身體發出的味道。嗅覺是為了判斷周圍所散出的氣味而發達的感覺。為了偵測周圍的氣味,所以必須對自己的氣味反應駑鈍(氣味適應)。正因如此,我們常不會察覺到自己身上發出的氣味。

再者,如果為了預防體臭而拼命地清洗身體,會造成常在菌和皮脂過度被去除,之後反而讓常在菌和皮脂量增加,結果讓氣味更加劇。其實只要用手將肥皂輕搓,抹於身體上,即能充分去除汗液和皮脂,並且可持續12小時有效抑制氣味。

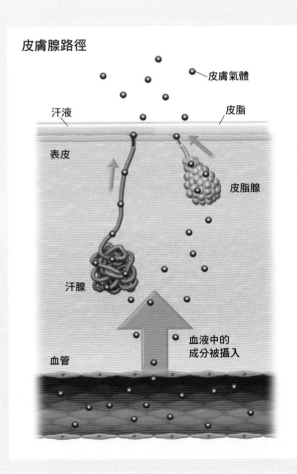

皮膚腺路徑

皮膚氣體

汗液　　　　　　皮脂

表皮

　　　　　　　　　皮脂腺

汗腺

血管　　　血液中的成分被攝入

各種體臭及其原因	
中年男性臭	來自表面反應路徑。這是因為汗液中的「乳酸」受到常在菌的分解,形成了「雙乙醯」(diacetyl)的物質而散發出的。男性從30歲後期開始,雙乙醯這種物質就會有逐漸增多的傾向。女性也會分泌雙乙醯。
加齡臭(老人臭)	來自表面反應路徑。原因是皮脂中成分氧化而形成「2-壬烯醛」所造成的。隨著年齡增加,皮脂種類產生變化,加齡臭也會逐漸加重。
食物臭味	來自血液路徑。原因是像大蒜中的「二烯丙基二硫」(diallyl disulfide)或咖哩中的「小茴香醛」(cuminaldehyde)等食物成分,隨著血液來到皮膚表面而散發出氣味。因食物的不同,有時可能一整天都會持續釋放皮膚氣體。
運動後的氣味	來自血液路徑。運動時,在分解被用於收縮肌肉的能量「腺苷三磷酸」(ATP)的過程中,會產生大量的「氨」(ammonia)。而當感到壓力時,也會釋放出氨。
酮臭	來自血液路徑。因減肥等的絕食,導致碳水化合物和胺基酸等能量來源中斷時,身體就會開始利用脂肪作為能量來源,結果就會釋放出「丙酮」(acetone)這種化學物質。

口臭

為何會有口臭？
該如何預防呢？

在早上剛起床或是緊張及疲勞時，您注意過自己口中的氣味嗎？一旦擔心自己有口臭時，就可能會使我們無法暢快地與人交談。究竟造成口臭的原因是什麼呢？要如何才能夠消除臭味呢？

協助

植野正之　日本東京醫科齒科大學牙醫學院附屬醫院口腔保健科主任醫師

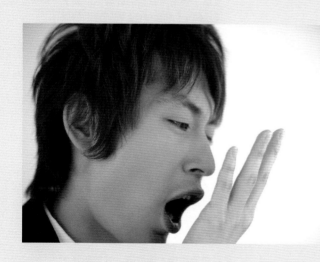

口臭雖有程度之差，卻是人人都有的問題。造成臭味的主要成分是具有「類似食物腐壞」氣味的「揮發性硫化物」（Volatile Sulfur Compounds，VSC）。即使是健康的人，口腔內也存在500種以上的細菌，數量高達數億個。其中棲息在舌頭表面細小皺褶中，一種不需要氧氣的細菌（厭氧菌），會分解口腔中的蛋白質成分作為養分來源，同時製造出副產物VSC。

所謂口腔中的蛋白質成分，是指因新陳代謝而剝落的黏膜細胞、血液成分，以及死亡的細菌等等。這些物質堆積在舌頭表面，形成白色苔狀物，便稱做「舌苔」。

為何早上口臭較嚴重？

由於口腔內經常有黏膜剝落，產生蛋白質成分，若是置之不理，口臭會因為細菌的作用而愈益嚴重。但這種口臭可以藉由進食或是刷牙獲得有效改善。這是因為下述的原因使得口腔變得清潔：
①因活動口部的刺激，使得具有抗菌及清潔作用與抑制口臭效果的唾液增加。
②細菌隨著進食一同被洗去。
③因進食使得口腔環境變為酸性，造成細菌分解蛋白質的能力減弱。

進食或刷牙後一段時間，口腔中的汙物又會逐漸增加。空腹時或剛起床時的口臭之所以會較嚴重就是因為這個原因。此外，如果我們所吃的食物是不需要咀嚼的話，則清潔口腔、抑制口臭的效果便會有所減低。

唾液與口臭以及壓力之間的關係

如同前述，唾液具有抑制口臭的效果。所以因發燒或飲酒後產生脫水症狀時，以及因緊張、疲勞或是年齡增長而造成唾液分泌減少時，都有可能造成口臭加重。

緊張及疲勞時唾液會減少，是因為唾液的分泌是由自律神經所控制。當緊張而感受到很大壓力之時，因交感神經的運作，只會分泌少許具黏性的唾液（黏性的由來是名為黏蛋白的黏液物質）。在此狀態下，口腔內的清潔能力會減弱，所以口臭容易加重。而當放鬆時，則會分泌大量清爽的唾液。

牙周病是造成口臭的主要原因之一

對於疾病造成的口臭需要採取對策。因疾病造成的口臭約有9成的原因出於口腔，其中最多的是牙周病。所謂牙周病是指因牙周病菌引起的牙齦發炎，當嚴重時甚至會造成支撐牙齒之骨骼流失的一種口腔疾病。該種疾病尤其常見於40歲以上的人。因牙齦流血及流膿而產生蛋白質成分，以及因牙周病菌造成VSC產生，都會使得口臭加重。

有吸菸習慣的人若是有強烈口臭，最好注意是否罹患了牙周病。因為吸菸會使牙周病惡化。據表示，罹患牙周病的人，由於牙齦的血液循環不佳所以不易出血，因此容易忽略初期症狀。

口臭是因為胃不好？

也有原因不在口腔，而是由於身體疾病而產生口臭的例子（請參考次頁下方插圖）。這些原因是由於各種不同疾病的特有氣味成分，隨著血液被送到肺部，並在呼氣時「外洩」而產生臭味。

胃潰瘍、胃癌等嚴重的胃部疾病，也會出現呼氣中混雜特有的氣味，因而加重口臭的情形。但是除了打嗝之外，胃中的氣味並不會經由食道散出體外。這是因除了食物通過外，其餘時間胃入口的「括約肌」都是維持關閉的狀態。雖然有「胃不好，口臭也會加重」的這種說法，但在日本東京醫科齒科大學牙醫學院附屬醫院，擔任「口腔保健治

造成口臭的主要物質

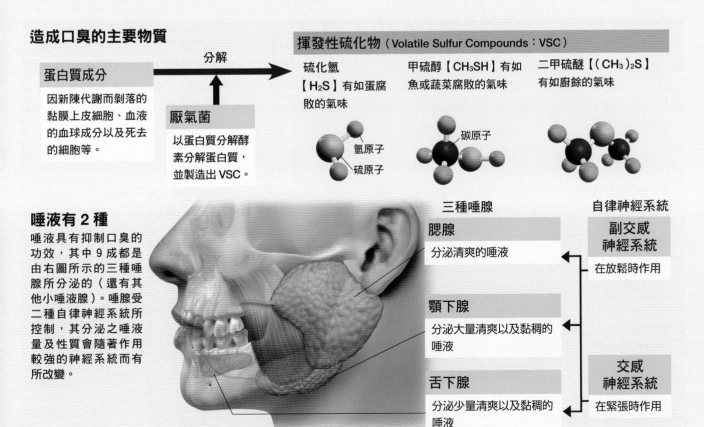

揮發性硫化物（Volatile Sulfur Compounds：VSC）

蛋白質成分
因新陳代謝而剝落的黏膜上皮細胞、血液的血球成分以及死去的細胞等。

分解 →

厭氣菌
以蛋白質分解酵素分解蛋白質，並製造出 VSC。

硫化氫【H_2S】有如蛋腐敗的氣味

甲硫醇【CH_3SH】有如魚或蔬菜腐敗的氣味

二甲硫醚【$(CH_3)_2S$】有如廚餘的氣味

碳原子
氫原子
硫原子

唾液有 2 種

唾液具有抑制口臭的功效，其中9成都是由右圖所示的三種唾腺所分泌的（還有其他小唾液腺）。唾腺受二種自律神經系統所控制，其分泌之唾液量及性質會隨著作用較強的神經系統而有所改變。

三種唾腺

腮腺
分泌清爽的唾液

顎下腺
分泌大量清爽以及黏稠的唾液

舌下腺
分泌少量清爽以及黏稠的唾液

自律神經系統

副交感神經系統
在放鬆時作用

交感神經系統
在緊張時作用

療」的植野正之主任醫師表示：「同時因胃部不適及口臭來院的患者，其病因幾乎都出自口腔。」

如何消除因大蒜及飲酒所產生的口臭？

讀者曾有在食用大蒜或飲酒後，即使到了隔天氣味仍殘留口中的經驗嗎？這是由於滲入血液中的氣味成分混雜在呼氣及汗水中被排出的緣故。

要預防這種情況的話，在食用大蒜後，如果攝取含有具吸附氣味效果的多酚（polyphenol）成分的食物（例如蘋果等），或在飲酒時攝取薑黃等能幫助分解氣味的食物，都具有一定的效果。但是植野主任醫師表示：「即使採取了上述對策，仍然發生口臭的例子其實很常見。本來因這些食物而產生的口臭，是任何人都會有的狀況，因此不需要特別擔心。」

如何預防口臭？

由於嗅覺容易麻痺，因此有時會出現即便口臭嚴重，自己卻難以察覺的情形。另一方面，也有雖然別人感覺不到口臭，自己卻非常在意口臭的例子。植野主任醫師表示：「前來口腔保健科中的 2 成患者，經診斷結果判斷，都不算是口臭患者。」要判斷自己口臭的程度是有難度的。

多數設有牙醫學院的大學醫院，都會使用儀器進行口臭檢測。此外在牙科診所，也會使用人的嗅覺

口臭自我檢測

若有符合以下的項目就需要注意了。從日常就應該保持口腔清潔，並定期至牙科或口腔科檢查。

- [ ] 一天只刷一次牙
- [ ] 1 年以上沒有清除牙結石
- [ ] 食物殘渣會卡在牙縫間
- [ ] 口腔中常感覺黏黏的
- [ ] 曾經有牙齦流血或流膿
- [ ] 舌頭偏白
- [ ] 有蛀牙　　　　　[ ] 容易緊張
- [ ] 時常感覺口渴　　[ ] 壓力多
- [ ] 有吸菸的習慣　　[ ] 睡眠不足

（取自日本財團法人8020推進財團文宣）

來進行檢查。雖然在日本，口臭的治療沒有健保給付，但在意口臭的人還是可以至醫院接受診察。

有什麼預防口臭的方法呢？植野主任醫師表示：「如果舌苔的量較多，可以一天一次在早上起床後清潔舌頭。請用打溼的專用刮舌器或是柔軟的牙刷，由內往外小心地刮除。」在唾液不足時，可以嚼食口香糖，或進行轉動舌頭等舌部體操，以及進行唾腺按摩等，都具有相當功效。若情形仍無法改善，則可以至醫院或藥局購買口腔專用的保溼劑。

疾病造成口臭的原因

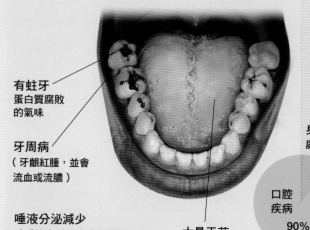

有蛀牙
蛋白質腐敗的氣味

牙周病
（牙齦紅腫，並會流血或流膿）

唾液分泌減少
（唾腺出現異常或因服藥等引起）

大量舌苔

口腔疾病 90%

身體其他處疾病

蛋白質腐敗的氣味
鼻部、喉部（鼻竇炎、扁桃腺炎等）消化器官（胃癌、食道癌等）呼吸器官（肺癌、肺膿瘍等）
丙酮臭（帶酸甜的氣味）
糖尿病
甜的氣味
咽喉、支氣管、肺部的念珠菌感染
氨臭
肝臟（肝硬化、肝癌等）
魚臭味
三甲基胺尿症（又名魚腥症）

因疾病造成需要採取對策的口臭，九成的原因都出於口腔疾病，其中特別以牙周病居多。此外，同時伴隨疾病也會造成大量舌苔產生以及唾液分泌減少（左）。這些症狀時常會同時出現。而身體其他處疾病造成的口臭，則多數是因為鼻部、喉部的疾病（右）。

身體柔軟度

身體為什麼會僵硬？
喝醋真的會使身體變得柔軟嗎？

體操選手、瑜珈教練都擁有令人讚嘆的身體柔軟度。身體柔軟度高的人與僵硬的人差別到底在哪裡？據說多喝醋會使身體柔軟，果真如此嗎？有效提高身體柔軟度的訓練方法又有哪些呢？

協助

山口太一　日本酪農學園大學農食環境學群副教授

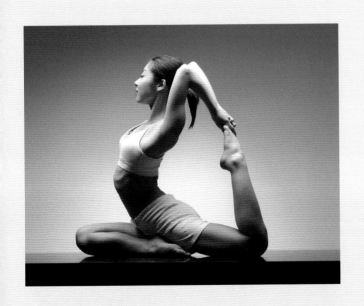

　　在身體直立狀態下，上半身前屈，這時你的手是否能觸及地面呢？有的人可以整個手掌貼到地面，有的人卻是連指尖都無法觸地。一般而言，身體僵硬的人比較容易受傷，因此為了自身的健康，身體必須保持某種程度的柔軟性。
　　專門研究柔軟度與運動能力之間關係的日本酪農學園大學山口太一副教授表示：「只要訓練得宜，任何人都可以讓身體變得柔軟。」

肌肉的活動範圍由神經決定

　　身體的柔軟度可以說就是關節活動範圍的大小與活動的容易度（受阻程度）。亦即關節活動範圍越大，阻抗越小，表示柔軟度越佳。
　　決定柔軟度的要素大致可分為三種（次頁插圖）。第一種是「關節的結構」。關節結構在某種程度上已經決定了關節可以活動的範圍大小。大家的基本結構是相同的，但多少存有個體差異。
　　第二種是「結締組織的特性」。所謂結締組織（connective tissue）是指肌肉、肌腱、韌帶等支撐關節結構，以及使關節能夠活動自如的組織。因年齡、性別、運動量等之不同，結締組織的伸展性、彈性也會有所差異，可左右柔軟度的大小。此外，據山口副教授表示：「過大的肌肉與過多的脂肪，會妨害關節的活動，影響柔軟度」。
　　第三種是「神經的控制」。我們是透過神經發出命令，指揮肌肉工作，所以身體才能活動。例如，

彎曲膝蓋時，神經會發出命令，要大腿內側肌肉收縮，外側肌肉舒張，同時為了避免肌肉或肌腱因過度伸縮而受傷，神經會限制肌肉與肌腱的活動強度和長度。

女性荷爾蒙可增加身體柔軟度？

結締組織的特性會因性別、年齡之不同而有相當大的差異，這種差異會呈現在全身的柔軟度上。一般來說，女性的柔軟度比男性好，孩童的柔軟度又比大人佳。

據了解，女性比男性具有較佳的結締組織延展性。對此，山口副教授表示：「有報告指出體內的一種女性荷爾蒙『雌二醇』濃度較高的人，身體的柔軟度也會較好。從這些報告就可以看出女性荷爾蒙與柔軟度的關連。」

再者，隨著年齡的增長，結締組織內的膠原蛋白（collagen）量減少，膠原蛋白分子間的結合（交錯聯結）變為複雜，使得結締組織的延展性變差。

據了解，這也是年齡增加，會造成柔軟度變差的原因之一。

彈震動作會導致反效果

一般使身體變得柔軟的有效方法，是做一種稱為「伸展運動」的柔軟體操。透過重複的伸展動作，可以變化結締組織的特性，緩和因神經所造成的活動限制。然而，一旦方法錯誤，反而對提升身體的柔軟度有所不利。

我們體內有神經感測器可以測量肌肉被拉長的長度以及施加在肌腱上的力量。在做伸展運動時，如果做彈震動作（利用動作的反作用力）或過度伸展，容易造成肌肉急速伸張。而神經感測器是一種用以防止肌肉斷裂的「緊急安全裝置」，在上述情況下就會發生作用。而這種安全作用的結果，產生了一種叫作「伸張反射」（stretch reflex）的機制，強烈限制住肌肉的伸張長度。

反之，當靜態慢速伸展肌肉及肌腱時，由於肌肉

決定身體柔軟度的要素

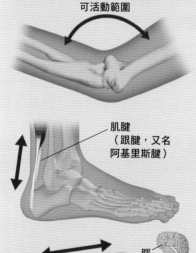

可活動範圍

肌腱
（跟腱，又名
阿基里斯腱）

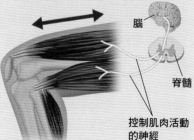

腦

脊髓

控制肌肉活動
的神經

1. 關節的結構
骨骼的形狀及連接方式在某種程度上早已決定了關節的活動範圍和方向（可活動範圍），就算是經由訓練也無法改變。

2. 結締組織的特性
連接骨骼與骨骼間的韌帶，及讓關節能活動和旋轉的肌肉及肌腱，這些結締組織的特性，可以改變關節的活動範圍及活動的容易度。這類結締組織的特性可以經由訓練而改變。

3. 神經的控制
為了防止過度施力於肌肉與肌腱，神經會限制肌肉可以伸縮的範圍及強度。經由訓練等，可以放寬限制範圍，增加活動廣度。

身體的柔軟度可以說就是關節活動範圍的大小與活動的容易度。左圖是決定柔軟度的三要素，下圖是表示柔軟度高的人（左）和柔軟度低的人（右）。一般來說，女性的柔軟度高於男性。

錯誤的伸展運動會產生反效果

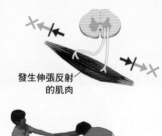

發生伸張反射
的肌肉

如圖所示，在進行伸展運動時，如果強力拉扯肌肉或者彈震，肌肉會急速伸張。如此一來，便會啟動保護肌肉的「緊急安全裝置」，限制肌肉的活動範圍（伸張反射），結果阻礙了柔軟度的提升。

有效的伸展運動方法

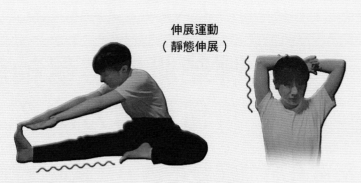

伸展運動
（靜態伸展）

1. **不要彈震**
靜態慢速伸展肌肉及肌腱時，神經會發出命令，要肌肉再伸展（高爾基肌腱反射）。

2. **1次至少要做30秒×3組動作**
伸展運動要能產生效果，至少要做15～30秒。如果能重複動作，更可以增加效果。

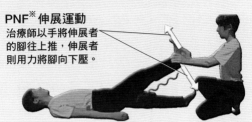

PNF[※]伸展運動
治療師以手將伸展者的腳往上推，伸展者則用力將腳向下壓。

不要移動腿部位置，在兩者相互施力後，進行伸展運動。據了解，PNF伸展運動的效果非常好，但是這種伸展運動，最好還是請具備正確知識的物理治療師來實施。

3. **一週至少要做3～5天以上**
為了保持效果，必須定期進行伸展運動。

※PNF：Proprioceptive Neuromuscular Facilitation，本體覺神經肌肉促進法。

及肌腱的負擔較為緩和，所以神經會發出「應該可以再伸展些」的指令，稱為「高爾基腱反射」（Golgi tendon reflex）。山口副教授表示：「為了防止觸發肌肉的伸張反應，所以做能引發高爾基肌腱反射作用的伸展運動是提高柔軟度的關鍵」。

再者，或許是烹飪肉類食品時，我們常會加醋讓肉質變軟，所以就有一種說法認為「喝醋可以使身體變得柔軟」。然而據山口副教授表示：「這種說法是沒有科學根據的。就目前所了解的範圍內，並沒有證據顯示哪種食品可以使身體增加柔軟度。」

緊張造成應該伸展的肌肉緊縮

神經的控制與「活動的柔軟度」也有關。以棒球為例，練習時，投球姿勢柔軟、控球良好的投手，有時比賽時就會發生大暴投的情形。這是因為緊張引起身體僵硬所致。

山口副教授對此做了如下的說明：「通常控制關節活動的肌肉都是兩兩成對，一側肌肉收縮時，另一側舒張。但會造成上述現象的原因之一，則是因為神經兩側肌肉同時收縮所產生的『共同收縮』（co-contraction）現象。」由於此時肌肉承受極大的作用力，因此共同收縮也是引發肌肉斷裂之「肌肉拉傷」的原因。

柔軟度會對全身造成影響!?

身體的柔軟度不只在運動時，對許多方面也都有影響。例如近年來，經由統計分析的方法，證實如果柔軟度不佳，罹患動脈硬化的危險性也會提高。

再者，根據山口副教授的說法，身體柔軟的話，比較容易瘦下來。有關該機制，目前只是推測階段，雖然還正在研究中，但山口副教授做了以下的假設。

柔軟度好的人意味著他們的肌腱等較柔軟，關節的可動範圍較大，因此在走路或跑步時，關節彎曲的幅度也較大。而透過關連肌肉的收縮作用，可以抑制彎曲幅度過大。

對此，山口副教授表示：「簡單的說可以想像成，為了不使關節過度活動，所以需要出力阻止。正因如此，需要浪費掉一些該部分的能量。對於一樣在進行走路運動或跑步的人來說，即使是相同強度的運動條件，但身體柔軟度高的人相對上就會消耗掉比較多的能量。」

一般相信身體僵硬的話，比較容易受傷，實際上其中的明確因果關係並不清楚。相同的，柔軟度與健康之間的詳細關係，也有許多不明之處。山口副教授表示：「未來的課題就是要闡明這種經由經驗或統計所得知之現象的真正機制。」

或許柔軟度與健康的關係比我們想像的還要密切。對於今後柔軟度的研究發展，更是值得大家多予關注。　　　　　　　　　　　　　　　　🪐

腳抽筋

哪些肌肉容易抽筋？
有何預防方法？

常常在劇烈運動之後，或是晚上睡覺睡到一半時，卻突然小腿肚或腳底強烈抽痛，原來腳抽筋了！腳抽筋究竟是如何引發的呢？腳抽筋的機制為何？讓我們來探究什麼時候容易出現抽筋現象，做好適當的預防。

協助

橋本健史　日本慶應義塾大學運動醫學研究中心副教授暨副所長

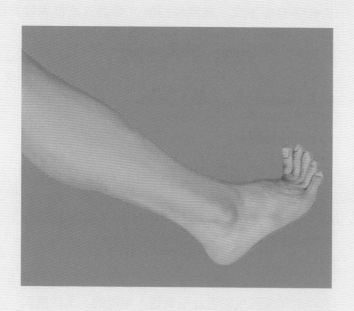

久久才運動一次的時候，會有小腿肌肉突然劇痛的情況發生，這種症狀就是所謂的「腳抽筋」，其正式名稱為「肌肉痙攣」（muscle cramp）。

肌肉痙攣尤其容易發生在小腿肚和腳底，這是因為這些部位的肌肉使用機會比其他肌肉更頻繁的緣故。舉例來說，當我們站著的時候，會無意識的在腳上用力，走或跑時的力量，有一半是小腿肌肉（腓肚肌）所產生的。此外，腓肚肌（gastrocnemius muscle）和拇趾的肌肉（flexor hallucis brevis muscle，屈足拇短肌）都橫跨複數關節。以腓肚肌為例，就是跨膝關節和踝關節（ankle joint）連接在一起的（右頁插圖）。由於是使用機會多又是受到複數關節活動影響的肌肉，因此容易疲倦，也容易抽筋。

能量不足易招致肌肉疲勞

「肌肉疲勞」究竟是什麼樣的狀態呢？我們藉由肌肉的伸縮來控制身體動作，使肌肉收縮的能量來源就是稱為「ATP」（腺苷三磷酸）的物質。

ATP主要是分解碳水化合物中所含的營養素「葡萄糖」（glucose）而來的。但是，由於位在肌肉細胞內的ATP量是有限的，所以若持續劇烈運動的話，ATP就會枯竭。所謂的「肌肉疲勞」狀態，可以說就是使肌肉活動的能量源「ATP」不足的狀態。

又，當ATP不足時，「乳酸」（lactic acid）這種物質就會堆積在肌肉中，於是乳酸堆積就成為判斷肌肉疲勞的基準。

感應器異常是肌肉痙攣的原因

肌肉與肌腱（一種堅韌的結締組織帶，將肌肉連接到骨骼）各自具備有可感測伸縮的器官。運動醫療專家，也是日本慶應義塾大學運動醫學研究中心的橋本健史副教授表示，當肌肉疲勞時，感測器官的功能會發生異常，於是容易引起肌肉痙攣。

肌肉具備感測肌肉伸張的感應器「肌梭」（muscle spindle）；肌腱則是具有感應肌腱伸張的感應器「高爾基肌腱感受器」（或是稱為高基氏腱器官）。

當肌梭感測到某一定程度以上的肌肉拉伸時，接受到來自肌梭之訊號的脊髓就會反射性的對肌肉發出「肌肉收縮」的訊號，使肌肉收縮。一旦開始發出讓肌肉收縮的訊號後，脊髓就會持續送出讓肌肉收縮的訊號。當肌肉收縮之後，接著就是肌腱伸張。當肌腱處於過度伸張的狀態時，高爾基肌腱感受器感測到肌腱過度拉伸，就會將訊號送到脊髓。於是脊髓就會停止使肌肉收縮的訊號，以抑制肌腱的拉伸。肌肉與肌腱就在這樣的

右腳的肌肉

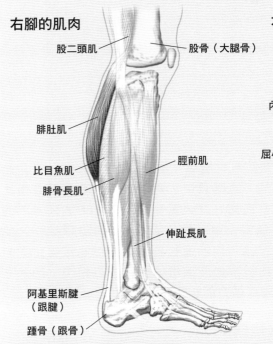

股二頭肌 ─ 股骨（大腿骨）
腓肚肌
比目魚肌
腓骨長肌 ─ 脛前肌
伸趾長肌
阿基里斯腱（跟腱）
踵骨（跟骨）

右腳底的肌肉

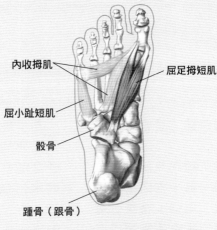

內收拇肌 ─ 屈足拇短肌
屈小趾短肌
骰骨
踵骨（跟骨）

容易抽筋的肌肉

在肌肉中，有幾條肌肉的負荷量最大，包括從股骨（也稱大腿骨，femur）連到踵骨的腓肚肌（或稱腓腸肌），以及從腳底的拇趾基部連到骰骨的屈足拇短肌等，這些肌肉就很容易疲勞，也較易抽筋。

感測肌肉伸縮的「肌梭」和 「高爾基肌腱感受器」

在肌肉和肌腱的纖維內部，具有用以感測肌肉伸縮的感應器。當肌肉過度拉伸時，肌梭（在插圖中，切開纖維讓大家可以看到位在肌肉內側的肌梭）感測到肌肉拉伸過度，於是就將訊號傳送到脊髓。根據該訊號，脊髓發出讓肌肉收縮的訊號（1）。相反地，當肌肉過度收縮時，高爾基肌腱感受器（位在與肌腱相連之神經前端）感測到肌腱過度拉伸，於是脊髓發出讓肌肉伸張的訊號（2）。

1. 肌肉過度拉伸的狀況

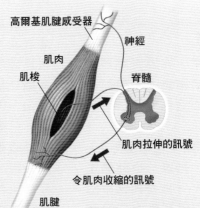

高爾基肌腱感受器
神經
肌肉
肌梭
脊髓
肌肉拉伸的訊號
令肌肉收縮的訊號
肌腱

2. 肌腱過度拉伸的狀況

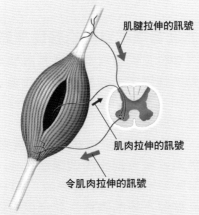

肌腱拉伸的訊號
肌肉拉伸的訊號
令肌肉拉伸的訊號

肌肉痙攣的狀態

當肌肉疲勞時，從高爾基肌腱感受器傳送至脊髓的訊號減弱，從肌梭傳送至脊髓的訊號增強。結果脊髓持續發出讓肌肉收縮的訊號，於是發生肌肉痙攣（抽筋）的狀態。

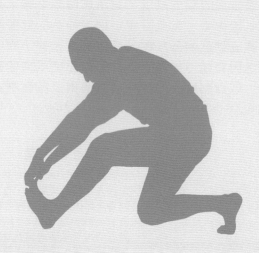

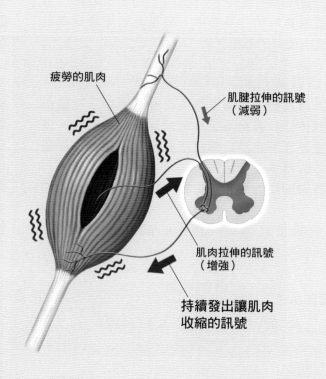

疲勞的肌肉

肌腱拉伸的訊號（減弱）

肌肉拉伸的訊號（增強）

持續發出讓肌肉收縮的訊號

機制下，而得以防止不合理的伸縮（請參考上頁插圖的 1、2 ）。

當肌肉疲勞時，來自高爾基肌腱感受器的訊號（停止肌肉收縮的訊號）減弱，另一方面來自肌梭的訊號（讓肌肉收縮的訊號）增強。結果，脊髓持續發出讓肌肉收縮的訊號，肌肉收縮超過必要的程度，該狀態就是肌肉痙攣（請參考上面插圖）。當肌肉疲勞時，感應器會發生異常的詳細理由，目前仍不太清楚。

血液循環不良時也容易抽筋

各位是否曾有久坐或是睡夢中，在沒有劇烈運動的情況下，腳抽筋的經驗呢？事實上，目前已知腳在長時間沒有活動，腳部血液循環不良時，也很容易抽筋。

當血液循環變差時，提供營養素（葡萄糖等）、氧氣給肌肉細胞的效率就不佳。結果，也就無法有效率地製造出能量來源「ATP」，或是無法排出乳酸等不要的物質，狀況就會變得跟肌肉疲勞時一樣。

為了預防肌肉痙攣（抽筋），避免ATP的不足是很重要的。運動員中，聽說有些人在練習或是比賽之前會進食含有大量葡萄糖（ATP的來源）的碳水化合物（飯、麵包等），以預防腳抽筋。此外，有人認為伸展運動具有讓肌梭等恢復正常的效果。由於與血液循環的改善息息相關，因此在預防肌肉痙攣方面相當有效。

與脫水無關？

一般認為如果流汗過多，或是水分攝取不足，處於脫水狀態的話，就很容易腳抽筋。這樣的看法是因為當身體處於脫水狀態，肌肉纖維間具有緩衝功能的水分減少，通過肌肉縫隙的神經受到壓迫，於是引起肌肉痙攣。但是根據最近的研究，已闡明脫水與肌肉痙攣並無直接關係。

話雖如此，適度的水分補給，讓體液的功能處於正常，具有改善血液循環的效果。為了能夠及早讓肌肉從疲勞狀態恢復正常，水分補給可以說是預防肌肉痙攣的有效方法。

血壓

攝取過多的鹽分會造成血壓上升？
低血壓容易在清晨發生？

一生氣，血壓就上升；由於低血壓，所以早上總覺得不太舒服。在我們日常生活的對話中，常會聽到「血壓」一詞。為什麼攝取過多的鹽分容易造成高血壓呢？再者，高血壓有時會突然引發腦部或心臟等方面的重大疾病。為什麼會發生這種現象呢？

協助

堀尾武史　日本石切生喜醫院 高血壓暨綜合內科部長

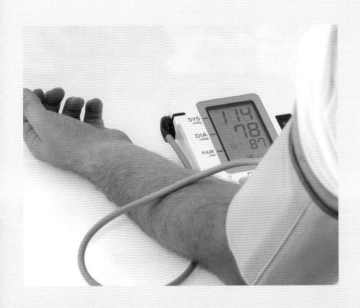

心臟是血液循環的幫浦，可以將血液推送到全身各處，平均每分鐘約可推送出3～5公升的血液。從心臟擠壓出去的血液對血管（動脈）所造成的壓力，就是「血壓」。

聽到血壓兩個字時，大部分人腦海中浮現的就是「高血壓」。高血壓屬於生活習慣病，是目前「代謝症候群」的診斷項目之一。日本石切生喜醫院堀尾武史醫師表示：「高血壓是很可怕的疾病，因為某一天，它可能突然對腦部和心臟造成致命性的傷害。」

血壓有高低兩個值

說到血壓，常會以例如「高壓是120，低壓是70」，這兩個數值來表示。當心肌收縮，將血液擠壓出去時，血壓值為最高。這時的血壓就是上面的數值，稱為「收縮壓」（systolic blood pressure），俗稱高壓。反之，當心臟的肌肉舒張時其最低血壓值，就是下面的數值，稱為「舒張壓」（diastolic blood pressure），俗稱低壓。

血壓的數值單位常用「毫米水銀柱」（又稱毫米汞柱，mmHg）來表示，這是代表血壓可以將細管內的水銀（Hg）推高到幾毫米。例如100mmHg的血壓就是表示血管所承受的壓力可以使水銀柱（汞柱）升高到100毫米。

我們將比重較高的水銀（比重13.5，亦即水銀的比重是水的13.5倍）換成水（1立方公分的水重1克）來推想，則100mmHg的血壓以水柱表示的

話，血管承受的壓力足以使水柱升高到1.3公尺以上。亦即血管經常承受相當大的壓力。

攝取鹽分→血液量增加→血壓上升

大家常說攝取過多的鹽分（氯化鈉）容易罹患高血壓，這又是為什麼呢？堀尾醫師表示：「攝取過多的鹽分確實會造成高血壓。當體內血液中的氯化鈉濃度變高時，就必須增加水分稀釋，結果造成相同的血管內，有更多的血液在流動，自然血管承受的壓力也隨之升高。」

再者，並非攝取鹽分馬上就會得到高血壓。氯化鈉濃度或血液量會經由過濾血液的腎臟來維持平衡，所以即使攝取鹽分造成血壓上升，通常也只是

以水柱測量血壓的話……

血壓的單位是「毫米水銀柱」（mmHg），代表可以使水銀柱升高到幾毫米。換算成水的話，100mmHg的血壓足夠使水柱升高到1.3公尺。

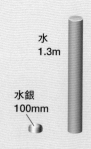

水
1.3m

水銀
100mm

鹽分會造成血壓上升

1. 攝取鹽分，會使血中的氯化鈉濃度變高。

鹽
（NaCl）

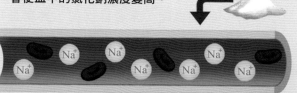

2. 增加水分稀釋氯化鈉濃度，結果造成血液量增多，血管承受的壓力也隨之加大。

H₂O

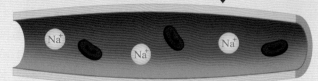

血壓代表血管壓力可使水銀柱推升到的毫米值（插圖右上）。攝取鹽分會造成血壓上升。通常可以藉由腎臟的作用來恢復血壓，但如果平常攝取過多的鹽分，使血壓長期持續處在高壓狀態，這就是「高血壓」。

暫時性的。然而如果平常就一直攝取過多的鹽分，使得血壓不能下降，導致長期處於高壓狀態，這就是「高血壓」。若收縮壓（高壓）在140mmHg以上，或者舒張壓（低壓）在90mmHg以上時，都會被診斷為高血壓。

根據世界衛生組織建議，每個人每天理想的鹽攝取量約5～6公克，而目前國人每日平均食鹽攝取量約是理想值的1.5～2倍，相當需要控制。

最壞的狀況突然發生

如果血壓長期持續在高壓狀態，即可能會造成血管堵塞、破裂的危險。血壓高，感覺應該血管就不易堵塞，但其實是相反的。

由於高血壓會造成血管的負荷，所以血管內部容易形成細微的傷，為了修復這些小傷，白血球和血小板會聚集至此，堆積在傷口上。一再堆積的結果，血管便會造成堵塞的情形。當堵塞的血管承受高壓時，就有可能發生破裂的危險，這時候便會引發如腦溢血等重大疾病。

再者，血壓高代表心臟擠壓血液的力量很大，而為了要產生這樣的力道，心臟肌肉就會漸漸變厚，以致於慢慢失去彈性，導致心肌動作失調。換句話說、就是發生心臟衰竭。

堀尾醫師說：「問題是高血壓通常沒有自覺，所以常在不知不覺中升高，引起重大疾病。因此也被稱為『沉默殺手』。」

即使是平常舉動也可能使血壓飆高50mmHg以上

一天內血壓的變動也很大。據表示，即使像說話、移動這類十分平常的舉動，都可能使血壓在數分鐘內有10～20％的變動。還有像冬天洗澡時的劇烈溫度變化，或上廁所時使勁的動作，都會使血壓急速飆高50mmHg以上。「患有高血壓的人，突然一時的血壓升高，很容易成為引起重大疾病

高血壓是「沉默殺手」

當血壓長期維持在高壓狀態，可能會提高血管堵塞、破裂（上）或心肌肥厚導致心臟衰竭（下）的危險性。由於高血壓通常沒有自覺症狀、所以有「沉默殺手」之稱。

1.高血壓容易導致血管內部形成細微的傷口，為了修復這些小傷，白血球會聚集而來，因而造成血管變窄。

白血球

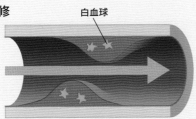

2.已堵塞的血管，再承受高壓，就有可能發生破裂。

血小板（凝固傷口）

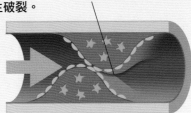

1.為了產生出高的血壓，導致擠壓血液的心肌（紅色箭頭）負擔增大，逐漸變為肥大。

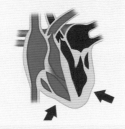

2.當肌肉變厚，彈性消失，就會引發心肌動作失調（心臟衰竭）。

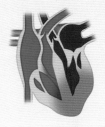

一日當中，正常血壓的變動形態

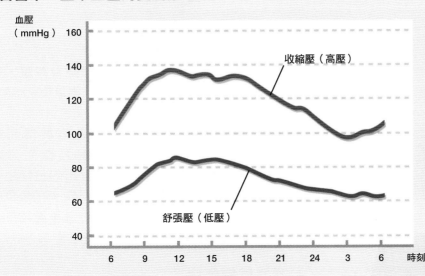

正常的血壓在晚上睡覺時最低，早上起來開始活動便會慢慢上升，到了中午最高。如果罹患高血壓，則該種規律會紊亂，例如早上會突然上升，晚上又不降。在家裡測量血壓，最好是每天固定時間。一般而言，比較建議的時段是在「早上起床排完尿，吃早餐前」。

的『誘因』，所以一定要特別小心」（堀尾醫師）。

低血壓不是病？

高血壓很危險，那麼低血壓呢？一般來說，收縮壓不到100時，就叫低血壓。堀尾醫師說：「相較於高血壓，低血壓引發重大疾病的風險低，大部分都稱不上是病。」據表示，大部分的年輕女性血壓都有偏低的傾向，不過多數人只要年紀大時，狀況自然就會消失，所以大多不需要藥物治療。

血壓一低，手腳容易冰冷，突然站起來也會暈眩昏黑。一般常會把低血壓和「貧血」混為一談，但是貧血和低血壓是不同的，貧血是血液中紅血球減少的一種疾病。再者，堀尾醫師也指出：「不能一概而論的說低血壓早上一定就會很難起床，不如說早上很難起床多半與血壓高低無關。」

血壓的高低，很難自覺，通常發現時，血壓值已經很高了。為了不讓「沉默殺手」偷偷靠近我們，所以最好從平常就要注意血壓的變化。

壓力

不可不知的壓力科學

遇到重大考試或重要事情時，常會因為壓力造成胃部不適。其實並未對胃部造成直接的負擔，為何卻會因精神壓力而產生這樣的現象呢？我們的身體對壓力會有不自覺的反應，這是面臨緊急狀態時，保護生命的本能反應。然而當壓力過大或長期處於壓力之下時，該種反應反而會對身體造成不良影響。讓我們一同來探討壓力影響人體的機制。

協助

小牧 元　日本國際醫療福祉大學福岡保健醫療學院教授

田中喜秀　前日本產業技術綜合研究所健康工學研究部門 壓力測量評估研究組主任研究員

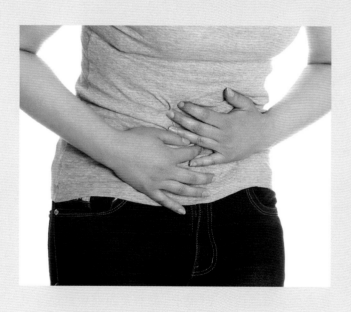

當被問及「是否有感受到壓力？」時，您會怎麼回答呢？

依據日本厚生勞動省2016年度舉辦的「國民生活基礎調查」中「煩惱和壓力狀況」一項的調查結果顯示，約有半數的人（47.7％）表示在日常生活中感到有煩惱或壓力（請參考次頁下方圖表）。就整體年齡層而言，女性覺得有壓力的比例高於男性；若以年齡層來分，則以30～50歲世代的人覺得有壓力的比例最高。

我們常會因生活中發生的各種事情而感到壓力。132頁圖表是美國精神科醫生荷姆斯（Thomas Holmes）等人設計出的日常生活中的壓力事件及其壓力強度的對照表。在表中的項目也包含值得快樂之事或喜事，這是因為不論快樂或喜事，都會有相應的壓力之故。

壓力是指什麼？

在日常生活中，大家常說「感到有壓力」或者感受「累積好久的壓力」等與壓力一詞有關的話語。究竟壓力是指什麼呢？壓力原本是物理學的用語，是指施加在物體表面的壓力。據表示，該詞是在1930年代，由美國生理學家坎農（Walter Bradford Cannon，1871～1945）和加拿大醫學家賽黎（Hans Selye，1907～1982）開始應用在人體身上。

賽黎將壓力定義「對外界刺激的生理反應」或

者「反應狀態」，而造成這種反應產生的刺激事件（或環境），稱作「壓力源」（stressor）。

專門研究壓力對身心影響的日本國際醫療福祉大學小牧元教授表示：「由於目前對於『壓力』一詞的使用，極為曖昧，以致於很難給它明確的定義。」

現在我們則常將工作或學業上的緊張和痛苦、人際關係的糾紛麻煩等，這些會帶來不愉快狀態的原因稱作「壓力」。換句話說，就是把「壓力源」也稱作「壓力」。而本文也將配合目前一般的想法，將壓力源視為壓力來探討。

無論何種壓力，皆以相同的機制運作

大家多知道壓力會引起胃痛、頭痛等問題，對身心各方面影響極大。但「心理」上的壓力，又是如何損害到「身體」的呢？

研究壓力的權威專家賽黎博士曾以大鼠為實驗對象，在大鼠身上施加各種壓力，例如對牠注射各種物質或將牠放置在低溫或高溫的環境中，甚至捆綁牠的身體，使牠產生精神上的恐懼。結果發現不管是何種壓力，都產生共同的症狀，如胃腸痛、「腎上腺」（adrenal gland）腫大等。

讓人值得玩味的事實是：不論是心理壓力或生理壓力，身體產生的反應機制都相同。身體對壓力的反應（壓力反應）路徑主要有兩條，一條經由「自律神經」，一條經由「內分泌」。接下來介紹這兩種機制。

第一條壓力反應路徑「自律神經」

當面臨重大壓力時，例如突然受到不明人士攻擊，人的瞳孔會在瞬間放大，心臟也開始劇烈地跳動。

這是經由「自律神經」的壓力反應。自律神經和可以依照自己意志操控的神經（例如可以使

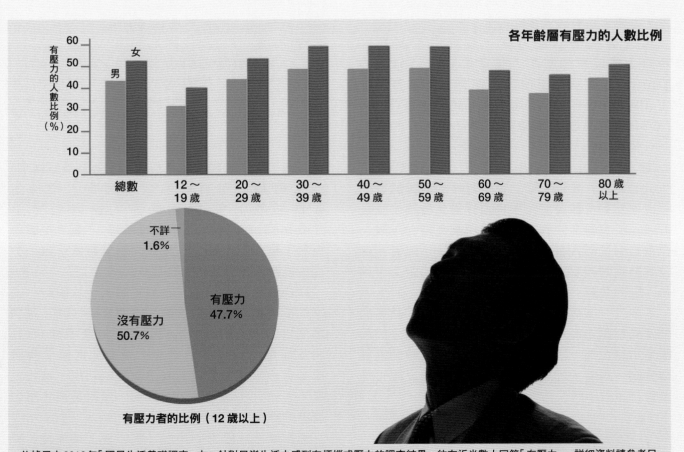

各年齡層有壓力的人數比例

有壓力者的比例（12 歲以上）

依據日本 2016 年「國民生活基礎調查」中，針對日常生活中感到有煩惱或壓力的調查結果，約有近半數人回答「有壓力」。詳細資料請參考日本厚生勞動省的網站：https://www.mhlw.go.jp/toukei/list/20-21.html

自己手腳動作的神經）不同，是由大腦的「下視丘」自動控制的神經。

自律神經主要是由「交感神經」和「副交感神經」這兩種具有相反功能的神經所組成。交感神經與副交感神經常會分布在同一個器官上，但產生的作用卻是相反的，以心臟為例，當交感神經活化時，心跳速率會變快；相反的，若是副交感神經活化時，則心跳速率會變慢（參見右頁左側插圖）。

就如同前面受到不明人士攻擊的例子一樣，當感到壓力時，交感神經的活動大多會變得比較活躍。在遭遇壓力的數秒內，交感神經就會產生反應；當壓力消除時，馬上就恢復到原來狀態。

第二條壓力反應路徑「內分泌」

另一條壓力反應路徑是經由「內分泌」。內分泌是指透過使內臟器官活動發生變化的化學物質「激素」（又稱荷爾蒙），來調控器官活動的作用。激素會隨著血液輸送到全身。

當大腦感受到壓力時，會經由下視丘，將命令傳達給腦部的「腦垂腺」（pituitary gland），要腦垂腺釋放「促腎上腺皮質素」（adrenocorticotropic hormone，ACTH）。ACTH會隨著血液循環到位在腎臟上方的組織——腎上腺。

接著再由腎上腺釋放出「皮質醇」（cortisol）激素。腎上腺所釋放的皮質醇會隨著血液流到身體各處，對白血球等免疫細胞以及肝臟、肌肉等產生作用，結果引起免疫力下降、血糖值升高等反應（右頁右側插圖）。再者，像皮質醇這類因壓力而分泌量發生變化的激素，稱為「壓力激素」（stress hormone）。

下視丘→腦垂腺→腎上腺的這條路徑，就是內分泌面對壓力時所產生的反應。由於內分泌的反應是透過血液，因此遇到壓力後的反應時間需要數分鐘。再者，即使壓力消失，但該種反應可能還會持續數小時。

壓力反應宛如「雙刃劍」

就如前面所述一般，當感受到壓力時，心跳速率會變快，血糖值會上升，另一方面，也會造成

生活上的重大事件及其壓力強度

事件	壓力強度	事件	壓力強度
配偶死亡	100	子女離家	29
離婚	73	與親戚有相處上的困擾	29
夫妻分居	65	顯著的個人成就	28
入獄或服刑	63	配偶開始（或停止）工作	26
家族近親死亡	63	入學、畢業	26
個人受傷或生病	53	生活狀況的改變	25
結婚	50	改變個人習慣	24
失業、被解雇	47	與上司不和或衝突	23
夫妻和好、破鏡重圓	45	工作時間或職場環境的改變	20
退休	45	住處改變	20
家族成員健康發生變化	44	更換學校	20
懷孕	40	改變休閒習慣	19
性困擾	39	改變宗教活動	19
家庭中新成員的增加	39	改變社交活動	18
重新建立事業	39	小於一萬美元的抵押或房貸（註：金額視各地狀況而定）	17
經濟狀況改變	38	睡眠習慣發生變化	16
好友死亡	37	家人團聚的次數發生變化	15
換不同種類的工作	36	飲食習慣改變	15
與配偶吵架的次數改變	35	休假	13
抵押或房貸超過一萬美元（註：金額視各地狀況而定）	31	聖誕季節	12
抵押品喪失贖回權或貸款被拒	30	輕微違法行為	11
工作職責的改變	29		

本表是美國精神科醫師荷姆斯等人，調查患者在發病前生活上所發生的事件，再整理統計出和壓力有關的事件及其與疾病之間的相關壓力程度。本表是先合計一年內所發生的生活事件之壓力強度，再以該值為依據，評量發病的容易程度。

免疫力下降。人體究竟為何會產生這些反應呢？

人體具有保持體內環境恆定，維持生存的特性，該特性稱為「體內恆定」（homeostasis）。小牧教授解釋：「壓力反應是指為了確保體內恆定，致使面對緊急狀況時，會產生逃避或保護身體的反應。」

就像前面的例子，當受到不明人士攻擊時，通常的反應是迅速移動身體，逃避危險。為了達到這個目的，必須製造肌肉活動的能量（糖），並將該能量（糖）隨著血液，快速地送到全身肌肉。另一方面則暫時抑制不需要的功能，例如免疫、消化、生殖等的功能作用。這就是產生壓力反應的理由。

通常當造成壓力的原因（壓力源）消失時，壓力反應也會結束，身體就會恢復原來的狀態。但是當壓力過大時，或者一直無法消除壓力源，長

期下來的結果，會造成皮質醇和血糖持續升高、免疫力下降，使原來應該保護身體的壓力反應產生反效果，開始帶來不良影響。例如變得容易感冒或者胃痛就是不良影響的例子（有關因壓力引起胃痛的機制請參考次頁插圖）。

小牧教授指出：「壓力反應是生物生存不可或缺的重要反應。不過現在的社會，很難了解到造成壓力的原因，並且要真正消除壓力有時也很困難，因此壓力反應可以說就像一把雙刃劍，也可能會傷害到自己。」

對壓力的感受會因經驗而有所不同

即使遇到相同狀況，大家對壓力的感受程度並不是每個人都一樣的。以拿「在眾人面前唱歌」為例，有的人就很享受這種感覺，有的人就備感壓力。為什麼會有這種個人的差異產生呢？

1. 經由自律神經的壓力反應

人體內臟器官的活動乃受「交感神經」和「副交感神經」所組成的自律神經控制。當承受壓力時，主要是交感神經（左邊部分）受到活化。

2. 經由內分泌的壓力反應

當感受到壓力時，大腦的腦垂腺會釋放出「ACTH」。在ACTH到達腎上腺後接著腎上腺釋放出「皮質醇」，引發如下的反應。

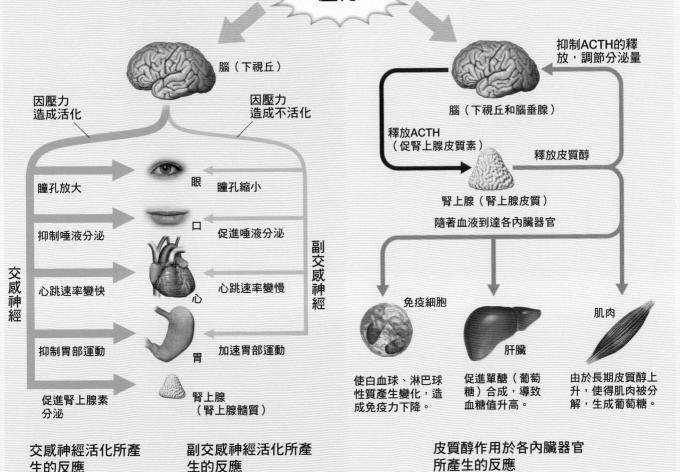

大腦感受到壓力時，會利用「自律神經」（左）和「內分泌」（右）兩條路徑對身體發出「命令」。結果為了迴避目前的緊急狀態，以「運動」為中心的功能就會變得活躍；但同時另一方面也會抑制目前暫時不需要的「消化」和「免疫」等功能。

根據小牧教授的說法，幼年時期的經驗學習、遺傳體質等因素的混合，會導致個人在壓力的感受性上產生差異。也就是說，原本天生「害羞的人」，如果從小就有機會常在人前唱歌，則這種事情可能就不會讓他感到壓力。

再者，壓力的影響會導致何種疾病的產生，也會依據遺傳體質的不同，而在個體上有極大的差異。換句話說，對壓力承受力較弱的器官種類也是因人而異。小牧教授說：「有人因壓力罹患異位性皮膚炎，也有人因壓力導致潰瘍性大腸炎惡化。雖然目前還未能指出具體的基因，但在壓力與疾病的發病和惡化之間，絕對存有遺傳方面的影響。」

因壓力影響而大大左右發病和病情發展的身體疾病，總稱為「心身症」（或稱心身障礙，psychosomatic disorder）。除了皮膚炎、潰瘍性大腸炎外，諸如胃潰瘍、支氣管性氣喘和肌肉收縮性頭痛都是代表性的心身症。

壓力造成胃痛的機制

在內分泌反應（左）和自律神經反應（右）的雙重作用下，造成胃痛的發生。

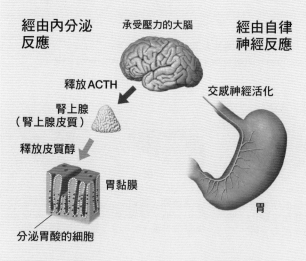

經由內分泌反應

承受壓力的大腦

經由自律神經反應

釋放ACTH

交感神經活化

腎上腺（腎上腺皮質）

釋放皮質醇

胃黏膜

分泌胃酸的細胞

促進胃酸分泌的同時，也會抑制保護胃黏膜之黏液的分泌。

胃黏膜血管收縮，致使血液循環不暢，結果造成黏膜的防禦功能下降。

胃酸破壞部分胃壁。亦即發生胃痛！

壓力能客觀測量嗎？

壓力是很主觀的感受，這是因為每個人對壓力的感受度不同。但是當生物承受壓力時，一定會釋放出如皮質醇等激素，因此透過測量壓力激素的濃度，可以客觀評量壓力的狀態。這種方法就像從血糖值去判斷糖尿病的危險性一樣，所以醫學界認為可將其運用在疾病的預防上。

因反應壓力而會發生變化的體內成分稱為「壓力指標」（stress marker）。代表性的壓力指標就是皮質醇。釋放到血液中的皮質醇，部分會進入唾液。一般來說，血液或唾液中的皮質醇濃度每天的變化是早上起床後急速上升，經過一早上的持續下降，下午則會達到最低點，之後就穩定不變。前日本產業技術綜合研究所健康工學研究部門田中喜秀主任研究員表示：「有研究報告顯示，例如憂鬱症和PTSD（創傷後壓力症候群，posttraumatic stress disorder）患者比起正常人，在早上起床時，唾液中的皮質醇濃度上升會較為遲緩。因此可以利用該起床時的濃度變化作為壓力狀態的指標，將之運用在疾病預防上。」PTSD是指一個人在經歷生命受到威脅等恐怖體驗之後，持續產生一個月以上精神不穩定狀態的疾病。

據表示，皮質醇和憂鬱症之間有極大的關連。田中主任研究員說：「不是暫時性的急性壓力，而是長期性的慢性壓力會讓高濃度的皮質醇持續分泌，進而使神經細胞受到損害。結果造成大腦正常功能受損，抗壓性降低，導致出現憂鬱症。」據多數報告指出，憂鬱症患者的「海馬迴」（與記憶生成等有關的腦區）有萎縮的現象。再者，經由動物實驗也證實皮質醇過度分泌，確實會使海馬迴縮小。

研發簡便的壓力測定方法

心身症和憂鬱症主要是與長期處在壓力狀態的「慢性壓力」有關。如果要有效利用測量壓力來預防疾病的發生，需要長期測量，以確實掌握慢性壓力的狀況。正因如此，更需要能有簡單測量皮質醇等壓力指標的方法和儀器。

除皮質醇外，唾液中所含的酵素——澱粉酶（amylase）及與免疫力有關的蛋白質「分泌

長期壓力造成的腦部變化

A. 暫時性的「急性壓力」

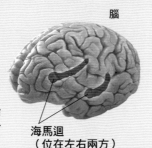

腎上腺

腦

1. 分泌ACTH

2. 分泌皮質醇

3. 在調節系統的作用下，ACTH的分泌受到抑制。

海馬迴
（位在左右兩方）

B. 長期性的「慢性壓力」

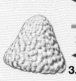
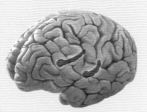

1. 分泌ACTH

2. 分泌皮質醇

3. 調節系統沒有產生作用，ACTH持續分泌（皮質醇也持續分泌）。

4. 海馬迴萎縮
→與憂鬱症的發病有關？

長期的壓力會使抑制ACTH分泌的調節系統產生問題，以致於無法順利調節，結果造成ACTH和皮質醇持續分泌過剩，這可能與憂鬱症的發病有關。

主要的壓力候選指標

可以利用體內的各種物質作為客觀測量壓力的指標（壓力指標）。其中有些指標備受注目，因為它們包含在輕易就能採集到的樣本「唾液」中。

名稱	特徵
皮質醇	腎上腺皮質所釋放出的壓力激素。除了在血液之外，也含於唾液中。簡便測量皮質醇含量的儀器正在開發中。皮質醇是最有力的壓力指標之一。
澱粉酶	含於唾液和胰液中的消化酵素。當承受急性壓力時，唾液中的澱粉酶濃度就會增加。主要受到飲食和運動的影響。目前市面有售小型的測量儀器。
分泌型免疫球蛋白A	存在於口、鼻等黏液中的蛋白質，與免疫系統有關。可望成為受到慢性壓力時，判斷免疫力是否下降的指標。
腎上腺素	當承受壓力時，會讓交感神經活化而使腎上腺髓質分泌腎上腺素。由於唾液中含量極少，因此很難輕易測量到。
嗜鉻粒蛋白A（chromogranin A）	受到急性壓力時，含於血液和唾液中的濃度會上升的一種蛋白質。特別是唾液中的嗜鉻粒蛋白A濃度，是心理壓力的最佳指標。

型免疫球蛋白A」（secretory immunoglobulin A，sIgA）等，也都是目前正在研究的壓力指標候選對象（請參考右上表）。

據田中主任研究員表示，目前標準的慢性壓力指標測量方法尚未確立。比起測量血液中或尿液中的成分，測量唾液中的方法是目前的主流。田中主任研究員說：「唯有醫療相關人員才可以進行採集血液的作業，並且採集血液的行為可能也會造成受採者的壓力。至於尿液也並非隨時能立即收集到，而有些人對於收集尿液也抱有抗拒的心態。因此，能簡單正確測量出唾液中成分的儀器是目前最盛行的研究重點。」

田中主任研究員表示：「已有不少產品可以利用穿戴式裝置，從體外對心跳數的變動、呼吸狀況以及皮膚表面溫度變化等生理資訊進行測量和

監測，但能以簡單方式正確測量釋放到體內之壓力指標的儀器卻非常有限，因此希望早日能實現產品化。若能利用穿戴式裝置長期持續取得生理資訊，並與壓力指標連結，應能逐漸建立出正確的評價方法。」

完全無法感受到壓力也是問題

壓力雖然被視為不好的東西，但原本它卻是保護身體所不可或缺的存在。如果完全無法感受到壓力，或者對壓力反應不夠敏銳，反而也是問題。適度的壓力有時會使人更有幹勁，也可以成為一種砥礪。最好能充分了解壓力對身體帶來的影響，找出適合自己紓壓的方法，與它和平共存才是上策。　　　　　　　　　　　　　🪐

心理與行為特質

擅不擅長或性格等特性是由什麼決定的呢？從雙胞胎研究闡明遺傳和環境對人類的影響

擅不擅長或者性格等等，我們的特質究竟是由什麼決定的呢？遺傳嗎？還是我們所生活的環境呢？為了探究這個問題，以「雙胞胎」為模型的研究不斷在進行，也陸續獲得許多有趣的結果。顯然，隨著年齡的增長，與人格特質生成有關的遺傳和環境力量，它們之間的關係似乎也會逐漸發生變化。再者，這兩者並非對立，而是相互交織，相互影響。這裡就為各位介紹與我們人格特質形成有關，不可思議又奧妙的遺傳及環境關係。

執筆

安藤壽康　日本慶應義塾大學文學院教授

科學的研究發展逐漸闡明了基因對生命活動的影響。隨著種種的發現，使得僅靠遺傳訊息無法說明的環境影響也像底片的顯影般，逐漸清晰。這裡將為各位介紹從雙胞胎研究（twin study）中所闡明的環境對人類心理和行為的影響，亦即「環境的影響」。

雙胞胎研究提供了隨著成長而變化的遺傳和環境影響

我們很容易地將遺傳的影響理解為「終生不變」、「父母給孩子的宿命」，相反地，環境的影響則是「可改變的」、「能從宿命中解脫的」。

再者，人們往往認為身體和疾病是受遺傳的影響，但心理和行為則完全由環境決定。然而，這些都是錯誤的想法。

隨著追蹤雙胞胎的發育，我們逐漸了解到不只身體會受遺傳的影響，在某種層面上，心理和行為也與遺傳有關，而且該影響會隨著發育而變化。並且，僅靠遺傳因素無法說明的環境因素，也和遺傳有相同的變化，且常對遺傳因素的出現方式產生影響。

從科學作家馬特（Matt Ridley，1958～）的著作標題《天性與教養：先天基因與後天環境的交互作用》（Nature Via Nurture: Genes, Experience, and What Makes us Human）中，即可知環境可作為表達豐富遺傳樣態的媒介而發揮獨自的作用。

接著說明為什麼透過雙胞胎研究可以闡明遺傳和環境對人類心理和行為發展的影響。

雙胞胎可分為兩種，一種是由同一個受精卵分裂成兩個胚胎而產生的同卵雙胞胎、以及偶然從兩個受精卵同時出生的異卵雙胞胎。同卵雙胞胎兩人帶有完全相同的遺傳物質，所以遺傳訊息100%相等，通常外貌看起來也非常相像。

相對於此，在異卵雙胞胎中，一個孩子繼承來自父親的一個等位基因，另一個兄弟也一樣，所以繼承機率是二分之一，亦即50%。由於這可說對所有的基因都適用，所以整體基因的共有機率也是50%。而這種機率對於不是雙胞胎的兄弟也是一樣的，因此他們在外貌上的差異和一般兄弟

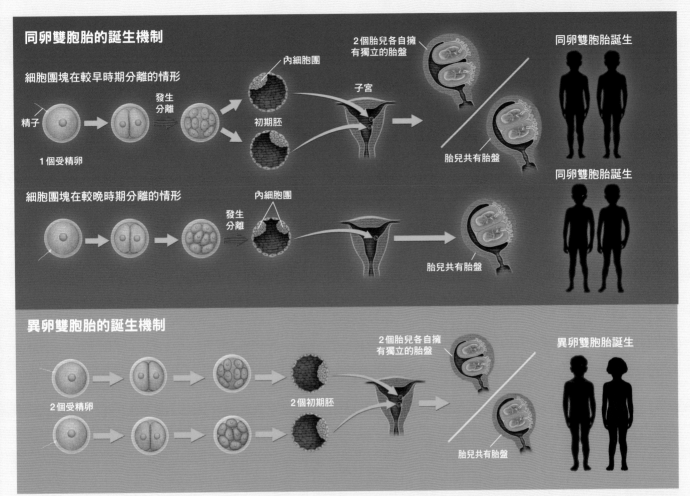

同卵雙胞胎的誕生機制

細胞團塊在較早時期分離的情形

精子

1個受精卵

發生分離

內細胞團

初期胚

子宮

2個胎兒各自擁有獨立的胎盤

同卵雙胞胎誕生

胎兒共有胎盤

同卵雙胞胎誕生

細胞團塊在較晚時期分離的情形

發生分離

內細胞團

胎兒共有胎盤

異卵雙胞胎的誕生機制

2個受精卵

2個初期胚

2個胎兒各自擁有獨立的胎盤

異卵雙胞胎誕生

胎兒共有胎盤

同卵雙胞胎是一個受精卵分裂形成兩個內細胞團，然後分別各自發育成獨立的個體誕生；而異卵雙胞胎則是同時排卵的 2 個卵子分別跟不同的精子結合（受精），然後各自完成發育形成獨立個體誕生。

姊妹的差異相似。

雖然與同卵雙胞胎相比，異卵雙胞胎在遺傳上僅有一半相似，但他們的生長環境，包含從子宮誕生到父母親所在的家庭環境，基本上都是相同的。因此，同卵雙胞胎比異卵雙胞胎越像，就越只能證明遺傳的影響很大。此外，如果說異卵雙胞胎與同卵雙胞胎相似的話，那麼即可說明比起遺傳，是受到共同生養環境的影響，亦即共有環境的影響。

再者，如果同卵雙胞胎之間存在差異，這對兩人來說，並非受到相等遺傳基因和共有環境的影響。即使是在同一個家庭中，每個人都有各自存在的環境，兩個人之間也會受到不同環境的影響，亦即非共有環境的影響。

我們只要根據這些原理，從這兩種雙胞胎的心理測試和行為評估中所獲得的數據，進行統計分析，即可闡明遺傳、共有環境以及非共有環境對人的心理和行為所造成的影響程度。不只這樣，如果能繼續觀察這些數據如何隨著年齡而變化，還能闡明遺傳和環境對心理和行為發展變化所造成的影響。

例如，我們可以使用相關係數（coefficient of correlation）的值，比較同卵雙胞胎和異卵雙胞胎之間從出生到成年期為止的體重相似性（次頁上面圖表）。相關係數在這裡是表示雙胞胎中的一個體重值與另一個體重值，這相伴的兩個數值，在相似度上有多一致。如果完全一致的話，值為1；完全不同的話則為0。

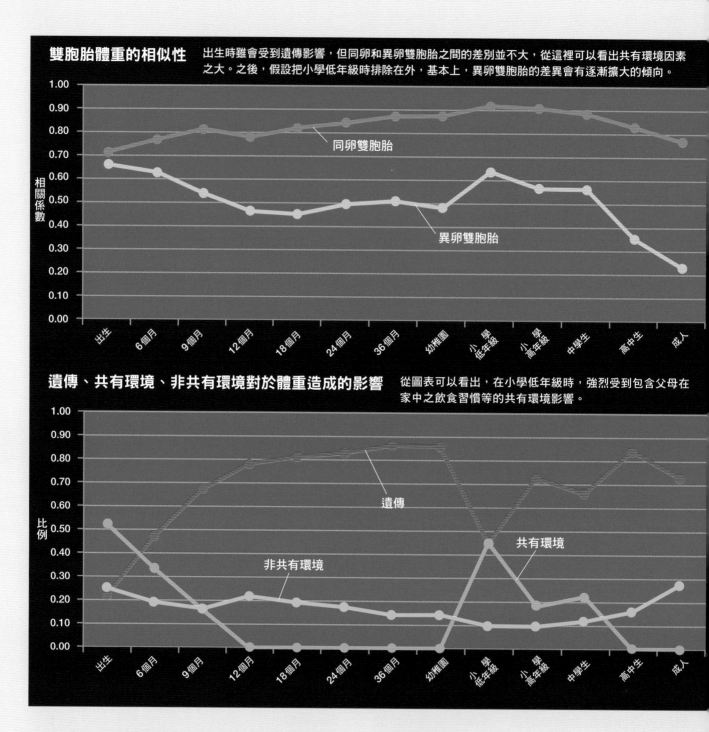

雙胞胎體重的相似性 出生時雖會受到遺傳影響，但同卵和異卵雙胞胎之間的差別並不大，從這裡可以看出共有環境因素之大。之後，假設把小學低年級時排除在外，基本上，異卵雙胞胎的差異會有逐漸擴大的傾向。

相關係數

1.00
0.90
0.80
0.70
0.60
0.50
0.40
0.30
0.20
0.10
0.00

同卵雙胞胎

異卵雙胞胎

出生　6個月　9個月　12個月　18個月　24個月　36個月　幼稚園　小學低年級　小學高年級　中學生　高中生　成人

遺傳、共有環境、非共有環境對於體重造成的影響 從圖表可以看出，在小學低年級時，強烈受到包含父母在家中之飲食習慣等的共有環境影響。

比例

1.00
0.90
0.80
0.70
0.60
0.50
0.40
0.30
0.20
0.10
0.00

遺傳

共有環境

非共有環境

出生　6個月　9個月　12個月　18個月　24個月　36個月　幼稚園　小學低年級　小學高年級　中學生　高中生　成人

　　從圖表中的體重相似性可以看出，出生時異卵雙胞胎的相關係數為0.66，同卵雙胞胎則較大，為0.72。從這裡可看出，新生兒的體重雖然有受遺傳影響，但差異不大，因此與其說是遺傳，還不如說是與兄弟共有的環境因素比較有關。這也反應出像早產多久（越早生，體重越輕），及在子宮中獲得多少營養等，與遺傳因素幾乎無關的出

生前環境影響。

　　然而之後同卵雙胞胎逐漸相似，但異卵雙胞胎的差異卻逐漸擴大。異卵雙胞胎之間的差距會一直延伸到幼兒期結束。從遺傳、共有環境及非共有環境的比例變化中可以看出，隨著成長，每個人受遺傳的影響也逐漸增加，與之形成對比的，就是早產和出生前的子宮內環境等的共有影響卻

被打消了。

不過到了上學時期，共有環境的影響再度變強，相對地，遺傳的影響減弱了。一般認為這個時期是強烈受到包含父母在家中之飲食習慣等的生活習性影響。

但是隨著年級的增長，這種影響也逐漸降低，這次則是同卵雙胞胎的差異逐漸變大。特別是在中學以後，非共有環境開始增加。大概因為是逐漸要邁入成年，隨著離開父母自立，所以受到家庭和父母的影響自然變小，而受到每個人獨自生活環境的影響就會變大。透過像這種雙胞胎的相似性，告訴了我們很多有關遺傳影響以及環境影響的變化。

遺傳因素會通過環境顯現

相同的，這裡也就性格、精神狀態、以及社會性和認知能力等與心理和行為有關的各種層面，對同卵雙胞胎和異卵雙胞胎進行相似程度的比較（次頁上面圖表），並且也對求得的遺傳、共有環境以及非共有環境的比例結果（次頁下面圖表），進行比較。

不論哪個層面，仍然是同卵雙胞胎比異卵雙胞胎的相似程度大，從中可以看出遺傳的影響。像這種深受生後環境左右的心理和行為都會有這種表現，所以千萬不可忽視基因的影響。這些影響力大多在30～50％之間，其中有關認知能力中的邏輯推論和空間認知更是受到遺傳強烈的影響。

或許有人會認為自尊感情（看重自己以及強烈的自信心）、傳統權威主義（服從權威和保守的態度。也可說就是保守主義）、對社會的一般信賴度（對不認識的人之信任程度）及學業成績等，這些都是透過長時間社會生活或在校學習所獲得的經驗，所以無法理解為什麼這些也會受到遺傳的影響。

再者，存在著像數學和理科等成績基因也是令人覺得奇怪。我們的基因已經存在了很長的時間，遠比學校成立和建立數學、理科等科目還早，至少也有數百萬年的歷史。因此，很難想像有這樣直接掌控最近這種教養文明問題的基因。

所以當我們在說「遺傳對學校成績的影響」時，並不意味著不學習，就會本能地了解數學和理科知識。應該說在學習像此類文明教養的事物時，我們使用的各種資質會受到遺傳的影響，也就是說當我們通過接觸環境，學習某些事物時，這些資質自然就會出現。

這就是《Nature via Nurture》的含意之一，也就是遺傳是通過環境發揮作用的。這就像隱形字遊戲一樣，將紙放在火上烤，即可浮現出畫一樣，在通過各式各樣的環境去學習各種事物的過程中，隱藏在我們自己身上的遺傳資質就會逐漸清晰浮現。

基本上，掌管人類心理和行為的所有機制都與每個人的遺傳因素有關。換句話說，使用該機制從環境中學到的所有事物（不論是哪種文明教養），或多或少都會顯現出個人自身具有的遺傳影響。

心理和行為在受到遺傳影響的同時，也會自行靈活變化

在雙胞胎數據中也同時顯現，對於心理和行為的所有層面，不只遺傳，環境也造成很大的影響。在這裡比較引人深思的是幾乎對於心理和行為的環境影響，都不是共有環境，而是非共有環境，亦即不是家族的影響，而是每個人所獨有的環境影響。事實上，該影響力在70％左右，高於遺傳的影響力。

或許大家會覺得驚訝，認為長時間持續給予影響的父母和家庭環境竟然沒有貢獻。但是反過來說，這意味著父母和家庭環境是富含多樣性，對家庭的每個人而言，具有不同的作用。

此外，詳細分析雙胞胎研究數據，也可以看出大多數這種非共有環境的影響通常僅限於特定事項、時期、狀況。這與遺傳和共有環境的影響形成對比，因為在心理和行為上，遺傳和共有環境的影響經常是共同作用的。

拿語言認知能力和空間認知能力來看，這兩種認知能力都有共通的遺傳因素。此外，在1歲時，與認知能力有關的共有環境，即使到了2歲

雙胞胎的性格、精神狀態、能力的相似性

包含深受出生後環境左右的心理和行為在內，不管哪個項目，都是同卵雙胞胎比異卵雙胞胎的相似程度大，從這裡可以看出遺傳的影響。影響力大多在30～50％之間，不過有關邏輯推論和空間認知則是受到遺傳強烈的影響。

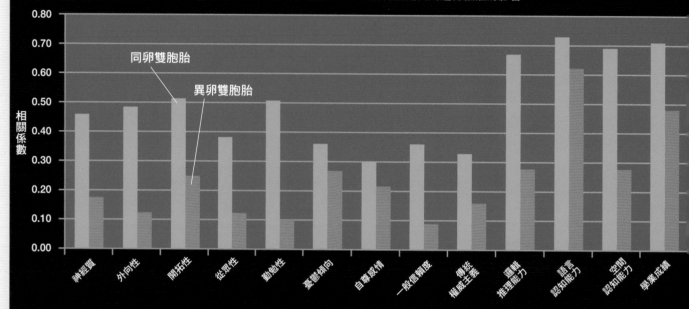

遺傳、共有環境、非共有環境對性格、精神狀態及能力造成的影響

幾乎所有的項目都看不到共有環境的影響。從圖表中，可以看出有影響的幾乎是非共有環境，換句話說，並不是家族的影響，而是每個人受到獨自環境的影響。不過在有關語言認知能力和學業成績方面，不能忽視共有環境，亦即家庭環境的影響。

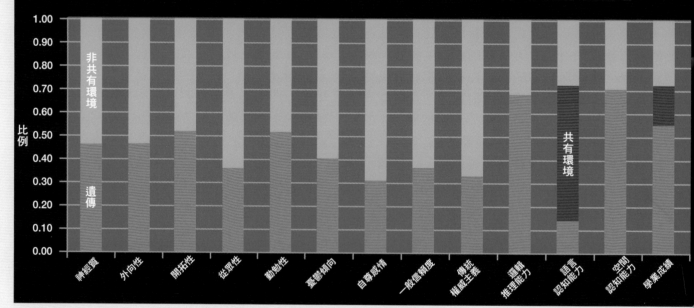

和３歲時也還是一樣有所相關。但是，在非共有環境的影響方面，不只一個人的語言能力和空間能力之間有所不同，１歲和２歲、３歲之間也都有許多相異之處。

這表明我們的心理和行為的作用一方面是源自於自己的遺傳素質，另一方面，對於時時刻刻變化的環境所給予我們的各種狀況，也會彈性適應並靈活變化。這即意味著我們的心理和行為受到

環境的影響非常大。

家庭環境會影響孩子在校成績嗎？

不過有關語言認知能力和學業成績，不只遺傳和非共有環境，也不能忽視共有環境，也就是家庭環境的影響。這和空間認知能力、邏輯推理能力也形成了對比。

我們的語言認知能力或許是透過在家中所接觸的書面和口頭語言而訓練出來的。再者，父母對於孩子的學業成績是否關心，會不會營造提高成績的環境等，也的確會在一定程度上影響孩子的成績。

由於該影響程度絕對沒有遺傳和非共有環境那麼大，因此或許不是父母拼命努力就能讓孩子的成績提高到預期的成果。但是，對父母來說，如果能準備一個適合孩子遺傳素質和孩子當時特別感興趣的學習環境，應該多少有所幫助，不會徒勞無功。

越嚴格的環境越容易受遺傳影響？

雙胞胎數據陸續揭示了許多有關環境影響的有趣及重要事項。其中一項就是即使相同的環境影響，如果遺傳因素不同，產生的作用也會不同；或者是，即使相同的遺傳因素，如果環境不同，產生的作用也不同，亦即「遺傳與環境的交互作用」現象（也可稱為「遺傳與環境的相互作用」。但由於這詞所涵蓋的意義比較廣，所以僅限此現象稱為「交互作用」）。這也是《Nature via Nurture》的另一個重要層面。

英國倫敦大學的卡斯皮（Avshalom Caspi，1960～）博士等人，發現MAOA（一種酵素，可以氧化稱為單胺的神經傳導物質，使其無法發揮作用）基因表達量高低不同的人，會因受虐經驗而產生例如犯罪等的反社會行為程度也會不同。

MAOA基因表達量低的人，如果受虐經驗多，就容易引起反社會的行為，而MAOA基因表達量高的人，就幾乎不會受此影響。換句話說，受虐的這類環境影響與反社會行為連結的效應會因遺傳因素而有所不同。簡單地說，在遺傳上，對環

境敏感的人，往往會具有因受虐影響而產生反社會行為的傾向。

遺傳與環境的交互作用，往往會以各種面貌呈現。例如，前面有提到過的傳統權威主義，並未顯示與共有環境有關。然而，若考慮家庭成員的凝聚力強度，則在凝聚力特別強的家庭中，可以很明顯的看出共有環境的影響。

像這樣，這也顯示出保守（傳統權威主義）與創新之間的差異受家庭環境因素的影響大於遺傳因素。嚴格的來說，這是凝聚力大小的環境與保守—創新的共有環境，兩種環境交互作用的結果。在透過雙胞胎數據，並考慮遺傳因素下所進行的分析中，首次發現了這種交互作用。

此外，有關遺傳和環境對兒童（從3歲半到4歲）情緒變化（例如感到不安或沮喪）的影響，在我們其他的研究中，也獲得了令人值得深思的結果。造成這種情緒變化的遺傳影響，主要是出於父母教育過於嚴格，或父母情緒不穩、冷淡等的個人差異較大。

這與剛才前面所介紹的卡斯皮博士等人的研究相似。顯然，遺傳素質的差異在特別嚴厲的環境下，似乎容易被放大。

遺傳和環境絕對不能分開考慮

目前為止所介紹的研究，究竟有多少可以說是一般現象呢？可能還需要今後更進一步的驗證。但是，您應該至少已經明白，若只是將遺傳的影響理解為「終生不變的宿命」，或是將環境的影響視為「能自由改變」，這些想法都是過於單純。

在這個階段目前能說的，就是人的心理和行為也跟身體和疾病一樣，不只受遺傳的影響，也同時受環境強烈的影響。但是有關環境的影響，並非是處於相同環境的人就會具有相同的效應，而是根據每個人的遺傳素質而異。從這個意義上來說，遺傳和環境絕對不能分開考慮。

也正因為每個人都具有不同的遺傳素質，所以我們必須認真思考並重視環境對於每個人的意義。☄

4 意外不為人

協助 川村 孝／福永興壱／福田雅臣／海老原 全／槇村浩一／井上 馨／市橋正光／
梅林芳弘／板見 智／辻 孝／奈良信雄／齋藤成也／佐藤達哉／黑田玲子／細 將貴／
野中茂紀／篠原良章／小林憲正

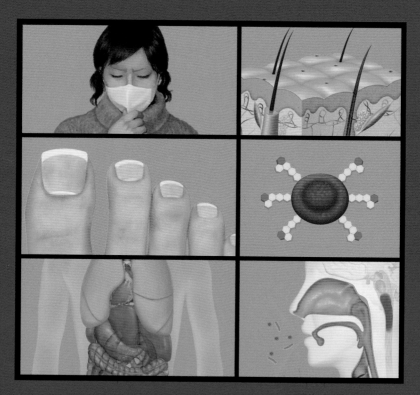

知！人體的「？」

指甲和毛髮是如何長出來的？人又為什麼有指紋？我們身體為什麼會左右不對稱？您可能對這些疑問還有許多不解之處。此外，很多人相信血型與性格有關，實際上又是如何呢？在Part4，我們將要介紹這些與人體相關的話題。若能掌握科學知識的話，應該就能很容易地判斷出謠言或廣告的真偽。

感冒　　　　　　　　　皺紋

咳嗽與痰　　　　　　　手粗糙

蛀牙　　　　　　　　　禿頭

指甲　　　　　　　　　血型

香港腳　　　　　　　　身體的左右不對稱

指紋

感冒

感冒的真相是什麼？
有什麼正確的對應方法？

冬天是感冒好發的高峰期。為什麼人會感冒呢？雖然有各種耳熟能詳的對應方法，但效果又是如何呢？正由於感冒是日常生活中最常見的疾病，因此更應該了解正確的預防方法和對應之道，才能健康度過感冒的高峰期。

協助

川村 孝　日本京都大學健康科學中心教授

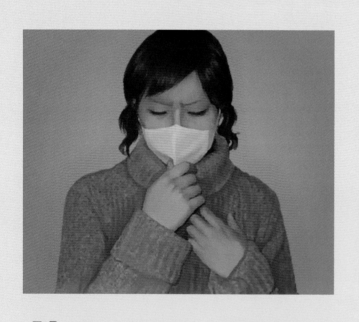

說 身體有些疲倦狀態時，人們常會稱說是「有點感冒」，由此可見，感冒是最常見的一種疾病。據表示，人一生之中，至少要感冒200次以上。相信在這數個月內，應該也有不少讀者都感冒過。這種棘手的感冒究竟是什麼樣的疾病呢？

專門研究預防醫療的日本京都大學健康科學中心川村孝教授對於感冒的說明如下：「感冒是根據打噴嚏或者咳嗽等症狀定義，而非根據致病原因（病原體）定義的。」

因此，引起感冒的原因有很多種。廣義而言，例如：「溶血性鏈球菌」引起的扁桃腺炎、「流感病毒」（influenza virus）造成的流行性感冒等，都屬於感冒範圍。

但是，一般的感冒大多是感染「鼻病毒」（rhinovirus）等病毒引起的，也就是從鼻腔到咽喉內部的「上呼吸道」出現發炎症狀。據表示，引起感冒的病毒種類有200種以上。

意外的感染途徑

感冒病毒是如何傳染到鼻腔和咽喉呢？

一般的印象是感冒病毒就像花粉一樣，在空氣中飄揚，經吸入後才會造成感染，但是這種情形其實很少發生。其實大部分造成感染的原因是手直接接

觸到附著於感冒者碰過的桌子、門把等物體上的病毒後，再用該手碰觸嘴巴和鼻子所致。

秋天到冬天時期，氣溫下降、空氣乾燥，正是病毒不容易死亡的環境。再者，這段時期冷熱溫度差異過大，當身體無法對應時，免疫力就會下降。在這些因素相乘之下，人就會罹患感冒，而並非只是因為氣溫低引起的。

口罩無法預防感冒？

預防感冒的方法有「漱口、洗手、口罩、通風」等，但究竟具有多少效果呢？

洗手對預防感冒的效果極大。透過流動的水沖走附著於手上的病毒，可有效預防感冒。若再加上使用肥皂，更可確實地除去病毒。關於洗手的訣竅，

川村教授表示：「從手掌到指間都要確實洗淨。勤洗手對預防感冒非常重要。此外，當外出無法使用自來水時，可使用速乾型的擦拭消毒藥物，也能達到預防效果。」

經證實，漱口也有預防感冒的效果。但出乎意料的是，該效果並非是因為用水沖走病毒，因為漱口的水無法深入咽喉，所以也就無法直接將病毒沖走。據表示，應該是漱口可保持口腔環境清潔，從而減少病毒感染之故。

口罩具有避免罹患感冒之人將病毒擴散傳染給他人的效果，但是因為病毒體積微小，容易穿過口罩網眼，因此實際的預防效果並不算太好。但配戴口罩可以避免沾黏病毒的手去碰觸嘴巴和鼻子。

保持房間的通風和溼潤也對預防感冒有極大效

感冒的感染途徑

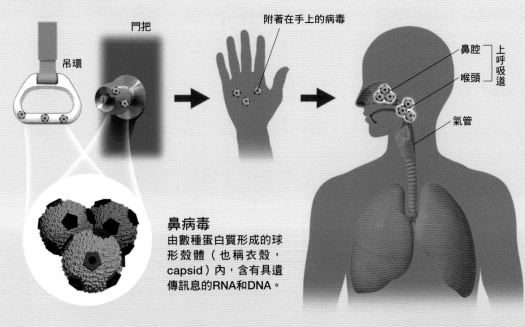

吊環　門把　附著在手上的病毒

鼻腔　喉頭　上呼吸道

氣管

鼻病毒
由數種蛋白質形成的球形殼體（也稱衣殼，capsid）內，含有具遺傳訊息的RNA和DNA。

感冒者碰觸過的吊環、門把等，都可能附著引起感冒的病毒。因此，在接觸到該吊環或手把時，病毒都可能因此而附著於手上。如果又無意識用該手觸碰鼻子或嘴巴時，就可能造成病毒入侵。

口罩的作用

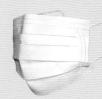

根據口罩種類不同，網眼的大小也不太一樣。但不論是哪種口罩，其網眼都比病毒體積大，因此飄揚在空中的病毒很容易穿過口罩網眼，所以並無法有效預防。但是它可以阻絕內含病毒的噴嚏飛沫，所以具有避免感染擴散的效果。

	標準大小
流感病毒	0.0001 毫米
口罩網眼	0.1 ～ 0.001 毫米
噴嚏飛沫	0.005 毫米

果。空氣乾燥時，往往也會使咽喉黏膜乾燥，而乾燥的黏膜容易使病毒入侵。此外，乾燥的空氣正是病毒容易生存的環境。因此可透過溼潤房間內的空氣，營造出不易感冒的環境。

注意感冒藥的服用方法！

在不小心罹患感冒時，一般人有時會自行購買感冒藥。在市售感冒藥中，服用即可緩減症狀者，是因為在該藥中混有各種可抑制感冒症狀的成分。下方整理了感冒藥的成分及其藥效。（參見下方的表格）

川村教授表示服用感冒藥時，需要注意下列事項：「所有的感冒藥都只是抑制感冒症狀的對症療法。重要的是只有真正不舒服時，才需服用抑制症狀的藥物。實際上，也有研究結果顯示，如果長期持續服用感冒藥主要成分之一的非類固醇性消炎劑（NSAID）的話，反而會使感冒本身的復原有變慢的趨勢。」

與感冒和平共處

人們常說「感冒是萬病之源」、「感冒惡化會轉為肺炎」，這些都是誤解。感冒不會轉化成其他疾病。正確而言，應該是因為罹患感冒造成身體負擔，導致原有的疾病惡化。特別是原本就有氣喘等呼吸系統疾病時，更可能會因感冒提高惡化的可能性，所以必須格外留意。

嬰幼兒最容易感冒，之後隨著年齡增加，感冒次數會逐漸減少。當小孩感冒時，應如何對應呢？川村教授表示：「嬰幼兒的免疫力還不成熟，因此容易感冒。但若只是一時高熱，沒有發生渾身沒勁或呼吸怪異的情形，則毋須過度擔心。切勿緊張，先觀察1～2天的情況，若仍沒有退熱的樣子，就需要去看小兒科醫生。」

沒有可以完全治癒感冒的萬能藥物。若能徹底貫徹漱口、洗手和通風等不需成本的預防法，即可打造出不會感冒的生活。

感冒藥中含有哪些成分？

下表中整理了感冒藥的主要成分及藥效。不需處方箋即可買到的感冒成藥含有這些成分。對於不同症狀，含量也分別有所不同，例如「鼻用」藥物大多含有「抗組織胺」（antihistamine），「咳嗽用」藥物含較多的鎮咳藥，「解熱用」藥物則大部分含有非類固醇性消炎劑。

成分分類 （效果）	代表成分名稱
非類固醇性消炎劑 （抑制發熱、頭痛）	阿斯匹靈 伊布洛芬（異丁苯丙酸）
抗組織胺 （抑制鼻水、鼻塞）	馬來酸氯苯吡胺 鹽酸二苯胺明
擬交感神經作用藥 （擴張支氣管，使呼吸順暢）	鹽酸甲基麻黃素
鎮咳藥 （止咳）	磷酸雙氫可待因
生藥 （緩解感冒整體症狀）	葛根湯（葛根、麻黃等） 小柴胡湯（柴胡、甘草等）

驗證！ 關於感冒的各種傳聞

Q. 感冒時需要服用抗生素？

A. 感冒的原因幾乎是病毒引起的。因此，即使服用抑制細菌生長的抗生素，要治癒感冒的可能性也很低。但如果感染的是像扁桃腺炎等細菌性感冒時，有時會使用抗生素治療。仔細聽醫生的說明相當重要。

Q. 最好不要服用解熱劑？

A. 發炎、發熱係治癒感冒不可避免的生物防禦反應。因此當使用抗發炎藥物抑制發炎時，雖然發熱程度也會減輕，身體會變得比較舒服，但反而會使感冒比較不容易痊癒。再者，如果使用的是沒有抗發炎作用的解熱劑，例如乙醯胺酚（acetaminophen），雖然可以使體溫下降，但因為沒有抑制發炎的作用，所以並不會讓身體比較舒服。由於極度的高熱會造成腦細胞受損，因此服用這類藥物在某種意義上，是為了預防該種現象發生。

Q. 維生素C對感冒有效？

A. 只要維持良好規律的飲食生活，維生素C的攝取量應該就已經足夠。經由補給品等的追加攝取，幾乎對於預防和治療都沒有效果。

Q. 漱口應該使用碘液？

A. 不須使用碘液，只用水漱口就具有足夠的預防效果。

咳嗽與痰

為什麼會咳嗽或生痰呢？
該如何控制症狀？

罹患感冒或感染流行性感冒時，會出現咳嗽不止或喉嚨生痰的症狀。為什麼會咳嗽生痰，又該如何止咳化痰呢？本篇將探討咳嗽生痰的機制以及與疾病之間的關係。

協助

福永興壱　日本慶應義塾大學醫學院呼吸內科副教授

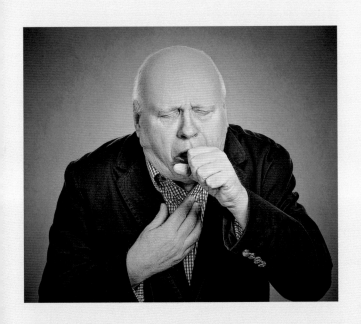

我們隨時都靠著呼吸外界的空氣存活。雖然肉眼看不見，但空氣中有時會存在對人體有害的細菌及物質。即使吸入這些物質，大多數時候也不會引起大問題。這是因為身體具備了排除外來異物的「免疫」（immune）機制之故。

咳嗽與痰，便是為了排除因免疫反應結果所產生之異物的一種生理反應。痰是由黏液包覆異物所形成的，咳嗽則是為了將異物或痰排出體外所產生的用力吐氣之反應。

咳嗽與痰雙重追擊趕出異物

將從口鼻吸入之空氣送往肺部的通道——氣管，主要具有二種阻擋外來異物侵入體內之機制（次頁插圖）。

一種是利用咳嗽的力道將異物排出體外。氣管的表面排列著細胞，細胞的空隙之間則有神經末梢伸出。這些神經末梢能在物理上及化學上感測到香菸其中所含的有害物質及細菌等異物的存在。感測到這些刺激時，神經會變得興奮並將訊號傳遞至腦部中的「延腦」。這麼一來，延腦便會對聲帶、胸部及腹部送出肌肉收縮的命令，這就是咳嗽發生的原因。

阻止異物入侵的另一項機制則與黏液有關。氣管表面的細胞經常都在分泌具有保濕性蛋白質等

成分的黏液。通常，分泌出來的黏液會藉由附著在氣管表面細胞上的「纖毛」（cilium）往口部方向移送。黏液的平均分泌量是每天約80～100毫升。大部分的黏液爬升到口腔後，會再與唾液一起吞下。當氣管中有異物進入時，黏液會包纏住異物後形成一團，這就是痰。

在形成了痰的情況下，有時單靠纖毛無法將其搬運到口部。此時為了將痰排出氣管外，就會引發咳嗽。這麼一來，就會出現伴隨有痰的咳嗽。

打噴嚏和嗆到也是排除異物的反應

與咳嗽類似的反應，還有打噴嚏以及嗆到，不過這兩種是與咳嗽不同的反應。打噴嚏是發生在鼻腔的反應，鼻孔黏膜也會分泌黏液，當有異物附著其上時，就會類似咳嗽的機制引發打噴嚏。

而嗆到則是當食物並非進入食道而是進入氣管，並到達位於氣管入口的蓋子（聲帶）時會發生的反應。食物若通過聲帶就會進入肺中，而肺中一有異物進入時，則可能引起肺炎等疾病。

引起咳嗽及痰的機制　當細菌等有害物質從口鼻進入體內時，就會被氣管表面細胞所分泌的黏液包圍，氣管表面的神經也會感測到此刺激。包覆住異物的黏液會形成痰，並被細胞的纖毛往口部方向搬運。此外，神經會因接觸到異物或痰等物理上的刺激，或因異物的化學特性而變得興奮。神經興奮時會將訊息送往延腦，而引起咳嗽的反應。

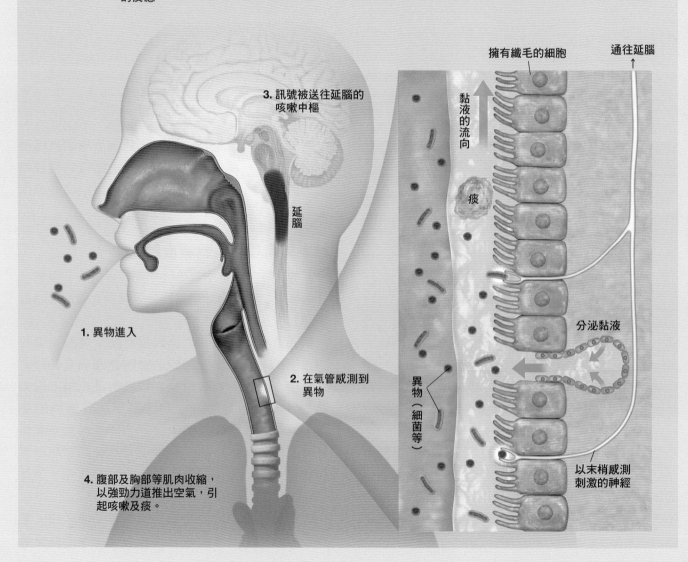

3. 訊號被送往延腦的咳嗽中樞

延腦

擁有纖毛的細胞

通往延腦

黏液的流向

痰

1. 異物進入

2. 在氣管感測到異物

分泌黏液

異物（細菌等）

以末梢感測刺激的神經

4. 腹部及胸部等肌肉收縮，以強勁力道推出空氣，引起咳嗽及痰。

因此，為了能在異物到達聲帶時就將之排除，身體會使肌肉收縮並引發類似咳嗽的反應，這就是嗆到。不過聲帶距離口部很遠，所以排除異物所需的力道會比咳嗽更強勁，因此通常會令人感到難受。

如何抑制咳嗽的症狀

當咳嗽不止時，會消耗體力，並讓人感到疲勞。我們有時為了止咳會服用一些藥物。一般止咳藥會阻斷異物的刺激感傳遞至延腦的神經傳導，以及延腦命令肌肉引發咳嗽的神經傳導。

以藥物抑制咳嗽雖然能讓身體感覺比較舒服，但也會間接抑止將異物排出的功能，因此需遵照醫師的指示服用。此外，辛辣食物及薄荷等刺激性的食品有時也會誘發咳嗽，在咳嗽症狀嚴重時最好不要食用。

清喉嚨的動作能使痰移動

清喉嚨是處理痰的有效方式。痰多半會積聚在「上咽部」（epipharynx，請參考右上圖）。被氣管表面細胞纖毛搬運而來的痰，容易集中在上咽部這個位置。此外，患有鼻水滴入喉嚨之疾病（鼻涕倒流）的人，鼻水有時也會落在上咽部，並有如痰一般積聚於此。清喉嚨的動作能使包含上咽部的咽頭肌肉收縮，因此能使痰移動。當痰開始移動到食道位置時，便可能將之吞下。

心臟及胃部疾病也可能引發咳嗽

感染細菌或病毒便會屢屢咳出黃色的痰。這是攻擊細菌及病毒的「嗜中性球」等免疫細胞戰鬥的結果。由於當中含有免疫細胞為了攻擊異物所產生的物質，以及免疫細胞的「屍體」，因此會變成黃色帶有黏稠感的痰。

此外，患有心臟功能低落的「心臟衰竭」時，因血液循環混亂造成肺中容易積水，為了排出肺部的水分也會出現咳嗽症狀。再者，患有因胃酸等造成胃裡內容物往食道逆流的疾病（胃食道逆流）時，逆流的胃酸也會造成刺激，進而引起咳

痰會積聚在哪裡？

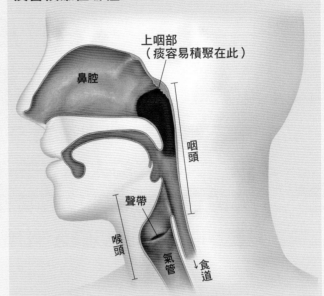

痰容易積聚在「咽頭」。尤其是位於上側的「上咽部」，容易積聚從氣管上升而來的痰，以及從鼻腔滴落的鼻水。當喉嚨中有痰時，常會很容易地自然作出清喉嚨的動作。由於清喉嚨的動作能使咽頭肌肉運動，所以實際上能夠讓痰移動。

刺激物或者心臟、胃部疾病都可能引發咳嗽

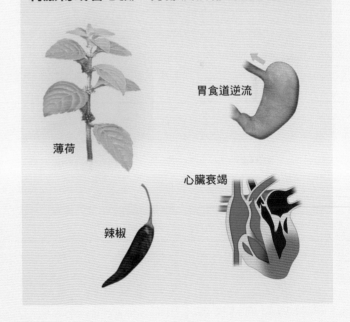

嗽。

若長期咳嗽不止，有可能不只是感冒引起的，最好前往呼吸內科或耳鼻喉科接受診療。　🪐

蛀牙

人為什麼會蛀牙？
如何才能防止蛀牙？

有不少人一聽到要看牙醫，就會不自覺地感到恐懼。大部分的人都有蛀牙的經驗，使用「含氟」成分的牙膏或者餐後咀嚼含有「木糖醇」成分的口香糖，似乎對預防蛀牙有所幫助，這又是為什麼呢？

協助

福田雅臣　日本齒科大學生命齒學部衛生學講座教授

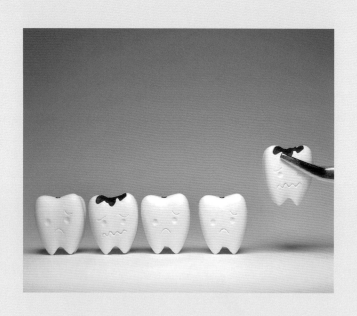

腔內還存在著可以預防霉菌感染等的有益細菌。

事實上，剛出生的嬰兒，口腔中並沒有蛀牙菌。一般認為主要的感染途徑應該是來自於母親。在嬰兒1歲半～2歲半左右長出乳牙時，是最容易感染的，這個時期，口腔中大多已經有蛀牙菌棲息了。

由於家人共用湯匙和筷子，或者將食物在口內咀嚼後餵食嬰兒，這樣一來，就會將蛀牙菌傳染給嬰兒。因此建議有嬰兒剛出生的家庭或者快要有嬰兒誕生的家庭，最好全家要有預防蛀牙的措施準備。

細菌會分泌酸來腐蝕牙齒

並不是一感染蛀牙菌，就立刻會蛀牙。蛀牙是因為各種因素糾結而成的。在思考預防蛀牙的方法前，讓我們先來了解蛀牙是如何形成的。

首先，蛀牙菌會利用進食而進入口腔中的糖，生成「葡聚糖」（glucan）這種黏性物質。葡聚糖會附著在牙齒表面，而蛀牙菌就在這裡棲息繁

蛀牙（又稱齲齒）是一種感染症，是因受到轉糖鏈球菌（學名*Streptococcus mutans*）等會造成蛀牙的細菌（以下稱為蛀牙菌）感染而引起的。

那麼，是不是只要徹底清除口腔內的細菌即能免於蛀牙呢？當然並非那麼單純，因為在我們口

殖。如此所形成的細菌團塊，就是「牙垢（牙菌斑）」（plaque）。

牙垢中的蛀牙菌會分解食物中的糖和碳水化合物（醣類），然後產生乳酸等酸性物質。這些酸性物質會溶解牙齒表面的琺瑯質（enamel）。如此一來，酸性物質也就會開始慢慢溶解構成牙齒成分的鈣和磷而形成蛀牙。

唾液可以預防蛀牙

我們本身具有可以對抗蛀牙的強力武器，那就是唾液。我們在進食中，因為蛀牙菌的關係，會使口腔偏向酸性，而唾液大致是中性，具有可使口腔在進食後，恢復成中性的作用。此外，唾液也含有抗菌物質。

在唾液中含有鈣等無機質，而這種成分可以修復受酸侵蝕的牙齒。這個過程稱為「再鈣化（或稱再礦化）」（remineralization）。如果是初期的蛀牙，可以藉由再鈣化的作用來復原。

「吃個不停」會造成蛀牙

日本齒科大學生命齒學部衛生學講座福田雅臣教授表示：「預防蛀牙最重要的是要細嚼慢嚥。因為咀嚼會讓唾液大量分泌，加上牙齒間的互相摩擦以及兩頰肌肉的活動，牙垢也就不容易附著。但是另一方面，如果正餐後還零食吃個不停，就會繼續給蛀牙菌製造牙垢和酸性物質的材料，因

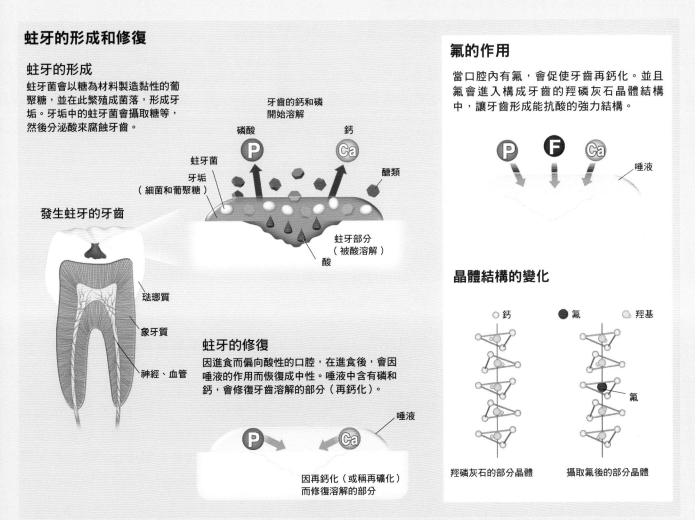

蛀牙的形成和修復

蛀牙的形成
蛀牙菌會以糖為材料製造黏性的葡聚糖，並在此繁殖成菌落，形成牙垢。牙垢中的蛀牙菌會攝取糖等，然後分泌酸來腐蝕牙齒。

牙齒的鈣和磷開始溶解

磷酸　鈣

蛀牙菌
牙垢
（細菌和葡聚糖）
醣類

發生蛀牙的牙齒

蛀牙部分
（被酸溶解）
酸

琺瑯質
象牙質
神經、血管

蛀牙的修復
因進食而偏向酸性的口腔，在進食後，會因唾液的作用而恢復成中性。唾液中含有磷和鈣，會修復牙齒溶解的部分（再鈣化）。

唾液

因再鈣化（或稱再礦化）而修復溶解的部分

氟的作用

當口腔內有氟，會促使牙齒再鈣化。並且氟會進入構成牙齒的羥磷灰石晶體結構中，讓牙齒形成能抗酸的強力結構。

唾液

晶體結構的變化

鈣　　氟　　羥基

氟

羥磷灰石的部分晶體　　攝取氟後的部分晶體

插圖是蛀牙的形成和牙齒修復（再鈣化）的機制。如果是初期的蛀牙，被蛀牙菌侵蝕的牙齒也會經由唾液的再鈣化作用而被修復（左）；如果口腔內有氟，會促使牙齒的再鈣化，而且氟被牙齒吸收後，抗酸能力會增強（右）。

此會容易罹患蛀牙。」

由於睡眠中唾液的分泌量會減少，所以在睡覺前吃東西會比較容易促成蛀牙，因此大家務必在吃完東西後一定要刷牙，然後才去睡覺。

「氟」有強化乳牙的功效

「氟」具有強化齒質的效果。最近的牙膏大多含有氟的成分；此外，還有含氟的漱口水；而牙醫師通常是直接將氟塗抹在牙齒表面。

強化齒質所使用的不是單質氟，而是「氟化物」。具體來說，包含有氟化鈉（NaF）和單氟磷酸鈉（Na_2PO_3F：MFP）等分子。

氟具有使牙齒再鈣化的作用。此外，當在構成牙齒的「羥磷灰石」（hydroxyapatite）結晶過程中時，若攝入氟的話，可以加強牙齒對酸的抵抗力，就會使蛀牙不易形成。

福田教授表示：「乳牙比恆齒更容易蛀牙，而且乳牙蛀牙發展速度又比較快，所以利用氟強化齒質是很重要的。」使用含氟的牙膏時，漱口的次數和用水量要減少，以便讓氟可以停留在口中，產生更大的功效。

蛀牙菌無法利用木糖醇

最近常聽說木糖醇（xylitol）可以預防蛀牙，所以市面上也陸續出現了含有木糖醇的口香糖、糖果以及牙膏。

木糖醇雖然是甜味劑，但並不是和砂糖一樣的「糖類」，而是「糖醇」（sugar alcohol）。據表示，蛀牙菌基本上無法利用糖醇製造出酸和葡聚糖，所以不會造成蛀牙。此外，由於木糖醇有甜味，所以擁有可促進唾液分泌的優點。

再者，對於轉糖鏈球菌而言，在攝入木糖醇的過程中浪費了能量，而導致本身活動性減弱。

一般認為如果要利用木糖醇達到預防蛀牙的效果，則每天需要攝取6～7公克的木糖醇達3個月。普遍利用木糖醇來預防蛀牙的芬蘭，其牙醫師公會所推薦的食品甜味劑（碳水化合物）中，就有50％以上是木糖醇。他們推薦木糖醇比例

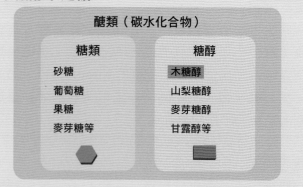

木糖醇不是糖

醣類（碳水化合物）

糖類	糖醇
砂糖	木糖醇
葡萄糖	山梨糖醇
果糖	麥芽糖醇
麥芽糖等	甘露醇等

木糖醇並非糖類，而是糖醇（糖氫化後的產物）。糖醇也具有促進牙齒再鈣化的性質。

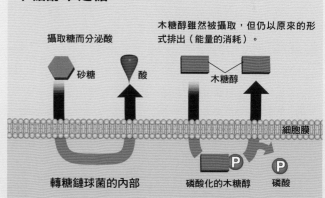

木糖醇不是糖

攝取糖而分泌酸

木糖醇雖然被攝取，但仍以原來的形式排出（能量的消耗）。

砂糖　　酸　　　　　木糖醇

細胞膜

轉糖鏈球菌的內部　　磷酸化的木糖醇　　磷酸

強烈釋放酸的轉糖鏈球菌，雖然會攝取木糖醇，但仍會以原來的形式排出。由於不會分泌酸，所以光只是木糖醇，並不會造成蛀牙。市面上已經有將口香糖等添加木糖醇，作為特殊保健食品出售。

高，且不含有造成蛀牙的糖類（砂糖等）等物質的產品。這些資訊只要察看食品的成分表，即能獲得確認。

恆齒是我們一輩子都會用到的牙齒，因此不使恆齒蛀牙是非常重要的。在蛀牙的預防對策上，沒有「只要做到這點就不會有問題」的這回事，必須要能改善飲食習慣，例如停止吃零食外，同時還需要定期接受牙醫診察，獲取有關刷牙的正確方法。

指甲

指甲是由什麼形成的？
該如何正確地修剪指甲呢？

有時用它來搔癢，有時又為它塗上指甲油，讓它漂漂亮亮的！仔細一想，「指甲」在我們生活中使用到的機會還真多。究竟指甲是由什麼形成的呢？據表示，指甲會根據體內的健康狀態，呈現出種種不同症狀。指甲的縱紋和白斑又代表什麼意義呢？

協助

海老原 全　日本慶應義塾大學醫學院皮膚科學教室副教授

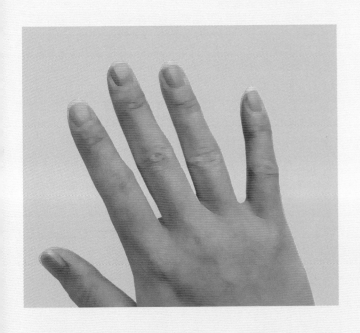

如果從指尖就沒有「指甲」，會發生什麼事呢？相信在開易開罐時，會感到操作不易；還有想抓癢時，也會感到不便。然而問題並不僅是這些。

任職於日本慶應義塾大學附設醫院皮膚科的海老

原全醫師對於指甲的功能做了如下的說明：「因為生病或事故而失去指甲的人，指尖會使不上力，並且該處也容易長溼疹。」指甲不只可以幫助我們進行精細的工作，它的硬質結構可以支撐指尖，保護皮膚。

指甲和頭髮是一家親

指甲究竟是什麼形成的呢？海老原醫師說：「所謂的指甲，專業說法稱為『指甲板』（nail plate），主要是由『角蛋白』這種蛋白質構成的。它和頭髮一樣，是皮膚的一部分變硬後所形成的。」指甲絕對不是骨頭的一部分，也幾乎是不含鈣。

指甲是從根部開始長的，這和頭髮是一樣的。指甲主要是由根部的指甲基質（nail matrix）所製造，由於指甲根部埋在指中，因此從外面大多看不到指甲基質，僅能見到部分。這部分就是位在根部的白色半月形區域（指甲弧影）。

指甲大部分是透明的，指甲弧影和指甲前端延伸部分則是白色。據海老原醫師表示，這是因為「它

153

們在指甲中的含水量不同之故」。指甲弧影由於含水量較多，所以呈現白色，而指甲中間部分的含水量比指甲弧影少，但水分適度，所以呈現透明，因此也可以看得見粉紅色的皮膚。前端延伸部分由於沒有和皮膚接觸，無法得到來自皮膚的水分，處於較為乾燥狀態，致使該處呈現白色的不透明狀。指甲根部和前端會呈現白色的理由剛好是相反的。

夏天修剪指甲的次數會增多

由指甲基質所製造的指甲，以被推送的形態，朝指尖方向生長。生長速度平均1天約0.1毫米（成人的手指甲），一個月約可長到3毫米左右。

再者，指甲的生長速度並不一定，夏天比冬天、白天也比晚上的生成速度快。此外，手掌中間的三根手指（食指、中指、無名指）的指甲會比拇指和小指長得快。另一方面，腳趾甲比手指甲長得慢；腳趾當中，腳拇趾甲長得最快。對於指甲生長速度的不同，或許很多人在剪指甲時，就已經親身感覺到了。

指甲的縱紋是生病的指標？

那麼，先請各位在這裡看看您手指尖的指甲！相信年齡在30～40歲的讀者當中，有些人的指甲上會有很明顯的「縱紋」，產生縱紋的原因就在「老化」。海老原醫師表示：「即使是同一根手指，指甲基質製造指甲的能力還是會因場所不同而有相異。這可能是形成縱紋的原因。」指甲基質所製造的鋸齒狀指甲成長時，就會形成縱紋。

指甲上偶爾出現的白點，是因為在製造指甲時，指甲基質被施以強力，導致指甲的部分成分產生變化而引起的。再者，即使出現縱紋或白點，基本上並不需要太在意是否生病了。

另一方面，部分的指甲或全部的指甲表面，有時會有小凹點形成。對此，海老原醫師表示：「這大多是因為節食、壓力、身體健康欠佳等原因，導致製造指甲表面和內面的指甲基質平衡失調，因而形

指甲是皮膚的一部分

指甲（指甲板）是皮膚的一部分變硬後所形成的，主要成分是角蛋白。

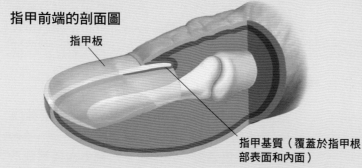

指甲前端的剖面圖

指甲板

指甲基質（覆蓋於指甲根部表面和內面）

1個月長3毫米

指甲主要是由指甲基質這類皮膚組織所製造。剛由指甲基質製造的指甲，由於含水量較多，所以看起來較白。成人每天指甲生長的速度大約是0.1毫米。不過指甲的生長速度也會因季節、年齡、不同手指而有所差異。

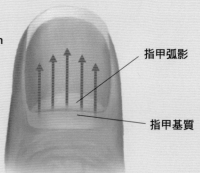

生長速度
1天約0.1mm

指甲弧影

指甲基質

指甲上的「表情」是受傷或身體健康欠佳的跡象

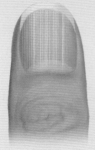

出現縱紋
原因是老化，指甲基質無法製造出平滑的指甲。

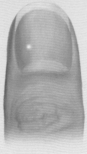

白點
主要原因是在製造指甲時、指甲基質受到外傷。

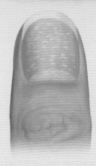

凹點
原因是身體健康欠佳，指甲的製造能力失調，無法表裡均一。

驅逐髮癬菌

當髮癬菌（黴菌的一種）侵入指甲內部，會造成指甲變色或脆弱。使用塗抹型藥物的話，由於很難滲透到內部，所以大多是透過服藥從內部治療。

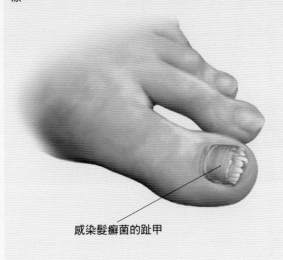

感染髮癬菌的趾甲

指甲的健康Q&A

Q. 如何保持指甲的健康？

A. 由於指甲是皮膚的一部分，所以基本上和皮膚一樣，需要保養。最好避免不正常的生活，以及減少與指甲油和洗衣粉等接觸的機會。與鈣質並沒有關係。

Q. 指甲的正確剪法？

A. 指甲會產生某些問題，主要是指甲剪到比指尖短，剪到「貼肉」。特別是腳趾的拇趾，容易受到鞋子的影響造成變形，所以剪腳拇趾時，最好是兩側邊緣要留較長，修整後，呈正方形（下方插圖）。

腳拇趾的正確剪法

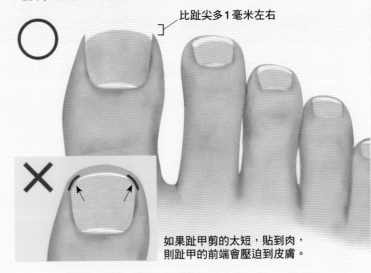

比趾尖多1毫米左右

如果趾甲剪的太短，貼到肉，則趾甲的前端會壓迫到皮膚。

成凹點。」

　　海老原醫師還指出：「如果只是部分指頭的指甲有凹點等變異情形，原因大多為外傷或暫時性身體不適。但如果是全部指甲都出現這種現象，則可能是內臟功能不全或貧血等全身性疾病引起的。」。

服藥可以治療甲癬

　　指甲本身的疾病最常見的就是「甲癬」（tinea unguium，又稱灰指甲），這是一種髮癬菌屬（屬名Trichophyton）的黴菌，侵入指甲造成的感染症。感染這種症狀的話，指甲會變成白色或黃色，也會變厚、變得脆弱。

　　若用塗藥方式讓侵入指甲內部的黴菌消失，基本上比較困難，所以治療上主要還是以服藥為主。藉由血液，把含有殺死髮癬菌成分的藥物送至指甲基質，便可以製造出含有該種成分的新指甲。這樣一來，髮癬菌無法繁殖的指甲便會漸漸取代原有的舊

指甲。這是一種驅逐髮癬菌的作戰方式。再者，現在使用某種新型抗甲癬的外用藥者也有逐漸增多的趨勢。

指甲剪過短，百害而無一利

　　指甲造成的多種困擾之一就是指甲嵌到指甲前端皮膚的「趾甲內生」（ingrown toenail，又稱崁甲或凍甲）。海老原醫師表示：「會產生趾甲內生這種症狀幾乎是指甲剪太短，剪到『貼肉』。太短的指甲前端會壓迫到皮膚，造成疼痛的感覺。通常腳趾的拇趾長得較快，並且需要承受鞋子的壓力，因此比較容易變形，所以要特別小心。腳拇趾最好的修剪法是兩側邊緣要留得比較長，修整之後，呈正方形。」

　　趾甲一旦發生問題，有時產生的劇痛，可能會造成走路都有困難的情形。下次修剪指甲時，請注意不要剪太短。

香港腳

如何感染的？
能預防再次發作嗎？

相信不少讀者都有罹患香港腳（又稱足癬）的痛苦經驗，在腳掌、腳趾縫間出現水泡或者嚴重發癢等症狀。通常罹患了香港腳，就很難根治。如果能了解香港腳的感染機制和預防方法，將有助於我們預防香港腳的發生。

協助

槇村浩一　日本帝京大學醫學研究所醫用真菌學教授

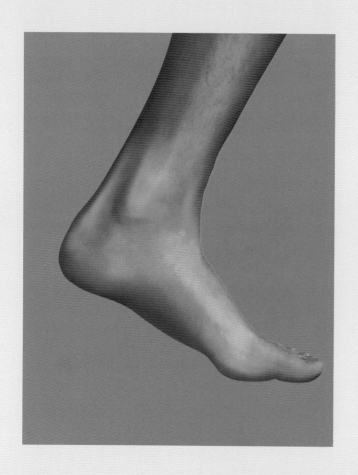

即使覺得自己腳很衛生，但依然會在不知不覺中感染了香港腳。香港腳的正式名稱是「足癬」，是因「髮癬菌屬」的真菌在皮膚繁殖所引起的疾病，髮癬菌是屬於黴菌的一種。

黴菌將皮膚作為養分來源

髮癬菌之所以會感染人體皮膚，是因為它們需要利用皮膚來繁衍生息。髮癬菌若要生長，則氮是不可或缺的營養源。雖然空氣中、土壤裡等自然界中都含有大量的氮，但髮癬菌只能靠分解皮膚中所含的一種蛋白質「角蛋白」來取得氮。

皮膚是由表層的表皮、下方的真皮以及更為下方的皮下組織所組成。在表皮中，位於最表層的就是「角質層」。角質層是表皮細胞的屍體──角質細胞（corneocyte）層狀排列堆疊而成的。

角蛋白是纖維狀的蛋白質，具有維持角質細胞形狀的功能。當髮癬菌侵入角質層，就會分泌一種稱為「角蛋白酶」（keratinase）的酵素來分解角蛋白。只不過由於角質原本剝落換新的速度就很快，所以分解角蛋白這種行為本身並不會對於皮膚結構

造成多大的影響。

因皮膚發炎而發癢

但是當髮癬菌侵入角質層後，就會出現水泡、脫皮、發癢、紅腫等症狀。這些都是因為皮膚發炎所造成的現象。

在角質層下方的有棘層中存在著稱為「樹突細胞」（dendritic cell）的免疫細胞。樹突細胞會監視來自外部的異物，當察覺有異物侵入時，會激活免疫反應，導致發炎。樹突細胞有時候會將突起伸進角質層來探尋角質層中的異物。當罹患香港腳的時候，因為樹突細胞的突起會碰觸到角質層之中的髮癬菌，所以會十分容易的引起發炎。

髮癬菌的感染需要1～2天

香港腳是如何感染的呢？髮癬菌可以在人體皮膚剝落的角質皮垢中生存一段時間。當踩到這種皮垢，就會接觸到髮癬菌，進而引發感染。一般常說去游泳池和泡溫泉會容易罹患香港腳，大多數原因都是因為接觸到附著在游泳池畔或溫泉處踏腳墊上的髮癬菌之故。

不過髮癬菌從附著開始到進入角質層中至少需要24小時。此外，也需要有100％溼度的環境。因此縱使附著了髮癬菌，只要用毛巾擦拭後，讓腳部保持乾爽，即可預防感染。如果去游泳或泡溫泉後，在腳未乾的情況下長時間穿鞋，就會製造出容易感染的環境。再者，例如像使用質地較硬的毛巾使勁搓洗足部，造成角質層受損時，也會使足部處於髮癬菌容易侵入的狀態，所以需要特別注意。

皮膚的結構以及在角質層繁殖的髮癬菌

表皮的最上層叫做角質層，是由表皮細胞的屍體「角質細胞」層狀排列堆疊而成的。角質細胞富含稱為角蛋白的纖維狀蛋白質，髮癬菌侵入角質層後，就會一面將角蛋白作為營養源，一面逐漸繁殖。而當免疫細胞的一種「樹突細胞」碰到髮癬菌後就會引起發炎。

皮膚的結構

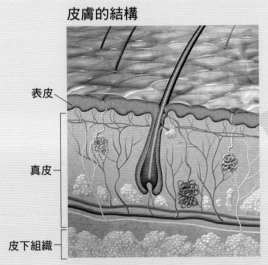

表皮
真皮
皮下組織

皮膚是由表皮、真皮以及皮下組織構成的。表皮具有屏障功能，可以防止外界異物入侵。

表皮的放大圖

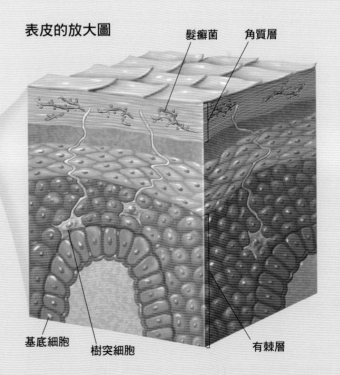

髮癬菌　角質層

基底細胞　樹突細胞　有棘層

代表性髮癬菌的顯微鏡照片

紅色髮癬菌

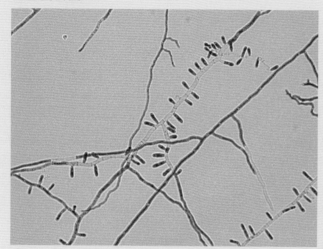

趾間毛癬菌

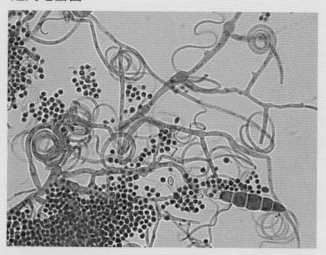

引起香港腳的髮癬菌「紅色髮癬菌」（學名*Trichophyton rubrum*）和「趾間毛癬菌」（學名*Trichophyton interdigitale*）的顯微鏡照片。每個粒狀物體就是一個個體，像細長的線者就是由許多個細胞連接形成的菌絲。在香港腳患者的角質層中，深藏著像這樣的髮癬菌。照片是由日本帝京大學槇村浩一教授所拍攝及提供。

也要注意來自動物的傳染

香港腳雖說是足部的疾病，但髮癬菌喜歡有角蛋白存在之處，所以即使是足部皮膚之外的地方，也都有可能受到感染。如果身體受到髮癬菌感染時，稱為「體癬」，若是頭部受到感染的話，則稱為「頭癬」，皆會引發與香港腳一樣的症狀。

會感染人體而引起香港腳的髮癬菌主要有 2 種，而它們並不會傳染給人以外的其他動物。不過會感染狗或貓的髮癬菌，有時也會罕見地傳染人類。

有時候我們可以看見野貓的耳根處有脫毛現象，像這種症狀就是動物感染了髮癬菌之故。如果用碰觸動物的手來接觸自己的腳或身體，很可能也會因此而患上像足癬等的癬病。因此在碰觸動物後，最好能夠在不傷及角質的情況之下，好好地清洗身體或足部。

如果治療不完全，會再次發作

也有人說香港腳很容易再次發作，只要得過 1 次，幾乎不可能痊癒。但據表示，只要一段時間內持續塗抹抗真菌藥膏或服用抗真菌藥物，應該可以完全治癒。

髮癬菌在生成自身細胞膜時，會產生名為「麥角固醇」（ergosterol）的物質。抗真菌藥即是透過阻斷麥角固醇的合成，來干擾髮癬菌的生長。

如果受到感染，就算沒有出現症狀的部位，也可能已有髮癬菌繁殖，所以重要的是在塗抹抗真菌藥膏時，從腳踝以下所有部位都要塗滿。有很多情形是患者只塗抹局部或者半途停止用藥，以致於髮癬菌仍然存在，而使得香港腳再次發作。

再者，例如在冬天等皮膚溫度和溼度都比較低的季節，髮癬菌的活動量也會顯得較弱，處於冬眠一樣的狀態。即使這種時期，沒有出現香港腳的症狀，但隨著天氣變熱，髮癬菌會再度繁殖，進而顯現出症狀。

此外，香港腳有時會和一些皮膚症狀混淆，所以到皮膚科接受診斷並適切的治療是非常重要的。

為了防止再次發作和家族感染，除了一發現感染香港腳，就要接受正確治療外，重要的還有要注意在不傷角質的情況下，確實做好腳趾清潔工作。

指紋

指紋的作用是什麼？
又是如何形成的？

指紋具有「萬人不同、終身不變」特性，因此自古就有按指印表示身分的做法，現在則是作為如入境審查和犯罪偵查等個人識別之用，運用範圍非常廣泛。為什麼指紋可以作為個人識別之用呢？而指紋本身又具有何種作用？它又是如何形成的呢？

協助

井上 馨　日本北海道大學研究所保健科學研究院教授

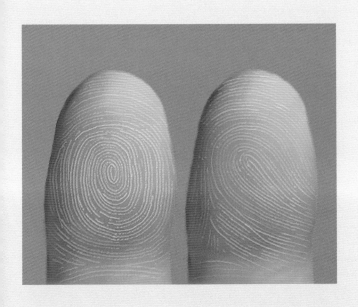

指紋係表皮上線狀的突起和凹溝所形成的「皮膚紋理」之一。以人類而言，在整個手掌和腳掌都有皮膚紋理。

指紋可作為個人識別使用的原因

指紋可廣泛用於如犯罪偵查等個人識別。古代的巴比倫和中國都以按捺指印作為個人證明之用，而日本長久以來即有使用拇指印代替印章的做法。

指紋之所以能夠作為個人識別之用，係因其滿足以下條件之故。

首先，世界上沒有完全相同的兩枚指紋。即使是同卵雙胞胎，雖然指紋的紋形種類有極高的比例一致，但細小的特徵卻仍有所差異，因此不會有完全相同的情形發生（請參考次頁插圖）。再者，就算是同一個人，十指指紋也都不會相同。

此外，指紋基本上是一輩子也不會變的。從嬰兒長到成人，指紋也只不過會放大增粗而已，但它的線數等並不會改變。

表皮之下為真皮層。表皮與真皮交界處凹凸不平，而這凹凸狀就像模板一樣，形成指紋的形狀。縱然指紋因磨損而喪失表皮，但只要不傷及深部，還是會再生成原本形狀的指紋。只不過指紋的清晰度會隨著年齡增長而變差。

以科學方式利用指紋作為犯罪偵查等個人識別之用的研究源自於日本明治初期，來到日本的英國傳教士兼醫生福德斯（Henry Faulds），據信，他於

1880年在英國科學期刊《Nature》上所發表的論文是第一篇有關指紋識別的研究。

指紋會遺傳嗎？

雖然說不會有兩枚完全相同的指紋，但同卵雙胞胎的指紋會有相似的傾向。另外，同一個人的不同手指，也容易呈現相似的紋樣。據表示，從指紋紋路也可以判斷出性別和人種。例如，在日本人中，箕形紋（loop）和斗形紋（whorl）幾乎是一樣多，兩者約占全體的90％以上。相較於此，歐洲人以箕形紋者較多，美國人則是以弧形紋（arch）者居多。

從同卵雙胞胎和同一人種，其指紋紋路有相同之傾向來看，似乎也可說指紋具有「遺傳性」。

實際上，指紋紋路的形成可能與幾種基因有關，但也受環境等因素影響。日本北海道大學解剖學專家井上馨教授表示：「不只是指紋，連人體外形，每個人一定都會有細部上的差異。之所以會廣泛使用指紋作為個人識別之用，則是因為它最容易和最方便使用。」

指紋是如何形成的？

胎兒在母體內第4個月時，就已經出現指紋了。在此之前，受孕的第10周為高峰期，指尖等處會暫時形成大型的球狀隆起，這類似貓等動物的掌墊（又稱肉球），而這隆起的球狀在指紋的形成上扮演著重要的角色。

當該球狀隆起開始萎縮時，在表皮和真皮之間的交界處也開始會起皺褶，於是形成了「指紋的模板」。由於該模板，使得生出的細胞會向表層推移，到了第4個月時，表皮即出現了指紋。由於隆起的曲面，填滿了模板，所以一般認為指紋的形狀是由原本隆起的形狀和大小決定。

其他的動物也會形成「指紋」

不只人類，像大猩猩、黑猩猩、紅毛猩猩等靈長類，在牠們的手掌、腳掌以及手指上都可以看見皮膚紋理。再者，像會爬樹的無尾熊及其同類（袋貂科）也都可見皮膚紋理的存在。

此外，蜘蛛猴類（Atelidae）和捲尾猴類（Cebus）等南美洲的猴類，牠們具有可靈巧抓握

指紋的種類 下圖顯示的是指紋的3大類型（箕形紋、斗形紋和弧形紋）以及斗形紋和弧形紋的其中一種亞型。日本人以箕形紋和斗形紋居多。

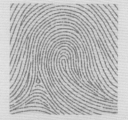

箕形紋（loop）
箕形紋又稱蹄形紋，脊線（ridge）從手指一側流向另一側，形成如蹄狀環後，又返回原側。有一個三角點。

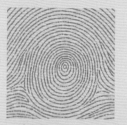

斗形紋（whorl）
斗形紋也稱為螺形紋。核心部分的脊線形成漩渦或同心圓者。複雜者可形成雙箕形紋（double loop）。基本上有兩個三角點。

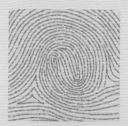

雙箕形紋
（斗形紋的一種亞型）

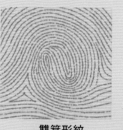

弧形紋
3%

箕形紋
52%

斗形紋
45%

日本人的指紋類型比例
本插圖係參考《對日本人各種指紋類型出現率變遷之考察》（松山等人，2007）的資料製作

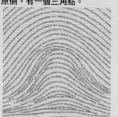

弧形紋（arch）
弧形紋又稱弓形紋，彎曲的脊線從手指一側流向另一側。

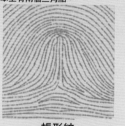

帳形紋
（弧形紋的一種亞型）

指紋比對方法

通常指紋比對並非是將整個指紋完全疊合比對，而是抽出如右的特徵點種類和位置等進行比對。

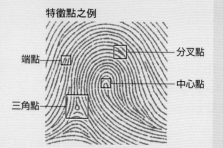

特徵點之例

端點 —
分叉點
中心點
三角點

物體的尾巴，而在這些尾巴的內側也都有皮膚紋理形成。

由此種種推測，會抓握物體的部位皮膚比較容易形成紋理。

指紋內部結構

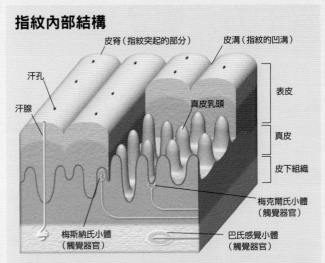

皮膚是由表皮、真皮和皮下組織等3層組成。指紋係由排列在表皮表面的「皮脊」（skin ridges）和「皮溝」（skin groove）形成的紋路。皮脊上有汗液的出口，而下面有兩排並列的真皮突起部位「真皮乳頭」（dermal papilla）。皮膚內有各種觸覺器官。而有關梅克爾氏小體（Merkel corpuscle）與指紋之間的關係目前仍未闡明。

指紋一般有何功能？

指紋較常為人所知的功能有如下兩種。第一個是增加皮膚表面的摩擦力，具有止滑效果。指紋的凹凸結構，加上皮膚分泌的汗液，可以提高摩擦力。

指紋的另一個功能就是提高皮膚觸覺器官（左圖）的敏感度。在手指真皮內存在著像是梅斯納氏小體（Meissner's corpuscle，亦即觸覺小體）等數種觸覺器官，所以與身體其他部位相比，這裡可以說是比較敏感的部位。再者，指紋的凹凸能使觸摸物體時的力量集中在梅斯納氏小體，提高敏感度。此外也有報告指出，當手指劃過物體時，指紋會將皮膚上產生的震動放大，然後傳遞至皮膚深處的巴氏感覺小體（Pacinian corpuscle），而這有助於感知物體的細微形狀。

防滑和提升敏感度可以幫助人體手指完成巧妙的作業。井上教授表示：「靈巧的手指是人類擁有的一大特徵。而指紋的功能對人類而言可說存在著非常重要的作用。」

動物的皮膚紋理（皮紋）

靈長類和無尾熊手腳的皮紋極為發達，而某些種類的猴子尾巴或牛鼻等也可見到皮紋。

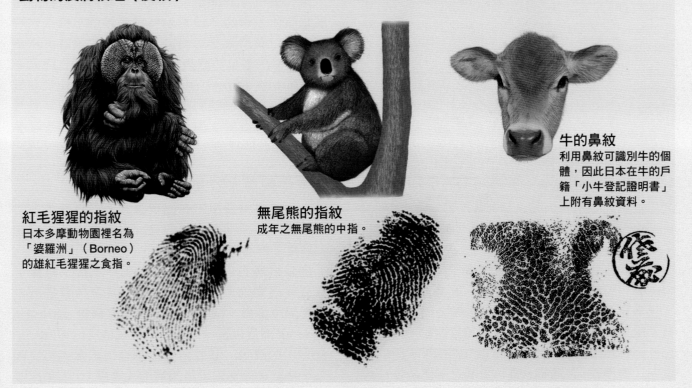

紅毛猩猩的指紋
日本多摩動物園裡名為「婆羅洲」（Borneo）的雄紅毛猩猩之食指。

無尾熊的指紋
成年之無尾熊的中指。

牛的鼻紋
利用鼻紋可識別牛的個體，因此日本在牛的戶籍「小牛登記證明書」上附有鼻紋資料。

皺紋

為何會形成皺紋？
有沒有預防和改善的方法呢？

我們照鏡子的時候，有時會發現自己眼角、額頭、頸部等部位出現了以前沒有的皺紋。隨著年齡增長，相信不少人都很在意臉上的皺紋。到底皺紋形成的原因是什麼？常笑真的會使臉部皺紋增加嗎？

協助

市橋正光　日本 Arts 銀座診所院長

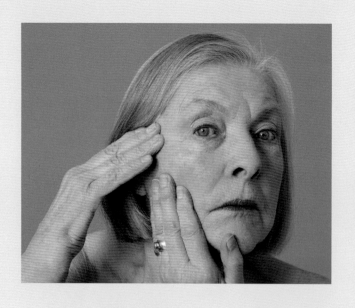

出現在肌膚上的皺褶係由許多原因造成。其中「因年齡增長的老化」與「因紫外線的老化（光老化）」所造成的皺褶，在醫學上稱為皺紋。雖然眼角皮膚的溝紋在醫學上也算是皺紋，但由於那是因為顏面表情肌的動作所造成的結果，所以稱之為「表情紋」。順帶一提，乍看之下像是皺紋的掌紋及指紋其實並不屬於皺紋。

是否會依身體部位之不同，容易形成皺紋的程度也有所差異呢？日本 Arts 銀座診所市橋正光院長指出，表情紋是形成於我們笑或生氣時，常牽動表情肌的部位（眼角、眉間、額頭等）；而光老化（photo-aging）所造成的皺紋，容易出現在臉部到脖子等常照射到陽光的部位；至於因年齡增長而出現的皺紋，則最常見於背部、腹部及腰部等身體柔軟的部位。

皺紋是皮膚失去彈性的狀態

在嬰兒時期幾乎不會出現皺紋，但是隨著年齡的增長，皺紋逐漸變得醒目。出現皺紋的皮膚究竟發生了什麼變化呢？

皮膚依序由「表皮」、「真皮」、「皮下組織」等三種組織構成（右頁左圖）。其中，真皮層中含有膠原蛋白（collagen）與彈性纖維（elastic fibers）等蛋白質，以及名為玻尿酸（hyaluronic acid）的醣類。膠原蛋白與彈性纖維兩者組合起來，功能有如支撐皮膚組織的「橡膠」，而玻尿酸

的作用則是保持皮膚的水分。換句話說,正因為有這些成分的存在,皮膚才會有彈性。而真皮層中含有的纖維母細胞則負責製造上述三種成分。

皺紋係因為皮膚失去彈性而產生,也就是因真皮層中的膠原蛋白、彈性纖維以及玻尿酸的量減少所造成的(右下圖)。有時因為空氣乾燥使表皮的水分流失時,皮膚表面會看起來像長了皺紋。但只要補充水分就會恢復原狀,因此嚴格來說那並不算是皺紋。

那麼,為何年齡增長以及光老化會使皮膚產生皺紋呢?因年齡增長而形成的皺紋,係由於真皮層的纖維母細胞所分泌,負責合成膠原蛋白等成分的酵素功能減退的緣故。

另一方面,因光老化所造成的皺紋,主要原因除了因照射紫外線而使得真皮層中的膠原蛋白和彈性纖維的合成能力下降外,還有因切斷纖維成分的酵素大量生成所致(次頁插圖)。

紫外線中波長較長的「長波紫外線」(Ultraviolet A,UVA)會到達真皮層並刺激纖維母細胞,使纖維母細胞製造活性氧(active oxygen)。這是造成名為「基質金屬蛋白酶」(matrix metalloproteinase,MMPs)產生的

原因,而膠原蛋白及彈性纖維則會因MMPs的作用而被切斷。

而紫外線中波長較短的「中波紫外線」(Ultraviolet B,UVB)只有極少部分會到達真皮層,幾乎都在表皮層就被吸收掉了。UVB照射到表皮層的「角質細胞」時,角質細胞中會形成活性氧,造成名為細胞介素的物質分泌。該細胞介素會作用在真皮層的纖維母細胞,製造出大量的MMPs,造成膠原蛋白以及彈性纖維被切斷。

陽光中的紅外線也會造成光老化。紅外線中,波長較長的「IR-A」與紫外線的UVA及UVB稍有不同,它是促進粒線體(mitochondria)內活性氧的生成,透過MMPs造成皺紋的形成。

使用防曬乳能預防皺紋生成

有防止皺紋產生的方法嗎?市橋院長表示:「使用防曬乳及戴帽子,能夠有效預防因光老化而造成的皺紋。如果從兒童時期就養成擦防曬乳的習慣,預防效果將更佳。」

選購含有阻斷UVA及UVB兩者成分的防曬乳是很重要的。最近市面上也出現了成分中含有抑制活性氧產生的防曬乳,據說這類產品對因紅外線

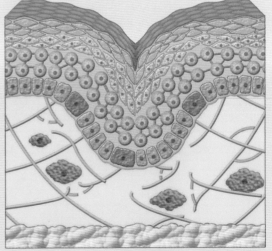

沒有皺紋的皮膚　　　　　　　　有皺紋的皮膚
皮膚處於膠原蛋白及彈性纖維減少或被切斷的狀態。玻尿酸的含量也在流失之中。

表皮　真皮　皮下組織　角質細胞　玻尿酸(淺藍色部分)　彈性纖維　纖維母細胞　膠原蛋白

皮膚是由表皮、真皮以及皮下組織所構成。真皮層中含有「膠原蛋白」、「彈性纖維」以及「玻尿酸」等成分,使皮膚保持彈性。這三種成分係由纖維母細胞所製造。當因光老化及年齡增長而使膠原蛋白、彈性纖維及玻尿酸的含量減少時,將會造成皮膚失去彈性,進而生成皺紋。

而產生的皺紋也具預防效果。

改善皺紋的有效方法是什麼？

再者，去除活性氧是改善皺紋的有效方法。市橋院長表示：「輔酶Q10（coenzyme Q10）、蝦青素（astaxanthin）以及二硫辛酸（alpha lipoic acid）都具有去除活性氧之抗氧化功能，能夠阻斷因紫外線而形成之MMPs的產生，進而抑制膠原蛋白的分解。將這些成分使用在患者皮膚上，皺紋的狀況會有明顯改善。」此外，我們平時常飲用的咖啡中也含有大量的抗氧化物質「多酚」（polyphenol），這對於皺紋的改善也可能會有幫助。

含有膠原蛋白以及玻尿酸等成分的美容面膜，對改善皺紋有幫助嗎？市橋院長指出：「將膠原蛋白及玻尿酸直接塗在臉上，對預防及改善皺紋是沒有幫助的。」因為它們的分子太大，無法滲透到皮膚內部。雖然膠原蛋白及玻尿酸具有保溼效果，能夠暫時令肌膚水潤，但並無法從根本改善皺紋。

最近，再生醫療的概念和技術已經逐漸被應用在皺紋和皮膚鬆弛的醫療上。例如：利用雷射或高頻無線電波（RF）弄傷皮膚真皮，再由吞噬細胞（phagocyte）清除代謝後，透過真皮纖維母細胞等作用，製造新的膠原蛋白和彈性纖維，從而使皮膚變得年輕。更進一步的還有從自己的末梢血液中抽取血小板，或者在增加自己皮膚纖維母細胞後，注入某些成分到皮膚內以改善皺紋和皮膚鬆弛的方法。此外，將自己的脂肪幹細胞或者上清液（supernatant，細胞在培養液中釋放出的成分）注入到皮膚等的方法也非常盛行。

在意臉上皺紋的讀者，可以利用這個機會，試試本篇介紹的皺紋預防及改善方法。 ✍

因照射紫外線而形成皺紋之機制 紫外線照射到皮膚的角質細胞及纖維母細胞時，在纖維母細胞中會產生大量稱為「MMPs」的酵素。MMPs會切斷膠原蛋白及彈性纖維，造成皺紋的形成。

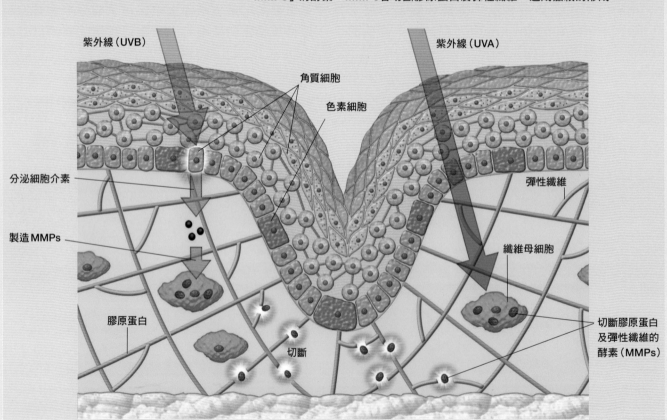

紫外線（UVB）　　　　　　　　　　　紫外線（UVA）

角質細胞
色素細胞

分泌細胞介素

製造MMPs

膠原蛋白

切斷

彈性纖維

纖維母細胞

切斷膠原蛋白及彈性纖維的酵素（MMPs）

手粗糙

為何指尖的皮膚會龜裂？
有什麼預防方法？

到了冬天，指尖有時會在不知不覺間長出肉刺或是出現龜裂的現象。為什麼手部皮膚在冬天容易變粗糙呢？此外，應該如何防止皮膚龜裂呢？若能認識手部皮膚發生問題的機制，必將能有助於預防皮膚粗糙。

協助

梅林芳弘　日本東京醫科大學八王子醫療中心教授

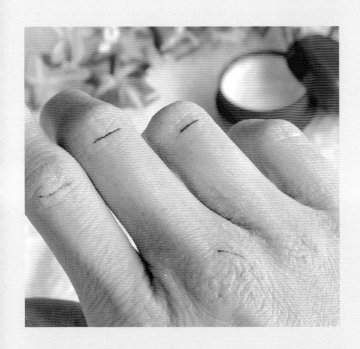

相信有許多讀者在寒冷季節中，都會受到指甲周圍脫皮「長肉刺」，或是指尖皮膚「龜裂」等皮膚問題所困擾。這些手部皮膚的問題之所以容易在冬天發生，是由於冬天的空氣通常乾燥，進而使皮膚也容易變得乾燥之故。乾燥正是皮膚的大敵。

預防乾燥的三種屏障

在皮膚三層結構（表皮，真皮，皮下組織）當中，負責防止皮膚乾燥的是表皮層，而表皮層中防止乾燥最重要的部分，則是表皮最上層的「角質層」（horny layer）。

角質層是由稱為角質細胞的細胞層狀堆疊所形成的結構。角質細胞並不是活著的細胞，而是細胞的「屍體」。位於表皮最底層之「基底細胞」（basal cell）所分裂出來的細胞，會緩慢地被推向皮膚表層。在含有稱為角蛋白的堅硬蛋白質之狀態下死亡（角化）的細胞便是角質細胞。抵達皮膚最表面的角質細胞會剝落，藉以緩慢進行表皮細胞的汰換。

在角質層中，存在著三種防止乾燥的屏障（防護牆）。

第一種是覆蓋角質層最表面的「三酸甘油酯」（triglyceride）。這是由毛孔中的「皮脂腺」

（sebaceous gland）所分泌出來的一種脂質，具有讓水分難以穿透的特性。

第二種是蘊含在角質細胞中的「天然保溼因子」（natural moisturizing factor）。其主要成分是胺基酸，具有容易保留水分的特性。

第三種是有如填滿角質層間隙的「神經醯胺」（ceramide）等的「角質層細胞內皮脂」（intercellular lipid in stratum corneum）。這些分子同時由親水及不親水的部分組成，並藉由整齊排列來形成保水層，以將水分鎖在角質層中（下面插圖）。

指尖皮膚缺少其中一種的屏障

不過，手腳的指尖上並沒有毛孔，亦即代表它們沒有從皮脂腺分泌的三酸甘油酯。因此比起其他部分的皮膚，手腳的皮膚缺少了三種屏障中之一的防止乾燥屏障。

屏障較少的手指角質層，一旦空氣乾燥便會受到影響，造成水分容易流失。若對處於這種狀態下的部位進一步施加物理性的刺激，有時就會造成角質層剝落。這便是「長肉刺」的狀態。此外，所謂的「龜裂」則是角質層因為乾燥而裂開，並且裂痕深入到其下的真皮層時的狀態（上

皮膚的結構與預防乾燥的機制

皮膚由表皮、真皮、皮下組織所構成（上半部左邊插圖）。表皮的最上層稱為角質層（上半部右邊插圖）。角質層中含有三種屏障，分別是能覆蓋表面的三酸甘油酯（1）、角質細胞中的天然保溼因子（2），以及存在於角質細胞間的神經醯胺（3）等脂質成分。拜這三種屏障所賜，水分才能被鎖住。

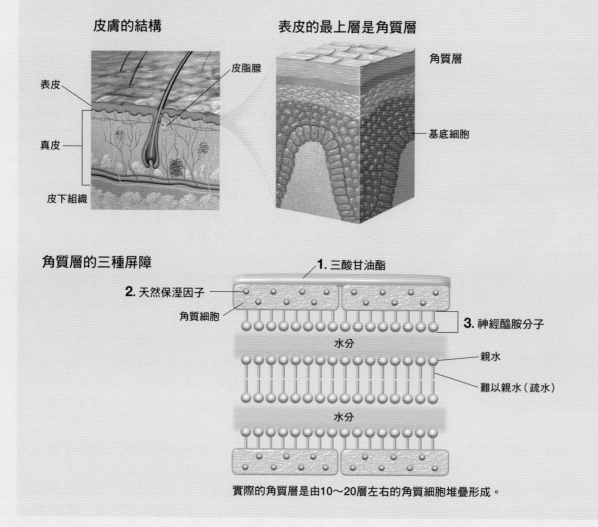

皮膚的結構

表皮的最上層是角質層

表皮
真皮
皮下組織
皮脂腺
角質層
基底細胞

角質層的三種屏障

1. 三酸甘油酯
2. 天然保溼因子
角質細胞
3. 神經醯胺分子
水分
親水
難以親水（疏水）
水分

實際的角質層是由10～20層左右的角質細胞堆疊形成。

長肉刺與指尖龜裂

肉刺是因乾燥而失去彈性的角質層剝落的狀態。龜裂則是因乾燥而引發的皮膚裂傷深達真皮層的狀態。

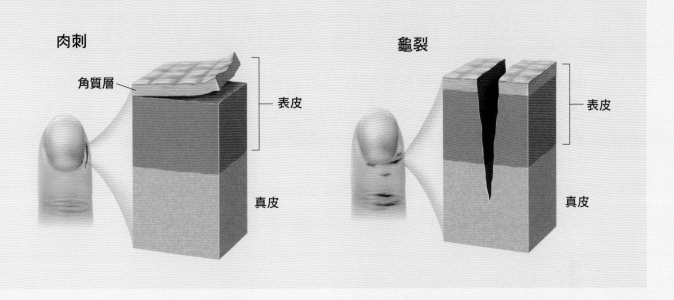

肉刺

角質層

表皮

真皮

龜裂

表皮

真皮

面插圖）。

清潔劑或熱水造成保溼成分流失

在家事或工作上時常需要接觸到水的人，手部皮膚比較容易變得粗糙。接觸水看似是與乾燥反向而行的行為，那為什麼反而容易造成手部皮膚粗糙呢？

工作上因為接觸水而使皮膚出問題的原因，大部分在於清潔劑。清潔劑為了要去除油汙，因此會加入「界面活性劑」（surfactant）。通常水分與油分是彼此難以混合的，不過界面活性劑的分子結構卻同時含有親水部分和親油部分。界面活性劑即是藉由包裹油汙，將油汙從碗盤或衣服上除去。

在使用清潔劑時，從手背分泌出保護指尖的少量三酸甘油酯以及角質層內的神經醯胺等會被界面活性劑除去，因此間接造成皮膚乾燥。

此外，接觸熱水會使手部皮膚處於容易乾燥的狀態。由於脂質是溫度越高越容易活動，因此工作上接觸熱水時，會使保護手部的脂質緩慢流失，間接造成手部皮膚容易變得粗糙。

凍傷的原因是血液循環不良

手部皮膚變紅並伴隨發癢的「凍傷」，是皮膚溫度過低所造成的。皮膚溫度過低時會讓血管收縮，導致血液難以流動，形成「淤血狀態」。

在淤血狀態下，血液的成分會滲漏出血管外，導致必要的氧氣及養分難以傳遞。這麼一來，組織便會發炎，並產生發癢及腫脹的症狀。

護手霜能修補三種屏障

頻繁使用護手霜能有效預防指尖長肉刺或手指龜裂。護手霜中含有稱為「甘油」（glycerine）、「尿素」（urea）以及「類肝素」（heparinoid）等具有與三種屏障功能類似的成分。此外，含有「維生素E」的護手霜，對預防凍傷也很有效。因為維生素E具有使血管擴張，促進血流的功效。

護手霜的部分成分雖然會滲透進角質層內部，但這些成分在洗手時還是會流失。為了預防手部皮膚粗糙，在工作上需要接觸水時可以戴上手套，或不要讓指尖冰冷。在日常生活中隨時留心這些細節是很重要的。

禿頭

以科學方法能克服禿頭嗎？
毛髮的機制與禿頭的最新研究

禿頭（baldness）是許多成年男性的苦惱，一般的禿頭稱為「男性型脫髮症」（androgenetic alopecia），成年男性有大約 3 分之 1 會發生此種症狀。也有不少人，雖然沒有發生禿頭的症狀，卻也因為擔心將來自己會不會變成禿頭而惴惴不安。而且，不只是男性，為禿頭而煩惱的女性也不在少數。有沒有什麼方法能夠有效抑制禿頭的發展呢？在此為您介紹禿頭的機制與最新的治療方法。

協助

板見 智　日本大分大學醫學院客座教授　／　辻 孝　日本理化學研究所生命機能科學研究中心組長

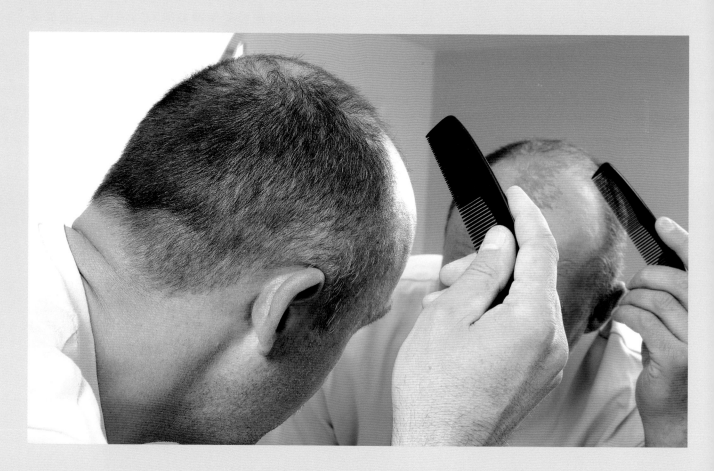

頭皮剖面圖

毛髮
皮脂腺
豎毛肌
毛囊
脂肪
血管

毛囊放大圖

毛髓質 ｝毛髮
毛皮質
毛母細胞
毛乳頭細胞
毛細血管

毛髮是在頭皮凹陷形成的筒狀組織「毛囊」製造出來的。毛囊連著使毛髮能夠豎立起來的「豎毛肌」和分泌皮脂肪的器官「皮脂腺」（sebaceous gland）。在毛囊內部，「毛母細胞」旺盛分裂而生成毛髮。而毛母細胞的分裂，則是由「毛乳頭細胞」在控制。

在 在日本國內，為了禿頭（毛髮量稀少）而備感困擾的成年男性約略超過1200萬人。而且，不只是男性，女性之中也有不少人為了禿頭而煩惱。

並不是只有生活在現代的我們才有禿頭這個苦惱。早在紀元前的古希臘時代，就開始流傳把鴿子糞便塗在頭頂等諸多治療禿頭的祕方。由此可知，禿頭是人類自古以來所面臨的重大課題。但是，禿頭的機制、禿頭的治療方法，卻是到了最近的年代才逐漸有所了解。究竟禿頭是以什麼樣的機制在進行的呢？又要怎麼做才能抑制禿頭的發展呢？

毛髮是由皮膚變化而來的

我們的頭上，長著大約10萬根頭髮。這些頭髮是由頭皮凹陷形成的筒狀器官「毛囊」（hair follicle）製造出來的（上面插圖）。基本上，一個毛囊會生出一根毛髮。請仔細觀察毛囊裡面的毛髮的根部，這裡有個「毛母細胞」（毛母質細胞，hair matrix），就是這個細胞製造出毛髮。如果是成長中的毛髮，根部的毛母細胞會旺盛地分裂，分裂的細胞則一直不斷地往上推擠。在這

個過程中，稱為「角蛋白」（角質素）的纖維狀蛋白質會在細胞內逐漸累積，最後細胞死亡，死去的細胞的團塊即成為堅硬的毛髮。毛母細胞原本是由皮膚的細胞所形成，所以毛髮也可以說是由皮膚變形而來。

毛髮會生長到多長的長度？

毛母細胞活躍分裂的成長中毛髮，一個月大約長1公分，1年大約長15公分。所以請想像一下，如果20年都不剪頭髮，任其自由生長，那麼依照這個步調，頭髮會長到什麼程度呢？

如果單純地計算，則20年不剪頭髮，頭髮的長度大約3公尺（15公分×20年）。可是，實際上會是這樣嗎？

事實上，一般來說，頭髮並沒有辦法長到這個長度。頭髮是有壽命的，到了某個程度的期間，它就會脫落，接著長出新的毛髮。頭髮有生長迅速的「成長期」（生長期）、停止生長的「衰退期」（退化期）和毛髮脫落的「靜止期」（休止期），週而復始地不斷循環（請參考次頁插圖），稱為「毛髮的生長週期」（毛髮週期）。一個毛髮的生長週期（1根毛髮的壽命）大約2～

6年，其中的90％左右是成長期。而即使不剪頭髮，通常也只能長到1公尺左右。

毛髮的性質依毛髮週期的長度而改變

我們身體上的毛，不是只有頭髮。鬍子、眉毛、手臂的汗毛、腿毛等等，全身到處都有各種不同的體毛，總數多達500萬根左右。毛髮的長度和粗細依生長的部位而有所不同，但基本上，每一種毛髮都是依循和頭髮一樣的機制在生長。其中，不同毛髮的性質之所以會有差異的一個主要原因，在於毛髮週期的長短。

例如，長在手臂上的汗毛的成長期為2～3個星期左右，眉毛和睫毛則是1～2個月左右。成長期越長，會長得越長越粗（硬毛）；成長期短而未能充分成長的毛，則會長得又細又短（軟毛）。比起其他的體毛，頭髮又長又粗，就是因為它的成長期長達2～6年。

毛髮週期由毛乳頭細胞控制

毛髮週期的長短，並不是決定於毛母細胞。另有其他細胞會向毛母細胞發出指令，控制毛髮週期的長短，那就是存在於毛囊最深處的「毛乳頭細胞」（hair papilla，請參考前頁的插圖）。毛乳頭細胞在成長期會分泌促進毛母細胞分裂的物質，在衰退期和靜止期則相反地分泌抑制分裂的物質，藉此向毛母細胞下達指令。也就是說，長在身體的毛髮的粗細和長短，並不是由製造毛髮的毛母細胞來決定，而是由控制毛髮週期的毛乳頭細胞來決定。

困擾了3分之1男性的典型禿頭「男性型脫髮症」

明白了毛髮的生長機制之後，接下來就進入為什麼會禿頭的主題吧！毛髮無法正常生長而引發禿頭的症狀稱為「脫髮症」，可以分為幾個種類（右頁表格）。其中，發症數占絕對多數的是「男性型脫髮症（雄性禿）」（Androgenetic Alopecia：AGA）。一般在談到所謂禿頭的時候，幾乎都是指這種男性型脫髮症。男性型脫髮症的發症率，在30世代（30～39歲）的男性為10～20％，年齡層越大則發症率也越高，到了60世代（60～69歲）達到50％左右。以成年男性整體來看，大約有30％是禿頭。而至少就男性型脫髮症來說，它的發症率從古代到現代似乎

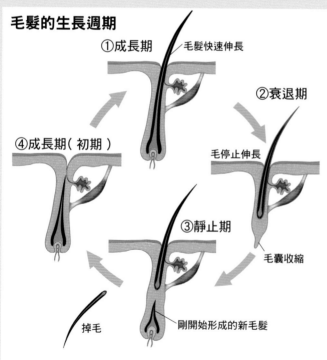

毛髮的生長週期

①成長期　毛髮快速伸長

②衰退期　毛停止伸長　毛囊收縮

③靜止期　剛開始形成的新毛髮

④成長期（初期）　掉毛

毛囊反覆不斷地進行著成長期、衰退期、靜止期的循環週期。成長期大約2～6年，毛髮會快速地生長（①）。然後，進入衰退期（2個星期左右），毛髮停止生長，毛囊逐漸收縮（②）。接著，進入靜止期（2～3個月），毛髮完全停止伸長，推出到皮膚表面，一步一步迎向脫落（③）。這個時候，毛囊深處開始製造新的毛髮。最後，舊毛髮脫落，新毛髮進入成長期（④）。

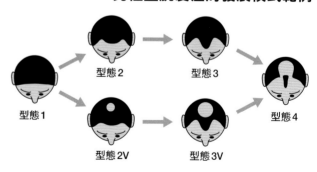

男性型脫髮症的發展模式範例

型態1　型態2　型態3　型態4　型態2V　型態3V

男性型脫髮症的特徵之一是從前額或頭頂開始掉髮。

脫髮症的種類及其症狀、原因

脫髮症的主要種類	症狀、原因等
男性型脫髮症	大約30%的男性會發症。主要原因為雄性素，通常是前額或頭頂的頭髮逐漸掉光。
圓形脫髮症	發症率約0.1～0.2%。突然有一塊圓形區域的毛髮掉光。可能是身體的「免疫系統」為了排除異物而攻擊毛囊，導致發生這種狀況。也有可能是壓力所造成。若為輕度的情況，大多能自然痊癒。
拉扯型脫髮症	為了綁馬尾等因素，把頭髮長時間拉扯緊束，導致毛囊受到損傷，而在生長時逐漸變少。
藥劑造成的脫髮症	毛母細胞受到抗癌劑等藥劑的影響而發生的脫髮症。抗癌劑以外的藥物也可能引發。只要停止使用藥劑，大多能治癒。
漏脂性脫髮症	皮脂分泌過度旺盛等原因所造成，皮膚發炎，導致掉毛增加。

上表顯示的是主要的脫髮症。但除此之外，荷爾蒙分泌異常、感染症、營養失調等也可能引發脫髮症發作，種類相當多元。若要適切地治療脫髮症，必須先找出真正的原因。

沒有多大改變。

男性型脫髮症有2個重要的特徵，第一個是它的發展模式。談到「禿頭」，一般人的印象是前髮際線漸漸後退，或者頭頂漸漸掉髮，但後頭部及側頭部還有毛髮殘留的模樣吧！這正是男性型脫髮症的特徵（左頁右下方插圖）。它和突然呈圓形脫髮的「圓形脫髮症」（alopecia areata，斑禿，俗稱鬼剃頭），以及全部頭髮都掉光的單純老化現象，有著明顯的區別。

肇因於毛髮週期！

男性型脫髮症的第二個重要特徵，是毛髮的根數本身並未減少。事實上，在出現脫髮的部位，並不是沒有長出毛髮，而是長出像汗毛一樣的細毛。換句話說，毛囊本身並沒有損傷或消失。

那麼，究竟發生了什麼事情呢？原來是毛髮週期發生了異常。原本2～6年的毛髮的成長期被極端縮短，導致停滯在靜止期的毛囊增加了。結果，毛髮無法充分成長，只能長成又細又短的毛。也就是說，所謂的男性型脫髮症，其實是原本應該長成又粗又硬的毛髮變成只長成有如汗毛一般的又細又軟的毛，是一種毛髮性質發生變化的現象。

不過，毛髮必須長到大約7～8毫米的長度，才能伸出到頭皮的表面外露。如果是重度的男性型脫髮症，有可能連這樣的長度也無法達到，於是完全隱藏在頭皮底下，所以看起來好像頭髮的根數減少了。

男性型脫髮症的原因是什麼？

那麼，引發毛髮週期異常而導致男性型脫髮症的禍首是什麼呢？那就是「雄性素」（androgen）。雄性素是一種體內分泌的物質，會隨著血液抵達各種器官，促使男性特徵的發達。自青春期開始，分泌量大幅增加，所以從青春期開始才有男性型脫髮症。此外，女性的體內也會分泌雄性素，只是她們的分泌量不像男性這麼多。

雄性素和男性型脫髮症有關，這一點是到了1940年代的時候才有所了解。自此之後，為了闡明男性型脫髮症的機制，開始有人進行研究，把雄性素作用在製造毛髮的毛母細胞上。不過，

並沒有獲得任何成果。究竟雄性素是以什麼樣的機制引起成年男性型脫髮症呢？長期以來一直是個謎團。

對於這個機制開始有點了解，是在最近這20年左右的事情。原來，雄性素並不是直接作用在製造毛髮的毛母細胞上。對於從本文的前頭就一直看到這裡的讀者而言，或許會靈光一閃。沒錯！雄性素並不是作用在毛母細胞上，而是作用在控制毛母細胞活動的毛乳頭細胞上。

雄性素是如何引發禿頭的呢？雖然稍微複雜了一點，且聽我們為你娓娓道來（下面插圖）。雄性素隨著毛細血管運送過來，進入毛乳頭細胞裡面，和「5α-還原酶」（5-alpha-reductase）這種酵素相遇（插圖①）。這麼一來，雄性素被活性化，轉化成為「雙氫睾酮」（DHT，dihydrotestosterone，二氫睾固酮）。雙氫睾酮在毛乳頭細胞中，和稱為「雄性素受體」的蛋白質結合（②）。在男性型脫髮症的狀況中，雙氫睾酮和雄性素受體合為一體，對毛乳頭細胞的

細胞核發揮作用，促使毛乳頭細胞分泌出抑制毛母細胞分裂的各種物質（③）。像這樣，雄性素藉由多個階段的反應，抑制了毛髮的成長期，轉移到衰退期和靜止期。

男性型脫髮症的特徵之一，是側頭部和後頭部不會掉髮。這是因為這些部位的毛乳頭細胞並不擁有雄性素受體。即使是相同的毛髮，不同部位的毛乳頭細胞的性質也會有所差異。而毛乳頭細胞的這種性質，似乎在出生時就已經決定了。

壓力及生活習慣沒有關係嗎？

男性當中，有人從年輕時代就開始出現男性型脫髮症，也有人一輩子都沒有發症。是什麼因素造成這樣的差異呢？

專門治療及研究脫髮症的前日本大阪大學教授，現為日本大分大學客座教授的板見智博士斷言：「這是因為遺傳。」「目前已經發現了十幾種基因與男性型脫髮症有關。許多個遺傳因素糾結在一起，決定了會不會成為男性型脫髮症，以及發展速度、發展模式等等。」（板見博士）

作為禿頭的對策，坊間流行著吃裙帶菜、按摩頭皮、注意飲食等各式各樣的方法，但這些都沒有科學根據。而且，板見博士還說：「壓力會引發男性型脫髮症也是沒有科學根據的。」

也就是說，無論如何注意生活習慣，就現狀來說，似乎都很難預防或延遲男性型脫髮症的發症。板見博士表示：「我想，一旦知道了男性型脫髮症幾乎是完全由遺傳來決定的事實，就不會再浪費無謂的時間和金錢，在沒有科學根據的育毛沙龍、昂貴的洗髮精等上頭了吧！」

抵擋男性型脫髮症！

那麼，男性型脫髮症真的是宿命嗎？完全沒有方法可以對抗嗎？

的確，會不會發症，是由與生俱來的基因所決定的，但也不至於那麼悲觀。「AGA（男性型脫髮症）──找醫生諮詢看看吧！」有沒有看過類似這樣的電視廣告或戶外廣告呢？沒錯！若能在醫院接受適當的治療，可以延遲男性型脫髮症的進程，甚至還有改善的可能性，尤其是越早採取對策越有效。

男性型脫髮症的機制

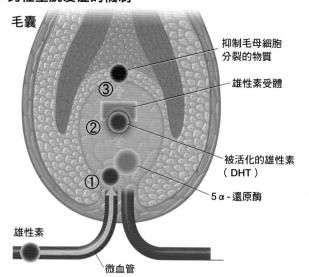

毛囊

抑制毛母細胞分裂的物質

雄性素受體

③

②

①

被活化的雄性素（DHT）

5α-還原酶

雄性素

微血管

通過微血管進入毛乳頭細胞裡面的雄性素，首先與「5α-還原酶」會合而被活化（①）。被活化的雄性素接著又與「雄性素受體」結合（②）。這麼一來，在男性型脫髮症的情況下，這個複合體會對毛乳頭細胞核產生作用，促使其釋放出抑制毛母細胞分裂的物質（③）。結果，毛囊會移轉到衰退期、靜止期。另外，由於後頭部的毛乳頭細胞中並未含有雄性素受體，所以這個部位不會變成禿頭。

日本皮膚科學會指南中的男性型脫髮症治療方法與建議度

建議度	治療方法
A：強力建議	敏諾西代（外用）、非那雄胺（內服，男性）、度他雄胺（內服，男性）
B：建議	自體植髮（男性）、LED及低功率雷射、腺苷酸（外用，男性）
C1：可列入考慮	自體植髮（女性）、腺苷酸（外用，女性）、卡普氯銨（carpronium chloride，外用）、t-Flavanone（外用）、Cytopurine（6-benzyl aminopurine）及十五烷（pentadecane）的外用、酮康唑（Ketoconazole，外用）、戴假髮
C2：不建議	比馬前列素（Bimatoprost）及拉坦前列素（Latanoprost）的外用、成長因子的導入以及細胞移植療法
D：建議不要採行	使用人造毛髮植髮、非那雄胺的內服（女性）、敏諾西代（內服）

上表所示為2017年日本皮膚科學會所彙整的男性型脫髮症的治療方法與建議度。A群藥劑的使用是治療禿頭的首要選項。可能造成皮膚發炎的人造毛髮植髮，以及可能會對男性胎兒產生不良影響的非那雄胺內服（女性），則建議不應該採行。

男性型脫髮症治療的第一選擇，是藥物治療（上表）。「敏諾西代」（Minoxidil）和「非那雄胺」（Finasteride）是已經被認可對男性型脫髮症具有治療效果的兩種藥物。板見博士表示：「如果是要維持現狀，無論使用哪種藥物，效果幾乎沒有差別。此外，儘管有個人差異存在，但是在使用3年後，大約8成的人可以看到某個程度的改善效果。」

在市面上銷售的一般用醫藥品「RiUP」即含有敏諾西代的成分，應該有很多人聽說過這個名字吧！這是直接塗抹在頭皮上的外用藥物。直接對毛乳頭細胞起作用，促使其分泌出促進毛母細胞分裂的物質。

另一方面，非那雄胺則是以柔沛（Propecia）的商品名稱上市銷售，需要醫師處方箋才能購買。非那雄胺是經口服用的內服藥，在2005年獲得日本的許可後，前述的這類廣告就開始大量出現。服用非那雄胺後會經由血管進入毛乳頭細胞裡面，抑制5α-還原酶的作用，使得雄性素不容易變成活化型（DHT），結果抑制了會阻止毛母細胞分裂的物質分泌。對於初期的男性型脫髮症特別有效。另外，非那雄胺對於女性的禿頭沒有效果，而且可能會對孕婦肚裡男性胎兒的發育產生不良影響，所以不會給予女性這個處方。

無論哪一種藥劑，都不會在使用後立刻見效，再快也要持續使用半年左右才能顯現效果。「先使用一種藥劑試試看，1年後再來判斷是否繼續或停止，或者2種藥劑合併使用。」（板見博士）

不過，這裡要請你注意的是：這些藥劑只是抑制男性型脫髮症的進程，而不是改善男性型脫髮症的發症原因。因此，一旦停止藥劑的使用，男性型脫髮症就會繼續發生。

還有，從2015年開始，作用與非那雄胺相似的「度他雄胺」（Dutasteride）這種藥劑已經被認可為醫藥品，在日本國內做為新的治療用藥。雖然市面上充斥著各式各樣的育毛劑、生髮劑，但現在對於男性型脫髮症的治療效果獲得充分科學佐證的，基本上可以說只有這3種藥劑。

移植自己毛髮的「自體植髮」

藥劑治療對於早期的禿頭具有較高的效果，但對於已經在進行中的重度男性型脫髮症，卻無法期待有相同效果。此外，藥劑的效果因人而異，並不是每個人都能獲得滿意的效果。像這樣，即

使對於藥劑治療感到有其限度的時候，還有可以讓變禿的部位重新獲得毛髮的方法，那就是「植髮」。

一談到植髮，或許有很多人會浮現出「把人造纖維（毛髮）種植在頭部」的印象而心生排斥吧！其實，以前是有很多使用人造毛髮的植髮沒錯，但因人造毛髮的植髮會引發頭部發炎等諸多問題，現在已經不建議採用了。

現在的主流方法是把自己的後頭部的毛髮移植到出現禿頭的部位，稱為「自體植髮」。以下所述的方法就是目前廣為流行的治療方法。首先，把後頭部沒有出現禿頭的部位，切取一塊寬1公分、長10公分左右的皮膚，取出具有毛囊的皮膚片。把切取皮膚後的後頭部縫合。取出的皮膚片依毛囊分割，然後再用針逐一移植到禿頭發展的部位。

由於切取的皮膚片的大小有其限度，所以即使分成數次施行，能夠移植的毛囊（毛髮）最多也是在1萬根左右而已（頭部通常有10萬根

毛髮）。而且，手術後，後頭部會留下縫合的痕跡。這種治療方法並無法增加整體頭皮的頭髮總根數，但可以改善脫髮症部位的外觀。

說到這裡，或許有許多人會感到疑惑：「已經發展成禿頭的部位，重新把毛髮種植回去，就不會再發生禿頭的情形了嗎？」

這裡有個重點，那就是「決定毛髮性質的因素，並不是毛髮長在什麼部位，而是毛乳頭細胞具有什麼樣的性質。」也就是說，不受雄性素影響的後頭部毛囊，被移植到發展成禿頭的部位之後，在那裡仍然不會受到雄性素的影響，所以不會再發展成禿頭。被移植的毛髮和自然的毛髮一樣，會反覆進行一般的毛髮週期，掉了仍會再長出來。只要植髮一次，即可維持半永久性的治療效果。

女性的禿頭充滿了謎團

飽受禿頭困擾的女性也不在少數，但事實上，女性禿頭還有許多未解之謎。女性最常見的脫髮

在體外大量製造毛囊「根源」，再進行移植的毛囊再生醫療

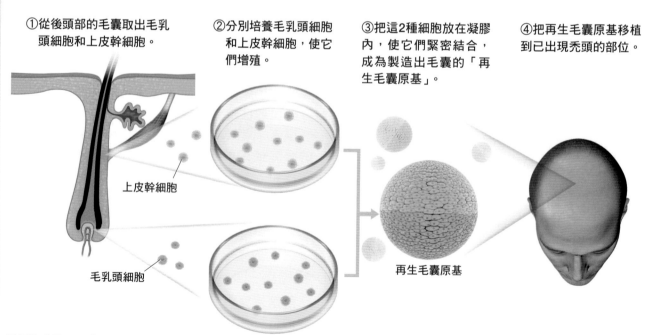

①從後頭部的毛囊取出毛乳頭細胞和上皮幹細胞。

上皮幹細胞

毛乳頭細胞

②分別培養毛乳頭細胞和上皮幹細胞，使它們增殖。

③把這2種細胞放在凝膠內，使它們緊密結合，成為製造出毛囊的「再生毛囊原基」。

再生毛囊原基

④把再生毛囊原基移植到已出現禿頭的部位。

頭部的毛囊是以「上皮幹細胞」和「毛乳頭細胞」這2種細胞為主而製造出來的。從這2種細胞大量製造為毛囊根源的「再生毛囊原基」，再把它移植到出現禿頭的部位，這就是毛囊再生醫療的策略。

型態，就是從頭頂部的頭髮分界線開始變禿，所以一直被認為可能和男性型脫髮症一樣，也是由雄性素所引起，因此也被稱為女性男性型脫髮症（Female Androgenetic Alopecia，FAGA）。但是男性和女性的男性型脫髮症有著許多不同之處，例如對於男性的男性型脫髮症有治療效果的非那雄胺，對於女性並無療效；而且，女性前頭部的毛髮比較不會掉落，禿頭的發展方式和男性不同，因此近來有不少人認為女性男性型脫髮症可能跟雄性素根本沒有關係，而主張改稱之為「女性型脫髮症」。而敏諾西代對於女性型脫髮症也具有治療效果，因此成為女性禿頭治療的第一選項。

不過，女性的掉髮情況，除了一般的女性型脫髮症之外，由於荷爾蒙平衡的異常、過度節食、鐵質不足等原因所造成的脫髮症也很常見。如果注意到有禿頭的徵兆，最好儘快前往醫療機構接受診察，以便了解它的原因，判斷它的型態。

在體外製造出毛囊的最尖端治療研究

誠如前面所介紹的，禿頭的治療是以藥劑治療和自體植髮為主，不過現在已經有夢幻般的新治療方法正在研發之中。那就是在體外大量製造可作為毛囊「根源」的「再生毛囊原基」這類組織，再把它植入到禿頭之處的「毛囊再生醫療」。正在研究這項治療方法的是日本理化學研究所的辻孝組長所領導的研究團隊。「頭髮的生產工廠是毛囊，它在毛髮週期當中會數度反覆地遭到破壞（衰退的過程）和再生（靜止期～成長期的過程）。毛囊是一個到了成年之後，仍然擁有再生所需細胞的器官。」（辻組長）

毛囊是以2種細胞為主而再生的。這2種細胞就是毛乳頭細胞和位於豎毛肌根部的「上皮幹細胞」（左頁左圖）。從毛髮週期的靜止期要進到成長期的時候，上皮幹細胞會下降到毛囊的下方，和毛乳頭細胞緊密結合，藉此誘發毛囊的再生，而形成毛囊。

因此，辻組長的團隊所進行的毛囊再生醫療策略，就是取出這2種細胞，在體外增生，再把兩者緊密結合，大量製造出再生毛囊原基（參見左頁插圖）。

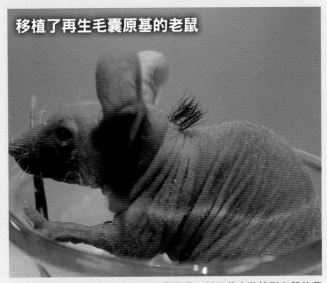

移植了再生毛囊原基的老鼠

從老鼠鬍鬚的毛囊製造出再生毛囊原基，然後將它移植到老鼠的背部，結果從老鼠的背部長出再生毛。

這個想法本身並不是新東西，從大約30年前就有人提出了。可是，實際上，要從2種細胞製造出再生毛囊原基並沒有那麼簡單，一直到2007年才首度建立了這個方法。辻組長的團隊把這2種細胞分別高密度聚集，再把它們放入黏度極高的凝膠中，緊密結合成為團塊狀（再生毛囊原基），以便在其內部形成正常的毛囊。接下來，從老鼠鬍鬚的細胞製造出再生毛囊原基，再移植到沒有毛的老鼠背部，也成功地在老鼠背部長出再生毛（上方照片）。如果在人的頭部施行相同的方法，應該能增加髮量。

和自體植髮相同，從後頭部的毛乳頭細胞和上皮幹細胞製造出再生毛囊原基，再把它移植的話，從移植部位長出來的毛髮不會受到雄性素的影響，可以獲得幾近永久性的治療效果。而且，這種治療方法和把毛囊原封不動地移植的自體植髮不同，它能大幅增加毛囊的數量，這是一個很大的優點。

雖然還沒有對人類做過這樣的治療方法，但已經有臨床研究的計畫。然後，希望能夠從2020年開始正式實用化。辻組長表示：「這種治療方法如果能夠建立起來的話，或許有可能成為製造完整器官（臟器）的再生醫療的先聲吧！」克服禿頭的治療研究，現在正如火如荼地進行著。

血型

血型新常識！血型真的能反映性格？
與容易罹患的疾病也有所關聯？

Ａ型、Ｂ型、ＡＢ型、Ｏ型，超過九成的人都知道自己的血型。那麼，血型究竟是什麼？它具有何種重要性？再者，血型不同，又代表什麼意義？有不少人相信血型和性格有關，但科學上又是如何看待呢？近來有研究報告指出，血型與容易罹患的疾病有關，這又是怎麼一回事呢？

協助

奈良信雄　日本順天堂大學客座教授　/　齋藤成也　日本國立遺傳學研究所教授　/　佐藤達哉　日本立命館大學綜合心理學院教授

符合您性格的是哪一種呢？　摘錄自《何謂人格測驗的妥當性？》日本大學人文科學研究所研究紀要（44），p69～91，1992年。部分記載已變更。

這裡介紹一項日本大學生進行法國版血型性格診斷測試的實驗。在實驗中，給受試者看下列的性格診斷內容，並請他們選出與自己實際性格符合者。各位讀者，您覺得哪種性格符合您實際的個性呢？

Ａ型　旋律型
像五線譜中上下跳動的音符一樣，屬不安定、善變的性格。為樂天派，和任何人都能立刻熟絡，不過情緒起伏較大，只要稍微有些什麼，就會突然發怒。但是這類型的人即使生氣，也是一下子就好了，因此不會與人有嚴重的爭執。

Ｏ型　韻律型
喜歡依照自己節奏行事，並會隨著節奏出現不同狀態。有時一行動後就會不經思考一意往前直衝，有時行事相當我行我素，只按照自己步調行事，有時則會出現事情發展若不如預期就不滿意的好勝性格。會有與其配合對方，不如使對方配合自己步調行事的個性，因此如果碰到不合理的對待時，會強烈反彈。

Ｂ型　合音型
性格為喜愛和諧。由於喜歡融入團體中生活，因此就某方面意義而言，可算是社交型人物，但該團體一定非得為自己喜歡的團體才行。由於這種偏好被認為過於囉嗦，因此有時會變成固執。再者，較為保守，討厭自己所屬團體有所變化。在意輩分順序和禮貌禮節等，這是因為對該類型的人而言，自己在團體中處於什麼地位是一件極為重要之事。

ＡＢ型　複雜型
兼具Ａ型和Ｂ型特質的複雜性格。本類型的人有時候也不太了解自己的性格，這是因為他們有時會展現出Ａ型特質，有時又表現出Ｂ型特性，自然會有這種情況發生。或許因此之故，他們大多行為獨特。

上面的四個性格都貼有像似 Ａ型 之類的血型標籤。實際上，在本實驗中，已經將原有的性格分析內容重新換上新的血型標籤。在Ａ型上貼Ｏ型標籤，在Ｂ型上貼Ａ型標籤，在Ｏ型上貼Ｂ型標籤。根據實驗結果，儘管換了標籤，但選擇標有自己血型的「受偽標籤誘導者」比「選出在原本性格診斷中被視為與自己血液性格相符者」要多（兩者之計算都是將ＡＢ型排除在外）。像這樣，大多數人都會受到「這是Ｏ型的特徵」之影響，而只意識到符合的部分，所以才會認為這與自己的性格相符。

聽到「血型」時，每個人聯想到的事物也必然不盡相同，例如可能為輸血、親子鑑定，又或者是血型和性格的關係等等。那麼，血型究竟是什麼呢？

血型種類不是只有ABO血型

血型一般是指在紅血球表面的某種物質種類。所謂的紅血球是血液中一種攜氧細胞。血型就是存在於紅血球表面的物質（血型物質）類型，約有50種以上，也有一種說法表示血型的分型超過200種以上。

在根據著眼的物質而不同的血型分類中，我們最熟悉的血型為以A、B、O、AB四型表示的「ABO血型」（ABO系統）。在ABO系統中，血型是由紅血球表面糖組成的「糖鏈」類型決定的。A型特有的糖附著在糖鏈末端，即形成A型；若B型特有的糖附著在糖鏈末端，則形成B型。而O型的糖鏈上則是沒有A型也沒有B型的糖，至於AB型，則是同時具有A型和B型的糖鏈。

那麼，為什麼在眾多的血型系統中，ABO血型系統最有名呢？

ABO血型在輸血時扮演著重要角色的原因

在捐血場所常聽到如「AB型血液不足」等，呼籲特定血型的人捐血的口號或標幟。這是因為輸血通常必須為同種血型，如果將不同血型的血液輸入到患者體內，將會造成紅血球受到破壞。

實際上，我們體內具有會與自己不同血型糖鏈結合的攻擊「抗體」。A型的人具有與B型糖鏈結合的攻擊抗體（抗B抗體），B型的人具有與A型糖鏈結合的攻擊抗體（抗A抗體），O型的人則是兼具兩者，AB型的人則是兩種抗體都沒有。例如：B型的人輸血給A型（具抗B抗體）的患者，則患者體內的抗B抗體會與B型的紅血球結合，結果就會引發輸血的紅血球發生凝集，造成紅血球受到破壞。

據表示，該抗體是在出生後3～6月左右，開始存在血液中。照理說像扮演攻擊病原體等敵人角色的抗體，一般是在敵人侵入體內後才會產生，但是對於ABO型物質（ABO型糖鏈）來說，就算其他血型的血液沒有進入體內的經驗，但是依然會生成

何謂ABO血型？

ABO血型之所以不同，是因為紅血球表面的糖鏈結構不同所致。在結構上，O型的糖鏈上如果附著有A型特有的糖，即成為A型糖鏈，如果附著有B型特有的糖，則成為B型糖鏈。AB型則是同時兼有這兩種糖鏈。為了使大家易於了解，圖中係以誇張的手法描繪糖鏈。

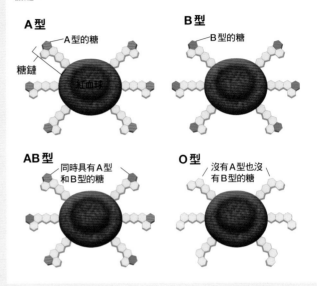

抗體。

至於為什麼會生成抗體，至今仍是個謎。有一種說法表示，這是因為在腸內細菌的表面，存有與ABO型物質類似的物質，為了對抗該細菌，因而產生了抗體。不過目前為止仍未有明確的證據顯示該項說法的正確性。由於抗體的形成主要是針對ABO型，因此在輸血上，ABO血型扮演著極為重要的角色。

O型的人可以輸血給任何血型的人，是真的嗎？

針對此點，專門研究血液內科的日本順天堂大學奈良信雄客座教授表示：「緊急時是可以的。」由於O型的紅血球不會受到抗A抗體和抗B抗體的攻擊，所以即使將O型的血液輸給其他血型的患者，紅血球也不會發生凝集現象，因此可以發揮作用。但是提供輸血的O型血液本身存有抗A抗體和抗B抗體，難道該抗體不會攻擊受血患者的紅血球嗎？針對該點，奈良教授解釋說：「由於輸送血液中的抗體會馬上被稀釋，因此很少造成嚴重的問題。」

專欄「輸血」和「骨髓移植」的不同之處

輸血時，重要的是ABO血型　　　　　　　　　　　骨髓移植時重要的是白血球血型

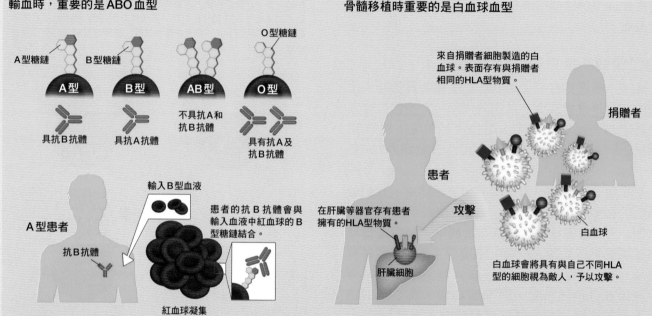

上面插圖整理出各種血型的人所具有的抗體。下面的圖則是假設輸入與患者不同血型血液時的例子。如果將B型血液輸入到A型的人體內時，A型的人所具有的抗B抗體會與輸入血液中的B型紅血球結合，造成紅血球凝集，受到破壞。為了防止這種反應發生，所以輸血時，需要使用與患者相同血型的血液。

在骨髓移植中，扮演重要角色的「HLA」（人類白血球抗原，human leukocyte antigen），可說是白血球的「血型」。如果捐贈者和患者的HLA型不一致時，新製造的白血球就會攻擊患者的器官，導致受攻擊的器官喪失功能，最糟狀況恐將造成患者死亡。HLA具多樣性，很難完全一致，因此只要捐贈者的HLA型之差異在可容許範圍內，即可進行移植。

那麼，是在什麼緊急情況下才會使用O型血液應急輸血呢？奈良教授表示：「像發生大規模災害或戰爭時。唯有在沒有時間檢查血型的緊急情況下才會使用O型血液應急。通常在輸血之前一定會檢驗血型，因此平常不會給受血者輸不同血型的血液。」

理論上，沒有抗A抗體和抗B抗體的AB型的人，可以接受任何一種血型的血液，但在一般情況下，也是不會進行這類的輸血行為。

分娩時重要的是Rh血型系統

僅次於ABO系統有名的血型系統為Rh系統（D型），可分為Rh＋（陽性）型和Rh－（陰性）型。Rh型的決定並非在於糖鏈，而是根據紅血球表面的Rh蛋白質種類。

當輸入與Rh型血型不合的血液時，在第一次並不會造成問題，這是因為沒有抗體之故。但由於經

過第一次的輸血，形成了抗體（在Rh－型的患者內產生對Rh＋型的抗體），因此之後再輸血時，就會發生問題，所以實際上還是要輸入與受血者的Rh型一致的血液。順帶一提，99.7％的台灣人血型都是Rh＋型（Rh陽性），而Rh－型（陰性）者只有0.3％，而日本人中，Rh＋型者約占99.5％，Rh－型者占0.5％。

除了輸血時以外，會重視血型的情況是在分娩時。特別是在Rh－型產婦分娩時更要注意。如果Rh－型母親生下Rh＋型的嬰兒，嬰兒的血液會透過分娩時的傷口等進入母親體內，使母親體內產生對Rh＋型的抗體。假設第二胎懷有Rh＋型的孩子，則母親的抗體會透過胎盤，經由臍帶進入胎兒體內，將胎兒的紅血球視為敵人攻擊。攻擊結果，造成胎兒的紅血球遭到破壞，產生貧血等症狀，提高流產或早產的危險性。

但是現在，因為都能施予適當的治療，所以大多

專欄 基本上，可從父母的血型推斷出子女可能的血型

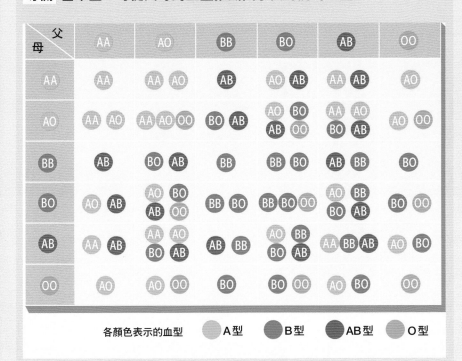

父 母	AA	AO	BB	BO	AB	OO
AA	AA	AA AO	AB	AO AB	AA AB	AO
AO	AA AO	AA AO OO	BO AB	AO BO AB OO	AA AO BO AB	AO OO
BB	AB	BO AB	BB	BB BO	AB BB	BO
BO	AO AB	AO BO AB OO	BB BO	BB BO OO	AO AB BO AB	AO OO
AB	AA AB	AA AO BO AB	AB BB	BB BO AB	AA BB AB	AO BO
OO	AO	AO OO	BO	BO OO	AO BO	OO

各顏色表示的血型 〇 A型 ● B型 ● AB型 ● O型

本表整理了從父母血型所推斷出的子女可能血型。在ABO血型系統中，是由 A 基因、B 基因和 O 基因等三種基因組合決定血型。子女可由父母處各得到一個基因，例如，父親為AA（A 型）、母親為OO（O 型）時（圖表左下），子女會從父親處得到 A 基因，從母親處得到 O 基因，而子女一定為AO（A 型）。像這樣即可從父母的血型來決定子女的可能血型組合。

血型遺傳也會出現例外！

順式AB型（cisAB）

父 ABO × 母 OO → 子 ABO

與 A 基因、B 基因和 O 基因不同，「AB基因」極為稀有。此時，它的情形會與左表不同，例如會產生如上的遺傳情形。至於是否為「順式AB型」（cisAB），不經檢驗的話，無法得知。據表示，大約每10萬人中才有 1 人，是極為罕見的血型。

此外，也有其他特殊例子，例如雖具有 A 基因或 B 基因，但檢驗血型時卻被鑑定為 O 型血的「孟買血型」（Bombay type）。這一種血型最早在印度孟買發現的，因此取名為孟買血型。在日本，約每30萬人中有 1 人是孟買血型，係極為罕見的血型。此時，O 型（基因上非 O 型）與 A 型的父母親是可以生出B型的小孩。孟買血型不能製造出A型糖或B型糖附著部分的糖鏈（O型糖鏈），因此既沒有A型糖連，也沒有 B 型糖鏈、O 型糖鏈。由於孟買血型對 O 型糖鏈具抗體，因此如果輸 O 型血會產生問題，所以輸血時，只能接受同樣是孟買血型的血液。

都能平安生產。目前，在Rh－型產婦生第一個Rh＋型的嬰兒時，都會注射藥物，以避免產婦產生抗體。即使產生抗體，在嬰兒出生後，也可對嬰兒進行輸血等治療。

那麼，母親與小孩的ABO血型不同時，為何不會發生問題呢？這是因為抗體的種類不同之故。因為ABO血型的抗體，不會通過胎盤，而Rh型的抗體會通過胎盤，因此ABO血型的抗體不會攻擊腹中的胎兒。

和自己認知的血型不同！?

有些人長大成人之後，在捐血或懷孕時，一檢查血型才發現到和自己過去認知的血型不同。一般來說，只要不是進行過骨髓移植手術，通常血型是不會隨著成長而改變。那麼，又為什麼會有這種情形發生呢？

主要的可能性有三種：（1）並沒有真正的驗過血型，只是憑父母的推測；（2）由於只做正向血型鑑定（forward typing），造成誤判；（3）在出生數個月內的嬰兒期進行的鑑定。

血型檢驗的方法有兩種：正向血型鑑定法（亦即血球鑑定）和反向血型鑑定法（reverse typing，亦即血清鑑定）。正向血型鑑定法是在採集的血液中加入抗 A 抗體和抗 B 抗體，觀察紅血球有無凝集反應。反向血型鑑定法則是確認血液中有無抗 A 抗體或抗 B 抗體。為何需要做反向血型鑑定呢？

在血型中，存有糖鏈形狀微妙不同的亞型，例如 A 型中有A2、A3等種類的亞型，B 型中有B3等種類的亞型。在這些亞型中，有些種類不容易和正向血型鑑定的抗體發生反應。如果反應弱，卻只有做正向血型鑑定，有可能無法判斷出正確血型，因此需要利用反向血型鑑定來確認抗體的存在。

在進行輸血等治療時，一定需要同時執行正反向血型鑑定。但如果只是做個簡單的血型檢驗，則只

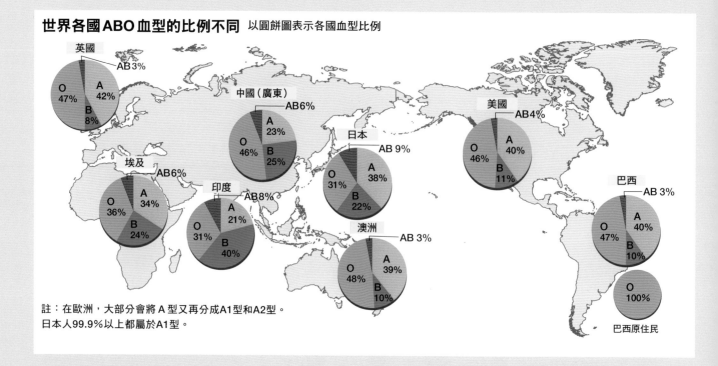

世界各國ABO血型的比例不同 以圓餅圖表示各國血型比例

英國
O 47% / A 42% / AB 3% / B 8%

中國（廣東）
O 46% / A 23% / AB 6% / B 25%

日本
O 31% / A 38% / AB 9% / B 22%

美國
O 46% / A 40% / AB 4% / B 11%

埃及
O 36% / A 34% / AB 6% / B 24%

印度
O 31% / A 21% / AB 8% / B 40%

澳洲
O 48% / A 39% / AB 3% / B 10%

巴西
O 47% / A 40% / AB 3% / B 10%

巴西原住民
O 100%

註：在歐洲，大部分會將A型又再分成A1型和A2型。
日本人99.9%以上都屬於A1型。

需數滴血液進行正向血型鑑定即可，不過有時也會有誤判的可能性。

再者，出生後數個月內，由於血液中的抗體量較少，因此會比成人不容易判斷。從前嬰兒在醫院出生後，大多會馬上檢驗血型。但現在，基於上述理由，除非在需要特別治療的情況下，否則新生兒血型鑑定的情形已經有逐漸減少的趨勢。

世界各國的血型比例不同

據表示，台灣人的血型比例中，A型約占27%、B型約占23%、AB型約占6%、O型約占44%。日本人的血型比例中，則是A型占38%、B型占22%、AB型占9%、O型占31%。不論是台灣人或日本人，AB型所占的比例都是最少。綜觀世界各國，血型比例也是各不相同。例如，南北美大陸和歐洲大部分為A型或O型；韓國等東亞人的分布則與日本類似；澳洲原住民的B基因極少；而大多數南美的原住民則只有O基因。為什麼會有這種地域差異呢？我們的祖先又究竟是屬於何種血型呢？

專門研究血型基因演化的日本國立遺傳學研究所齋藤成也教授表示：「在現階段，學者們認為之前的人類和類人猿的祖先是屬於A型，但之後的演化卻不太單純。」在2012年，齋藤教授和日本茨城大學北野譽副教授等人發表的論文中表示，在演化過程中，A型曾一度消失，在之後的演化中，經由留下的B基因和O基因的重組後，再度出現A型。血型不同，只是基因上的微小差異，因此在基因變化的演化過程中，血型有時候會顯現，有時候又會消失。

不同的血型，容易罹患的疾病也不同？

有研究報告指出，是否易罹患某些疾病與血型有關。有研究顯示，特別是腸胃方面的疾病更具有該種傾向。

2004年，即有研究結果表示，造成胃和十二指腸發生潰瘍原因的幽門螺旋桿菌（學名 *Helicobacter pylori*）會與ABO血型物質結合。據表示，這可能是幽門螺旋桿菌以此與胃細胞和腸細胞結合之故。再者，根據2012年2月日本東京大學醫科學研究所等調查的結果指出：「O型的人罹患十二指腸潰瘍的機率比A型的人高1.4倍。」

此外，與血型有關的還有諾羅病毒（Norovirus）的感染。當人感染到諾羅病毒時，腸細胞會遭到破壞，引起腹瀉和嘔吐等症狀。諾羅病毒感染的機制至今仍是個謎，但據推測，有可能

是與ABO型等血型物質結合才開始發生感染的。

諾羅病毒不但無法以人工培養，也不會感染人類以外的動物，因此在理解病毒的感染機制上，受試志願者扮演著極為重要的角色。例如，在2003年，美國研究人員所發表的論文中，即有如下的志願者實驗。

在實驗中，請受試志願者服用「諾瓦克病毒」（Norwalk virus）這類的諾羅病毒，並觀察整個經過。結果發現，在腸上皮細胞沒有血型物質的人，全部未受感染。再者，在具有血型物質者中，B型的人不受感染。從這些結果推測，使用的諾羅病毒因為可識別A型和O型的血型物質，因此才發生感染。不過也並非B型的人全然不會受到諾羅病毒的感染。由於諾羅病毒的種類繁多，所以其中也可能存有可辨識B型血型物質並造成感染的病毒種類。因此，據表示，並未存有不會感染諾羅病毒的血型。像這樣，近年來才逐漸了解血型物質受病原體利用，與罹患某些疾病的難易程度有關。

齋藤教授表示：「如果因血型不同而造成罹患某些疾病的難易程度有所差異時，這種血型的多樣性是有利於演化的進行。就像當A型容易罹患的疾病盛行時，其他血型就能存留，而當B型容易罹患的疾病流行時，則其他的血型即能存留的情況一樣，現行存在的血型多樣性，或許即是一部反映與病原體作戰的歷史。」

為什麼大部分的人相信血型性格診斷呢？

當你在聽了別人的血型後，是否曾經推測過「如果是○血型，就會有△△性格。」的情形呢？例如，A型的人是一絲不苟，O型的人則是性格開朗等。血型和性格真的有關嗎？

熟悉血型和性格心理學的日本立命館大學佐藤達哉教授指出：「目前為止，就綜合觀點來看，血型和性格是沒有關連的。」雖然不少心理學家都有進行過各種研究調查，但截至目前為止，尚未有任何明確結果顯示血型和性格之間具有關聯性，多數的心理學家認為血型與性格之間並無關係。

據調查顯示，6成的日本人相信血型性格診斷。有時候，公司在應聘人員，或做人事考核、調動時，也會受到血型影響。此外，有些學校教育團體也會利用血型來掌握學生性格。儘管根據血型判斷

結果

■ 受偽標籤誘導者
□ 選出在原本性格診斷中被視為與自己血液內容相符者

選擇的標籤＼受試者	標籤O（實為A）	標籤A（實為B）	標籤B（實為O）	標籤AB（不變）	全體
O型的人	74	24	6	10	114
A型的人	53	53	6	22	134
B型的人	15	21	29	15	80
AB型的人	8	6	2	26	42

性格在目前仍無科學性根據，但為什麼它還能在日本如此普及呢？

佐藤教授表示：「能見正比古先生著作的暢銷書《以血型了解緣分》（1971年）等書籍是造成普及的關鍵原因之一。」佐藤教授並解釋：「之後，電視等媒體常以像科學的既成事實方式來表現血型與性格的關係，結果更使血型性格診斷深深扎根。」再者，相信的人越多，更越加速普及的速度。

用血型診斷性格的熱潮在那之後還發生過無數次。為什麼會發生那麼多次的熱潮呢？佐藤教授表示：「可能因為內容多半會因應該時代的需求而提供吧！例如，在追求自我實現的現代，根據血型分類的性格內容說明，就能簡單滿足人們想要了解自己究竟為何種人的這類欲望。」

此外，有些人就算聽到尚未有研究結果顯示之間的關聯性，也會從自己的經驗認為「根據血型判斷性格真的很準」。佐藤教授表示：「人都有先入為主的觀念和偏頗的印象，當看到什麼時，只會意識到符合該觀念或印象的部分，而忽視不符合的部分，這在心理學上稱為『認知偏誤』（cognitive bias）。」

例如印象中，「A型的人是一絲不苟」，則自然對於A型友人的行為，也只會注意到他行為中符合被認知為A型部分的舉動（例如常整理房間等）。上表是本文開頭那頁所介紹的實驗結果。從實驗中，可以了解很多人其實受到了偽標籤的誘導。

佐藤教授並表示：「現在，在日本廣播電視倫理和節目提升機構的要求下，電視等媒體並沒有積極肯定利用血型判斷性格，當然學校教育也沒有教授，但至今仍然有許多日本人相信可以用血型來判斷性格。」要否定過去曾經普及過的東西，似乎是一件極為困難的事。 🪐

身體的左右不對稱

生物為什麼左右不對稱？
從左右腦的不同到生命的起源

仔細觀察我們的身體內部，會發現心臟稍微偏向身體左側，而肝臟則是稍微偏向右側。再者，我們的左腦與右腦的功能也各有不同。如果進一步從微觀世界來看的話，會發現構成我們身體的胺基酸都呈左手型。那麼，這種不對稱是如何產生的？這其中隱藏著與生命起源相關的深奧謎團。這裡將介紹潛藏在「左」、「右」中的奧妙科學。

協助

黑田玲子　日本東京理科大學教授　/　細 將貴　日本東京大學理學研究所特聘助理教授　/　野中茂紀　日本基礎生物學研究所副教授　/　篠原良章　日本名古屋市立大學醫學部講師　/　小林憲正　日本橫濱國立大學工學研究所教授

不可思議的「鏡面人」

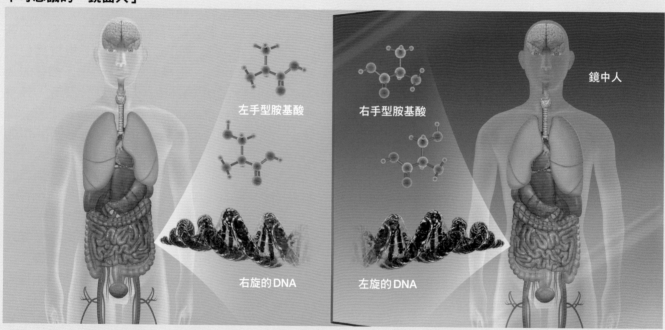

左手型胺基酸

右手型胺基酸

鏡中人

右旋的DNA

左旋的DNA

人體的內臟並非左右對稱，基本上心臟是位於人體中心線稍微偏左的位置。但是也有極少部分的人，其內臟的配置位置就像照鏡子一樣，全是左右相反的。這種情形稱為「臟器逆位」（亦稱內臟逆位，situs inversus），像臟器逆位的人，只是內臟器官左右顛倒，功能上並不會有問題。雖然胺基酸分為「左手型」和「右手型」兩種，相互呈鏡像關係，但構成生活在地球上所有生物體的胺基酸都是左手型。當然即使是臟器逆位的人，其胺基酸也是左手型。為什麼地球上沒有具有右手型胺基酸的生物存在呢？

當我們站在鏡子前面看自己時，乍看下，身體幾乎都是左右對稱，與右眼相對的是左眼，與左耳相對的是右耳。而幾乎所有動物的外表也都是像這樣左右對稱。

為什麼大部分的動物都是呈現左右對稱的形態呢？對從分子到生物個體形態等多層面的左右對稱性都有研究的日本東京理科大學黑田玲子博士如下說明：「例如，如果鳥的翅膀是左右不對稱，也就是一邊翅膀大，一邊翅膀小，則牠很難保持直線飛行。像大部分這類需要在重力影響下進行迅速移動的動物，大多是以形態左右對稱的個體更有利於生存。」

為了食物，變成了「右撇子」的蛇

然而放眼廣大的動物界，也存在著外形左右不對稱的動物。說到外形左右不對稱，大家可能立即想到的是牙鮃科（學名Paralichthyidae）和鰈科（學名Pleuronectidae）的魚類。多數的牙鮃科魚類，兩眼都是在頭部的左側，而鰈科魚類則是兩眼位於頭部右側，即俗稱的「左鮃右鰈」。

其實牠們並不是自出生時就是左右不對稱的樣子。當牠們還是生活在水中的稚魚時，是呈左右對稱的形態，眼睛是分別位於身體兩側。然而隨著成長，變成成魚時，其中一邊的眼睛也逐漸往身體另一側移動，當完全在海底生活時，兩眼也都已經完全聚集到身體一側，這樣即可同時用雙眼看清海中情形。

再者，最近的研究也發現了「右撇子的蛇」。您可能會想沒有手腳的蛇會是「右撇子」，那又是怎麼回事呢？這裡指的是蛇的嘴部形態。

只生活在日本石垣島和西表島的「琉球鈍頭蛇」（學名Pareas iwasakii），其下顎的右側牙齒與左側牙齒的數量不同。右側平均長有25顆牙齒，而左側卻平均只有18顆牙齒（下面圖像）。

為什麼會形成這樣的形態呢？專門研究琉球鈍頭蛇生態的日本東京大學細將貴博士表示：「琉球鈍頭蛇主要是以蝸牛為食，應該是這種食性對於嘴的形態產生了影響。」

幾乎所有的蝸牛殼都是右旋（從蝸牛上方俯視時，殼的螺旋紋方向為順時針）。琉球鈍頭蛇是將下顎插入蝸牛的殼中後，拉出軟體部分食用。蝸牛殼是右旋時，殼內左邊的空間會更大些，因此琉球鈍頭蛇的左下顎可以比較往深處插入，主要作用是要將軟體部分拉出殼外。此時，牙齒顆數較少者，比較能順利地拉出軟體部分。結果在演化過程中，琉球鈍頭蛇的牙齒數量就形成左側比右側少。

實際上經研究證實，琉球鈍頭蛇若想食用左

為了易於吃食蝸牛，變成「右撇子」的蛇

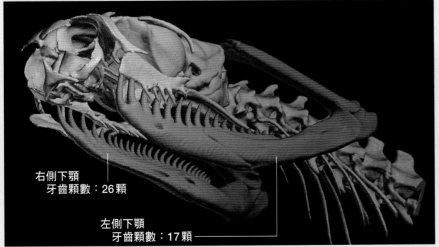

右側下顎
牙齒顆數：26顆

左側下顎
牙齒顆數：17顆

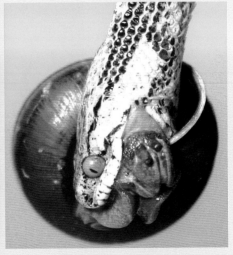

琉球鈍頭蛇的骨骼電腦斷層影像（左）以及琉球鈍頭蛇捕食時的情景（右）。琉球鈍頭蛇的左側牙齒數比右側少，因此使牠能更容易地將下顎插入蝸牛的殼中，並拉出軟體部分食用。（圖片提供：細將貴博士）

旋殼蝸牛時，必須花費更多的時間才能進食。這是因為牠無法順暢地將蝸牛身體內部的軟體部分拉出之故。此外，對琉球鈍頭蛇的近親種「台灣鈍頭蛇」（學名*Pareas formosensis*）進行調查後，也發現了有趣的結果。那就是這種蛇在演化過程中，食性發生了變化，現在主要是以蚯蚓為食，而不是蝸牛。換句話說，這種蛇不需要將下顎插入蝸牛的殼中，因此不需要有左右不對稱的齒列。事實上，與以蝸牛為主食的蛇相比，台灣鈍頭蛇的齒列非對稱性極小，幾乎接近左右對稱的齒列。亦即從前是「右撇子」的蛇，現在逐漸變回「兩手通用」。或許可以說琉球鈍頭蛇的下顎是為了易於進食

蝸牛而特化形成左右不對稱的形態。

「水流」造成了身體左右不對成

本文一開始時有提到人體的外觀看起來是左右對稱，但實際上在表皮下的內部，並不是完全左右對稱的。例如基本上心臟是位於人體中心線稍微偏左的位置，而肺臟是右邊比較大。

像這種左右不對稱是如何產生的呢？所有的動物都是由一顆受精卵持續進行細胞分裂，最後發育成型的。在受精卵階段當然是不分左右的。那麼，我們的身體是從何時開始，又是如何形成左右不對稱的呢？

例如人和老鼠等哺乳類動物，竟然是由「水

胚小坑中所產生的「水流」是決定左右的關鍵

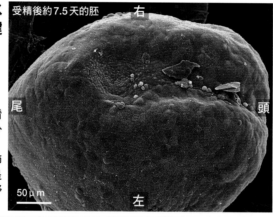

受精後約7.5天的胚
右
尾
頭
左
50μm

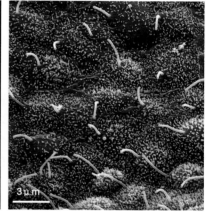

3μm

【左】使用掃描式電子顯微鏡所看到的老鼠胚。圖片中央的凹陷部分就是「結節」。
【右】結節的放大畫面。形成結節的細胞上各自長有纖毛。1μm是1000分之1 mm。（圖片提供：野中茂紀博士）

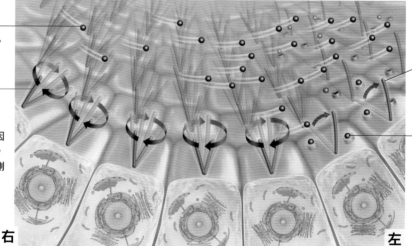

2. 訊息傳遞物質隨著水流從右移動到左。

1. 纖毛沿著順時針方向擺動。

註：從正面觀察胚時，因為胚的右手側位在左邊，因此在插圖中將胚的右側畫在左邊。

3-a. 左側的細胞纖毛感知水流後傳遞訊息。

3-b. 訊息傳遞物質會緊黏左側細胞，傳遞訊息。

右　　　　　　　　左

圖中顯示的是因結節形成的水流而決定左右的機制。一般認為是因為纖毛會分別順時針擺動（**1**），所以造成了從右往左的水流（**2**）。生長在左側的纖毛感知到該水流（**3-a**），或者是結節細胞本身所分泌的訊息傳遞物質隨著水流移動，並緊黏著左側細胞（**3-b**），因而呈現出左右不對稱，不過目前尚未有正式的結論。

流」來決定這種左右（左頁圖像以及插圖）。受精後約7.5天的胚（初期階段的胎兒）中會產生稱為「結節」（node）的小坑。構成這個小坑的細胞上生長著叫做「纖毛」的細毛，都是沿著順時針方向擺動。

再者，這種纖毛並不是與細胞表面完全垂直，而是會傾向胚尾側方向。當纖毛向右擺動時，因要通過接近細胞表面的軌道，所以液體的移動效率就會降低。這樣每根纖毛所形成的水流，往左的部分就會變強，最終產生更大的往左水流。然後該水流的訊息就會傳遞到左側細胞，從而對左右產生了決定作用。

之後，胚中的nodal、lefty以及pitx2等基因對左右不對稱產生作用，最終形成左右不對稱的身體。據表示，在前面有介紹到的牙鮃和鰈魚等，在頭部發生變化的時期，就是因pitx2發揮作用的結果。

螺的右旋和左旋是如何決定的呢？

在動物中也有在更早階段就已經決定左右的物種，那就是螺。黑田博士表示：「大多數的螺是在受精卵進行第3次分裂時，也就是8個細胞時就已經決定是右旋還是左旋了。細胞會扭曲成螺旋狀，然後再由4個細胞分裂成8個細胞。」

黑田博士還發現，如果以人為方式對這些細胞反向重新排列後，原本照理會長成右旋的螺就會變成左旋，原本應會長成左旋的螺就會變成右旋。藉由這種操作，脊椎動物所共通的nodal、pitx2等基因的作用位置也會發生左右逆轉的情形。

那麼，是在何種契機下，細胞會扭曲成向左或向右的螺旋狀並進行分裂呢？像螺的這種旋轉類型，是只在一種蛋白質（基因）的作用下決定表徵的，這其實是罕見的例子。而這與使細胞骨架成型的「肌動蛋白」（actin）這種蛋白質有關。根據黑田博士的研究成果，闡明了這種蛋白質是存在於卵子之中。也就是說決定是左旋還是右旋的第一步，其實是以蛋白質形式從母體傳遞訊息而來的。

不能單純地說「右腦型是藝術，左腦型是邏輯」

說到「左」、「右」話題時，不可不提的就是

當改變細胞的配置，左右就會顛倒！ （根據黑田玲子博士提供之資料製成）

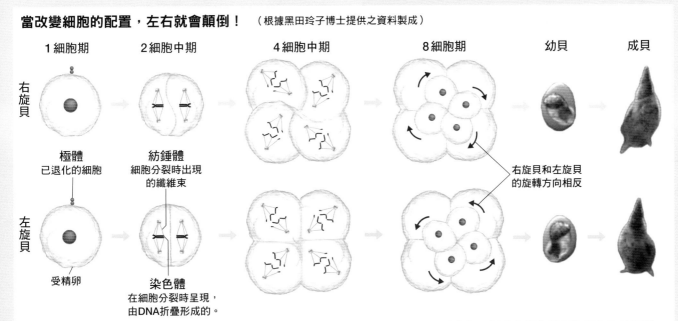

本圖顯示的是決定螺旋轉類型的機制。從4細胞變8細胞時，將來形成右旋的胚（上）已經發生螺旋狀細胞變化和紡錘體（spindle）傾斜。另一方面，將來形成左旋的胚胎（下），在4細胞期時，細胞還是球形，紡錘體也是呈放射狀排列。到了8細胞時，就向左旋轉。如果以人為方式將此時期的細胞反向旋轉，則會誕生逆向旋轉的螺。

「左大腦半球（即左腦）」和「右大腦半球（即右腦）」。我們常聽到「常用右腦的『右腦型』人偏藝術，常用左腦的『左腦型』人偏邏輯」的說法。為什麼左右腦的作用不同呢？而這些說法又正確嗎？

研究左右腦差異的日本名古屋市立大學篠原良章博士如下表示：「左右腦的作用確實有所不同，而這種現象在人類身上特別顯著。左腦和右腦分別執行不同的訊息處理，之後再經由統合左右腦的訊息，即能高效地進行高度的訊息處理。因此，動物是朝左右腦『分工合作』的方向演化。」不用說是人類了，現在也已經闡明實驗動物的老鼠和斑馬魚（學名Danio rerio）也都是左右腦有差別。

包含人類在內的脊椎動物，進出身體一側的神經會與大腦另一側的半球相連，結果每個大腦半球通常控制著身體的另一側。因此如果因腦溢血或腦中風而導致大腦右半球功能喪失時，就會造成左半身癱瘓無法行動。

再者，眾所皆知，以人類而言，捕捉物體位置空間之際，是右腦的作用比較強；而與語言有關的功能方面，則是左腦作用比較強。實際上多數時候，臉孔辨識的功能是在右腦，因此如果右腦的某個區域受損，就會產生稱為「臉孔失認症」（prosopagnosia），這種無法識別對方臉孔的症狀。而左腦擁有與言語訊息處理有關的「韋尼克區」（Wernicke's area）和「布洛卡區」（Broca's area）等區域。這些區域受損的人，會患有可能無法理解語言意義，也無法順利表達意思的「失語症」。

但是很多事情並不是很單純地只有左腦或右腦在運作，而是在處理不同訊息後，再透過可以連接左右大腦半球的神經纖維「胼胝體」（corpus callosum）來進行訊息交換。因此如果只一味地強調「右腦型是藝術，左腦型是邏輯」，則這種說法有點過於籠統武斷。

此外，最近也就單一神經細胞層面，逐漸闡明右腦和左腦的不同。篠原博士對記憶非常重要的區域「海馬迴」中的「突觸」（連接神經細胞之間的部位）大小進行了調查。結果發現左右兩邊的海馬迴均具有左右不對稱性，都是從左腦接受訊號的突觸較小，而從右腦接收訊號的突觸較大。篠原博士表示：「突觸的大小與在突觸產生的訊息傳遞強度有關，因此長期記憶模式是在左右不對稱性下產生的。」

化合物也有左手型和右手型

到目前為止，我們所談到的都是生物的左右不對稱。接著我們來談有關化合物的左右不對稱性。第一個注意到化合物有左右不對稱性並進行研究的是，以開發狂犬病疫苗而聞名的法國生化學家巴斯德（Louis Pasteur，1822～1895）。

巴斯德發現當偏光（只沿一個方向振動的光，又稱偏振光）入射到溶解有紅酒沉澱（沉到液體底部的殘渣）成分「酒石酸」（tartaric acid）的液體中時，透射光的偏振方向是以順時針方向旋轉。他又以人工方式合成酒石酸，但溶有該酒石酸的液體卻沒發生這種現象。

為何會產生這種差異呢？因此巴斯德利用顯微鏡對人工合成的酒石酸晶體進行觀察，結果

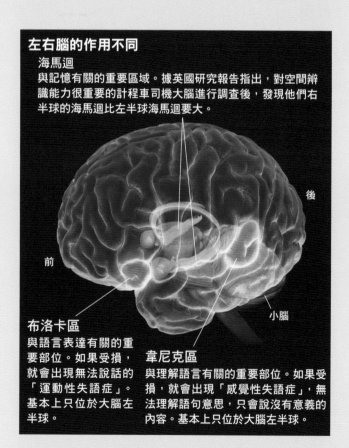

左右腦的作用不同

海馬迴
與記憶有關的重要區域。據英國研究報告指出，對空間辨識能力很重要的計程車司機大腦進行調查後，發現他們右半球的海馬迴比左半球海馬迴要大。

後

前

小腦

布洛卡區
與語言表達有關的重要部位。如果受損，就會出現無法說話的「運動性失語症」。基本上只位於大腦左半球。

韋尼克區
與理解語言有關的重要部位。如果受損，就會出現「感覺性失語症」，無法理解語句意思，只會說沒有意義的內容。基本上只位於大腦左半球。

利用偏光分辨左手型與右手型

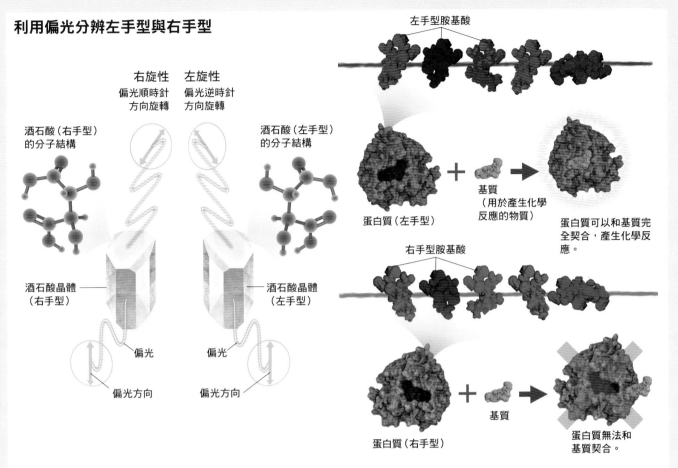

【左】巴斯德所進行的實驗。巴斯德根據晶體外形的不同，將酒石酸分成兩類，然後再讓偏光通過，結果發現其中一類的偏光是向右（順時針）旋轉，另一類則是向左（逆時針）旋轉。【右】胺基酸也是分成左手型和右手型兩類。構成我們身體的蛋白質都是由左手型胺基酸串連而成。蛋白質要能正常運作，其三維結構非常重要，如果由右手型胺基酸構成蛋白質，則因其與由左手型胺基酸所構成的蛋白質結構不同，就會造成蛋白質無法正常運作。

發現有兩種不同晶體外形。於是他進行了一項很有耐性的實驗，亦即利用鑷子分別將晶體一個個挑出，然後根據外形不同分成兩類。然後再讓偏光通過這兩類晶體的水溶液，結果發現其中一類的偏光是向右旋轉，另一類則是向左旋轉（上面插圖）。之後巴斯德又進一步地將這兩者晶體混合後溶解成液體，然後讓偏光通過溶液，結果發現兩種效果相互抵消，沒有任何反應發生。

從這些實驗中，他導出結論，那就是原本以為是同一種類的酒石酸分子，其實是由兩種分子混合而成的。同時，根據這兩類晶體的形狀互為鏡像關係來看，巴斯德推測這兩種分子應該也是互為鏡像的關係。

之後隨著有機化學的發展，也證明了巴斯德的推測是正確的。這種存在鏡像關係的分子稱為「鏡像異構物」（enantiomer）。

單獨製造右手型或左手型

鏡像異構物的沸點、熔點、溶解度（溶於水的難易程度）等數值都是完全一樣的，不同的只有偏光的旋轉方向。因此如果要只單獨完全製造左手型或右手型的化合物是非常困難的。再者，以前也沒有認知到單獨製造其中一種的重要性。

但是到了1960年代，發生了「沙利竇邁藥害事件」。沙利竇邁（thalidomide）由於具鎮靜作用，因此被當成安眠藥販售。此外，沙利竇

邁是一種具有鏡像異構物分子性質的藥物,但在販售該藥的當時,並尚未被闡明。實際上,具有鎮靜作用的是右手型的沙利竇邁,而左手型的沙利竇邁具有誘發胎兒畸形的「致畸作用」。然而當時販售的卻是左手型、右手型混合的沙利竇邁,以致於使服用該種藥物的孕婦生出的嬰兒出現沒有雙臂或是手指數量不足的駭人情形。

因為該事件之故,大家也意識到對鏡像異構物分離製造的必要性。前面也有提過,要單獨製造右手型或左手型的化合物是非常困難的。在全球的研究中,當時日本名古屋大學教授——野依良治(1938~)開發出了一種簡單的方法,可在化學反應中對鏡像異構物進行分離製造。野依博士也憑藉著這一成就,獲得了2001年諾貝爾化學獎。

胺基酸也有右手型和左手型之分

在實驗室合成的物質,基本上會生成等量的鏡像異構物。這裡就拿構成我們身體的蛋白質來說明。蛋白質一般是由20種胺基酸以各種順序相連而成。在這些胺基酸中,除了甘胺酸(glycine)外,其他的19種胺基酸都存在鏡像異構物。如果這樣的話,那我們身體應該是由左手型和右手型的胺基酸混合構成,然而實際上卻非如此。事實上,很不可思議的是我們體內所含的蛋白質全部都是由左手型胺基酸所構成的。不只是人類,包含動物、植物以及微生物在內,生活在地球上的所有生物,其構成身體的蛋白質都是由左手型胺基酸構成的。這又是什麼原因呢?

這裡就必須提到一種蛋白質「酵素」。酵素是可以幫助生物體中產生化學反應的分子。化學反應中所使用的物質(基質)與酵素之間的關係,就好比是「鑰匙與鑰匙孔的關係」。當基質可以套入酵素的口袋(pocket)中時,便會產生化學反應。所以即使存在著由右手型胺基酸所構成的酵素,但因為酵素的口袋與基質的形狀無法契合,酵素也完全無法發揮作用(請參考前頁插圖)。假設我們的身體完全是由右手型

來自太空的隕石中,含有豐富的左手型胺基酸

1. 實驗室

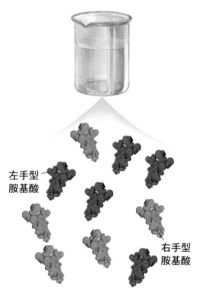

左手型胺基酸

右手型胺基酸

2. 生活在地球上的所有生物

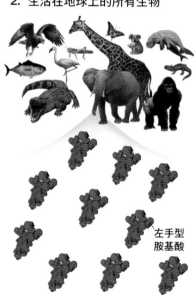

左手型胺基酸

3. 來自太空的隕石

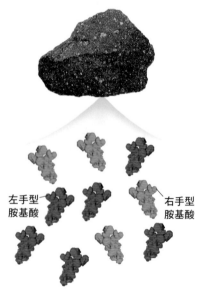

左手型胺基酸

右手型胺基酸

普通在合成胺基酸時,基本上左手型和右手型應該是等量形成(1)。但是生活在地球上的所有生物,都是由左手型胺基酸構成(2)。分析各種隕石中含有的左手型和右手型胺基酸的結果,發現不論哪個隕石,都是左手型氨基酸的含有率較高(3)。從這些可以推測,太陽系周邊的太空中,左手型和右手型的胺基酸存在比例不同。

胺基酸所構成，則我們在喝普通牛奶（含有由左手型胺基酸生成的蛋白質）時，有可能就會感覺不一樣的味道和氣味，也有可能因無法順利消化和吸收而導致腹瀉。

揭開生命之謎的「左」、「右」科學

那麼，構成地球上生物的胺基酸究竟是在何時，又是以何種方式變成只有左手型的呢？這個「胺基酸偏向性」的謎團因為與生命起源有關，所以極受注目。

目前最有力的假說如下。構成我們身體的胺基酸，有可能是我們以進食方式將其他生物體內合成的胺基酸攝入體內，或者是我們自身體內合成的。因此要研究胺基酸的起源，就必須追溯地球上最初的生命。

經追溯，演變成胺基酸前的物質（前體）是由一氧化碳、甲烷和氨等單純化合物在宇宙空間中合成的。此時，左手型和右手型應該是等量存在的。而左右不對稱性的出現應該是在胺基酸被分解的時候。

「圓偏振光」在傳播時，其振動方向會沿著順時間或逆時間旋轉，而胺基酸受到這種圓偏振光照射後，其中一方鏡像異構物會被大量分解。2010年，日本國立天文台的研究團隊發表了一項有趣的觀測結果。研究團隊發現從距離地球1500光年的「獵戶座大星雲」中心區域，發射出了強烈的順時針圓偏振光，而且該圓偏振光的照射範圍之廣，幾乎可覆蓋了整個太陽系。而在受到這種圓偏振光影響的環境中，左手型的胺基酸就會逐漸增多（右上插圖）。

而在地球誕生的46億年前，這種現象也可能發生在太陽系附近。結果導致太陽系周邊，胺基酸的前體都偏向左手型。然後這些物質隨著隕石或彗星來到原始地球，並且這種偏向在地球上又更進一步地增加。最終以偏向左手型胺基酸為原料產生了最初的生命，結果演變成現在生活在地球上的所有生物體都是由左手型胺基酸組成的。

實際上經由研究發現，無論是何種隕石，其所含的左手型胺基酸比率都比右手型高。換句話說，至少在太陽系附近的宇宙空間中，存在

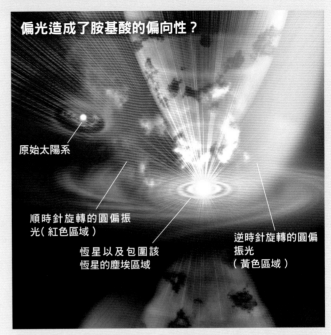

偏光造成了胺基酸的偏向性？

原始太陽系

順時針旋轉的圓偏振光（紅色區域）

恆星以及包圍該恆星的塵埃區域

逆時針旋轉的圓偏振光（黃色區域）

原始太陽系內，大質量恆星發出圓偏振光的示意圖。浮游於恆星附近的塵埃微粒，受到來自恆星磁場等影響，所以會「規則排列」。從恆星發射出的光通過該塵埃微粒的區域時，就會形成圓偏振光。一般認為飄浮在太空中的胺基酸受到該圓偏振光的照射，其中一方鏡像異構物被大量分解，結果造成胺基酸以不對稱比例來到地球。

著大量左手型胺基酸。

研究生命起源的日本國立橫濱大學小林憲正博士表示：「要證明地球誕生的約46億年前以及生命誕生的約40億年前，到底發生了些什麼事，是非常困難的。但是經由探測和觀察火星、土星衛星「土衛二」（Enceladus）以及太陽系外行星等，進而調查各天體含有多少有機物的研究正在發展當中，或許我們可以透過這些分析結果，推測出原始地球的環境。期待今後更進一步的研究發展。」

在遙遠的太空，或許生活著與我們這種「左手型胺基酸生物」完全相反的「右手型胺基酸生物」。與揭開生命誕生有關的「左與右的科學」，今後仍需我們持續關注。　　　🪐

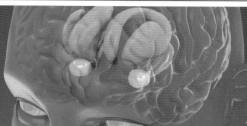
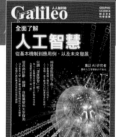
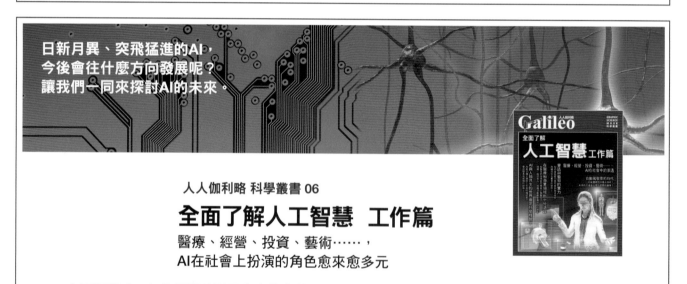

從常用的單位到特殊單位，全部解說！
徹底了解科學不可或缺的宇宙、
化學、生物的原理、定律！

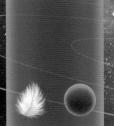

人人伽利略 科學叢書 09

單位與定律

只要讀了這本書，就能完全了解
生活中遇到的單位和定律！

「800公尺的道路」、「10公斤的米」、「攪拌39秒」……這些語詞使用了「公尺」、「公斤」、「秒」等單位，我們才能明白這個數字代表什麼意義。

國際度量衡大會就長度、質量、時間、電流、溫度、物質量、光度這7個量，制訂了全球通用的單位。2019年5月，國際度量衡大會針對這些基本單位之中的「公斤」、「安培」、「莫耳」、「克耳文」的定義又作了最新的變更，讓我們一起來認識。

本書也將對「相對性原理」、「光速不變原理」、「自由落體定律」、「佛萊明左手定律」等等，這些在探究科學時不可或缺的重要原理和定律做徹底的介紹。請盡情享受科學的樂趣吧！

原來如此！！
若了解自然界的「規則」
日常的風景看起來就不同！

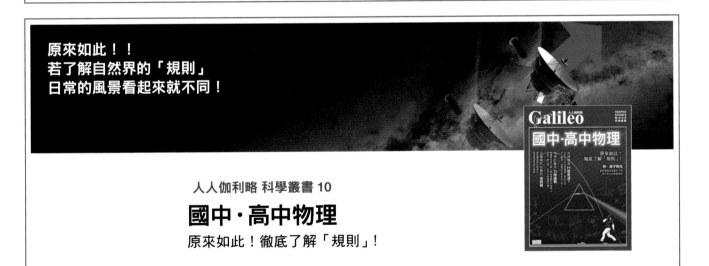

人人伽利略 科學叢書 10

國中・高中物理

原來如此！徹底了解「規則」！

物理學是探究潛藏於自然界之「規則」（律）的一門學問。人類驅使著發現的「規則」，讓探測器飛到太空，也藉著「規則」讓汽車行駛，也能利用智慧手機進行各種資訊的傳遞。倘若有人對這種貌似「非常困難」的物理學敬而遠之的話，就要錯失了解轉動這個世界之「規則」的機會。這是多麼可惜的事啊！

本書將詳細介紹「力與運動」、「氣體與熱」、「波」、「電與磁」、「原子與光」五大主題。各主題皆由前半部的最重要項目與後半部的延伸項目所構成，各位可將所有主題的前半部快速讀過一遍之後，再慢慢看延伸項目。對於日常生活中的疑問，應該會有「原來是這樣啊！」的驚喜感。敬請期待！

【 人人伽利略系列 07 】

身體的科學知識　體質篇
與身體有關的常見問題及對策

作者／日本Newton Press
執行副總編輯／賴貞秀
翻譯／曾文媛、羅琇妍
校對／陳育仁
商標設計／吉松薛爾
發行人／周元白
出版者／人人出版股份有限公司
地址／23145 新北市新店區寶橋路235巷6弄6號7樓
電話／（02）2918-3366（代表號）
傳真／（02）2914-0000
網址／www.jjp.com.tw
郵政劃撥帳號／16402311 人人出版股份有限公司
製版印刷／長城製版印刷股份有限公司
電話／（02）2918-3366（代表號）
經銷商／聯合發行股份有限公司
電話／（02）2917-8022
第一版第一刷／2020年3月
定價／新台幣400元
　　　港幣133元

國家圖書館出版品預行編目(CIP)資料

身體的科學知識・體質篇：與身體有關的常見問題及
對策　／日本Newton Press作；曾文媛，羅琇妍譯.——
第一版.—— 新北市：人人，2020.03
　面；公分. —（人人伽利略系列；7）
ISBN 978-986-461-208-6（平裝）

1.病理學 2.問題集

415.1022　　　　　　　　　　　109001756

Staff

Editorial Management	木村直之
Editorial Staff	疋田朗子
Writer	大嶋絵理奈（26〜28, 32〜34, 39〜41, 74〜76, 83〜85, 115〜117, 124〜126, 147〜149, 156〜158, 165〜167ページ）， 尾崎太一 （35ページ），島田祥輔 （77〜79ページ）

Photograph

6	happymay/shutterstock.com	64	Newton Press	147	pathdoc/shutterstock.com
15	igor kisselev/shutterstock.com	74	Albina Glisic/shutterstock.com	150	weeranuch/shutterstock.com
18	Ju Yochi/shutterstock.com	77	Herrndorff/shutterstock.com	158	槇村浩一
22	Wisanu_nuu/shutterstock.com	79	NotionPic/shutterstock.com	161	公益財団法人 東京動物園協会 多摩動物公園，
25	水野嘉祐	80	Morgar/shutterstock.com		Maciej Henneberg，公益社団法人 全国和牛登録協会
26	Nicole Rerk/shutterstock.com	94	New Africa/shutterstock.com	162	アフロ
29	KGBobo/shutterstock.com/shutterstock.com	97	SeDmi/shutterstock.com	165	Emi-s/shutterstock.com
32	アフロ	100	tommaso79/shutterstock.com	168	kurhan/shutterstock.com
36	Lightspring/shutterstock.com	109	Quick Shot/shutterstock.com	175	理化学研究所 辻孝
39	Sunnydream/shutterstock.com	112	アフロ	183	細 将貴
50	Vereshchagin Dmitry/shutterstock.com	115	pathdoc/shutterstock.com	184	野中茂紀
52	Newton Press， Olivier Walusinski	118	アフロ	188	NASA/JPL-Caltech/UCLA/MPS/DLR/IDA
53	Oleg Vinnichenko/shutterstock.com	121	アフロ	189	国立天文台
54	慶應義塾大学 坪田一男	127	cheyennezj/shutterstock.com		
59	jakkrit pimpru/shutterstock.com	130	B-D-S Piotr Marcinski/shutterstock.com		

Illustration

Cover Design	デザイン室 宮川愛理	95〜114	Newton Press	174〜180	Newton Press
	（イラスト：Newton Press[※]）	116〜117	木下真一郎	182	Newton Press［アラニン，セリンの3Dモデル：
4〜24	Newton Press	119〜120	荻野瑶海		日本蛋白質構造データバンク（PDBj）］
27〜28	Newton Press[※]	122〜123	Newton Press	184	木下真一郎・Newton Press
30〜47	Newton Press	125	カサネ・治	185	佐藤蘭名・Newton Press
48	Newton Press， 荻野瑶海	126	Newton Press， カサネ・治	186	Newton Press
51〜73	Newton Press	128〜140	Newton Press， 木下真一郎	187	黒田清桐・Newton Press［酒石酸の3Dモデル：
75	荻野瑶海， Newton Press	142	Newton Press， 木下真一郎		国立研究開発法人科学技術振興機構が提供する
76	荻野瑶海	144〜155	Newton Press		J-GLOBAL（日本化学物質辞書）］
78〜85	Newton Press	157	木下真一郎	188	黒田清桐・Newton Press
86	木下真一郎	159〜164	Newton Press	表4	Newton Press[※]
87〜88	Newton Press	166〜167	木下真一郎	※：BodyParts3D,Copyright © 2008 ライフサイエンス統合
90	荻野瑶海	169	木下真一郎		データベースセンター licensed by CC 表示-継承2.1 日
91	Newton Press	170	Newton Press		本"(http://lifesciencedb.jp/bp3d/info/license/index.
92	荻野瑶海， カサネ・治， Newton Press	172	木下真一郎		html), 加筆改変